Linus Geisler

ARZT UND PATIENT – BEGEGNUNG IM GESPRÄCH

– Wirklichkeit und Wege –

Prof. Dr. med. Linus Geisler
Chefarzt der Inneren Abteilung des
St. Barbara-Hospitals
Barbarastr. 1
4390 Gladbeck

Umschlaggestaltung: Roxane Pieper

Alle Rechte vorbehalten.
Nachdruck, auch auszugsweise, nur mit schriftlicher Genehmigung des Verlags.

November 1987
2. Auflage Mai 1989

© 1987, Pharma Verlag Frankfurt GmbH, Merianplatz 10,
6000 Frankfurt am Main
ISBN-3-926681-02-0 Printed in Germany

Mitglied des
Börsenvereins
des Deutschen
Buchhandels e.V.

CIP-Kurztitelaufnahme der Deutschen Bibliothek

Geisler, Linus:
Arzt und Patient – Begegnung im Gespräch
Linus Geisler. – Frankfurt am Main: Pharma-Verl., 1987
  ISBN 3-926681-02-0

Sprechend ist der ganze Mensch gegenwärtig, und so kann es nicht ausbleiben, daß sich in der Sprache alles Menschliche bezeugt, niederschlägt und ablagert. Das Menschliche, das Allzu-Menschliche und auch das Unmenschliche.

Dolf STERNBERGER

Für und mit Jumpy

Danksagung

Herrn Peter Hoffmann danke ich für seinen Mut, dieses kritische und (allzu?) persönliche Bekenntnis als Buch zu verlegen, sowie für die Sorgfalt und Mühe bei der Herstellung. Für Engagement und Geduld beim Schreiben, Lesen und Korrigieren des Manuskripts danke ich meinen langjährigen Mitarbeiterinnen Frau C. Mann und Frau U. Bathelt sehr herzlich. Mein Dank gilt auch vielen Kollegen für fundierte Kritik und Anregungen. Bei meiner Familie, der dieses Buch viel, möglicherweise allzuviel der gemeinsamen Zeit entzogen hat, hoffe ich auf Nachsicht. Dieses Buch hätte ohne Wege der Selbstfindung nicht geschrieben werden können; niemand hat mich hier so intensiv begleitet wie J. Den meisten Dank verdienen aber meine Patienten: Sie haben mich gelehrt, daß der sprachlose Arzt kein Arzt ist.

Linus Geisler, Herbst 1987

INHALTSVERZEICHNIS

Bekenntnis — statt eines Vorwortes	9
Einleitung	11
Warum Gespräche mißlingen	18
Gesprächsrahmen und -grundlagen	21
Der Gesprächsrahmen (das sog. Setting)	23
Räumliche Situation	24
Der Zeitfaktor	24
Die Zeitnot des Arztes — ein unlösbares Problem?	25
Das Gesprächsklima	30
Die richtige Distanz	31
Wieviel Raum braucht der Mensch?	31
Die richtige Sitzordnung	37
Sitzhaltungen	39
Aktives Zuhören	42
Empathie	46
Wie wirklich ist die Wirklichkeit?	50
Gesprächstechnik	
Allgemeine Grundlagen	57
Die 4 Botschaften des Sprechens	59
Anatomie der Nachricht	63
Metakommunikation	66
Die Nachricht hören	67
Verständliche und erfolgreiche Sprache	72
Verständlichkeit	72
Das sprachliche Bild	75
Sprachstil	77
Die Kunst der Frage	80
Die gute Frage	80
Unproduktive Fragen	86
Verbotene Fragen	88
Der Patient fragt	92
Die Pause im Gespräch	96
Entscheidungspausen	96
Die Pause als kontaktives Geschehen	97
Pausen durch Blockierung	97

Gesprächspausen durch Unterbrechung	99
Die richtige Pausentechnik	101
Hilfe bei Gesprächsunterbrechungen	102
Nicht-Sprechen durch Sprechen	105
Häufig gebrauchte „Kommunikationsstörer"	106
Das Gespräch beginnt	111
Praktische Aspekte der Gesprächseröffnung	114
Die Anamnese	120
Grundlagen	121
Die zweipersonale Situation	123
Dynamik des ärztlichen Gesprächs	124
Vorgeschichte des (Erst-) Gesprächs	125
Eröffnungsphase	125
Adaptionsphase/Thematisierung	125
Abschluß	126
Gesprächstechnische Aspekte	127
Der Gesprächsabschluß	133
Körpersprache — ein Exkurs	135
Augen und Blick	137
Mund	138
Hände	138

Spezieller Teil

Gespräche gegen die Angst	141
Quellen der Angst	143
Zur Historie der Angst	145
Formen der Angst	147
Strategien gegen die Angst	148
Ängste vermeiden	150
Ängste erkennen und differenzieren	152
Ängste annehmen und abbauen	155
Motivation	157
Ein Schlüssel zur Patientenführung	157
Compliance	161
Was ist Compliance?	161
Das Problem der Non-Compliance	161
Ursachen der Non-Compliance	163
Compliance-fördernde Maßnahmen	171

Das Aufklärungsgespräch	174
Arzt und Patient am Telefon	179
Der Konflikt und seine Bewältigung im Gespräch	183
Definition	183
Lösungsansätze	183
Gespräche mit dem sogenannten „schwierigen Patienten"	188
Gespräche mit dem chronisch Kranken	193
Akute und chronische Krankheit	193
Die Sicht des Kranken	194
Auseinandersetzung mit dem chronischen Kranksein	194
Arzt und chronisch Kranker	196
Das Visitengespräch	200
Lösungsansätze	207
Das Gespräch vor und während belastender Maßnahmen	209
Das präoperative Gespräch	215
Gespräche mit dem alten Menschen	218
Die Situation	218
Die Welt des alten Menschen	220
Die Grenzen	221
Einsamkeit und sozialer Tod	222
Das Erleben von Krankheit im Alter	223
Leistungsfähigkeit im Alter	225
Gespräch und Umgang mit alten Patienten	226
Das Gespräch mit dem suizidalen Patienten	231
Erkennen und beurteilen der Suizidalität	232
Gespräche nach dem Suizidversuch	239
Gespräche in der Intesivmedizin	243
Standortbestimmung	243
Die 4 Wirklichkeiten	245
Die Wirklichkeit des Patienten	246
Mein Herz stand still	252
Arzt und Helfer (das Behandlungsteam)	254
Die Angehörigen	258
Kommunikation in der Intensivmedizin	260
Betreuung der Angehörigen	272
Sprechen mit Sprachlosen — Kommunikation mit Aphasikern	274
Die Welt des Aphasikers	275
Möglichkeiten und Grenzen der Sprachtherapie	276
Sprachtraining	277
Fehler im Umgang mit Aphasikern	278

Gespräche mit Todkranken und Sterbenden 280
   Die Situation 280
   Die Schwierigkeiten 282
   Das Ziel 283
   Der Weg zum Tode 287
   Die Stunde der Wahrheit 292
   Angst und ihre Abwehr 297
   Die Sprache 300
   Möglichkeiten und Grenzen 302
   Die Chance 303
   Die Frage nach dem Sinn 305
   Ein Krankheitsbericht 306

Das Gespräch mit dem AIDS-Kranken 309
   Die epidemiologische Situation 309
   Die besondere Situation des AIDS-Kranken 309
   Der HIV-Test 312
   Die Betreuung des AIDS-Patienten 315
   Der AIDS-Kranke und seine Angehörigen 316

Sprechen über Gott? 318
   Gott in der heutigen Zeit 318
   Der Arzt als Gott? 321
   Der kranke Mensch auf der Suche nach Gott 322
   Fragen und Hoffnungen 322
   Versuche und Wege 324
   Auf Wunder hoffen? 326
   Ewiges Leben? 328

Arzt und Patient im Gespräch — von der Theorie zum ärztlichen Alltag 329

Checkliste für das unbefriedigende Gespräch 340

Glossar 341

Literaturverzeichnis 345

Sachregister 358

Bekenntnis — statt eines Vorworts

- Statt *zuzuhören*, habe ich gesprochen.
- Weil ich die *falschen Fragen* gestellt habe, habe ich nicht die richtigen Antworten erhalten.
- Ich habe meine Patienten mißverstanden, weil ich die *verschiedenen Botschaften* des Sprechens *nicht erkannt* oder *verwechselt* habe.
- Statt *Empathie* entgegenzubringen, habe ich mich „professionell" verhalten.
- Statt den Patienten *anzunehmen,* habe ich ihn abgewiesen.
- Die Gespräche mit meinem Patienten waren für beide Teile unbefriedigend, weil ihnen der *richtige Anfang,* eine *klare Zielsetzung* und ein *konkreter Abschluß* fehlten.
- Ich habe *Zeitdruck* erzeugt und Zeitdruck spüren lassen.
- Ich habe *angeordnet,* statt zu motivieren.
- Ich habe Patienten als sogenannte *schwierige* Patienten behandelt.
- Ich habe *Ängste* verkannt und Ängste im Gespräch ausgelöst.
- Ich habe nicht verstanden, daß die *Wirklichkeit* meines Patienten und meine Wirklichkeit *nicht identisch* waren.
- Ich habe mir nicht bewußt gemacht, daß die *Sprache* das wichtigste Instrument des Arztes ist.

Kurzum: Ich habe mich verhalten wie viele meiner Kollegen. Damit habe ich Chancen vertan, Hoffnungen enttäuscht und mich selbst um einen Teil der Früchte meiner Arbeit betrogen. Heute weiß ich, daß das richtige Gespräch zwischen Arzt und Patient nahezu alles bewegen kann und sich ohne das richtige Gespräch fast nichts bewegt. Dieses Buch ist der persönliche Versuch, die Wege zum richtigen Gespräch zwischen Arzt und Patient aufzuzeigen.

> *Wir reden von Kommunikation, aber was wir wirklich brauchen, sind Menschen, die mit uns lachen und weinen, denen wir unsere Alpträume erzählen können ... Und mehr als alles brauchen wir jemanden, mit dem wir reden können.*
>
> Katharina ZIMMER, in DIE ZEIT

> *Mir ist schon immer aufgefallen, daß es keine wissenschaftliche Arbeit über die Sprache der Kranken gibt.*
>
> Paul LÜTH

Einleitung

Daß Arzt und Patient miteinander sprechen, ist scheinbar die selbstverständlichste Sache der Welt. Ist nicht ein ganzes Buch zum Thema „Arzt und Patient im Gespräch" ein überflüssiges Buch? Bevor ich die Frage beantworte, möchte ich den Leser an einer Vision teilnehmen lassen.

Ein Arzt betritt wortlos ein Krankenzimmer. Im Bett liegt ein endsechzigjähriger abgemagerter Mann, der den Arzt erwartungsvoll ansieht. Der Arzt macht den rechten Arm des Patienten frei, legt die Staubinde an, punktiert eine Vene, führt einen Venenkatheter ein, hängt eine Infusionsflasche an und stellt eine bestimmte Tropfenzahl ein. Er vergewissert sich, daß die Infusion richtig läuft, dann geht er — wortlos, wie er gekommen ist — zur Tür. Diese gespenstisch anmutende Szene wird noch beklemmender, wenn man die Vision weiterverfolgt: Bevor der Arzt die Tür erreicht, richtet sich der Kranke mühsam auf und fragt: „Entschuldigung, Herr Doktor, darf ich fragen, was Sie da gemacht haben?" Der Arzt dreht sich um und antwortet mit unbewegtem Gesicht: „Sie haben Lungenkrebs, und ich habe Ihnen eine Infusion zur Behandlung Ihrer Krebserkrankung angelegt."

Die Mehrzahl der Leser wird diese Vision für absurd halten. Wer wird einem Krebskranken eine Infusion mit Chemotherapeutika anlegen, ohne ihm zu sagen, welche Erkrankung vorliegt, was das Behandlungsziel ist, mit welchen Nebenwirkungen gerechnet werden muß und wie die Erfolgsaussichten sind? Und welcher Arzt wird in einer derart komprimierten Form ohne Wenn und Aber einem Kranken eröffnen, daß er soeben begonnen hat, ihn wegen einer Erkrankung zu behandeln, die mit Wahrscheinlichkeit in Kürze tödlich verläuft?

Woraus resultiert das Gespenstische und scheinbar Absurde dieser Vision? Die Antwort ist einfach: Im 1. Teil der Vision wirkt das gesamte Szenario deshalb so beklemmend und unbegreiflich, weil zwischen Arzt und Patient kein einziges Wort gefallen ist. Es ist die Vision einer *absolut sprachlosen Medizin*. Sie steht für das Unbehagen, das uns angesichts der Verdrängung der Sprache durch Technik in der heutigen Medizin befällt und das Paul LÜTH folgendermaßen beschreibt: „Wo unsere moderne Medizin erfolgreich ist, in den schweren Fällen, ist sie stumm. Das Wort ist Schnörkel, Beilage, jedenfalls kein genuiner Bestandteil der Therapie. Die Therapie ist averbal. Das erzeugt das Unbehagen an der modernen, der erfolgreichen Medizin."

Aber auch der 2. Teil der Vision wirkt bedrückend, und dies letztlich aus dem gleichen Grund: Auch hier hat ein ärztliches Gespräch nicht wirklich stattgefunden. Was stattgefunden hat, ist ein Kommunikationsvorgang, der gegen alle elementaren Regeln des Gesprächs zwischen Arzt und Patient verstößt und — wenn es diesen Begriff gäbe — am zutreffendsten als „Ungespräch" zu bezeichnen wäre.

Natürlich stellt sich die Frage: Ist diese Vision nicht völlig absurd und eigentlich im ärztlichen-Alltag undenkbar? Fakten und eine kurze Auswahl authentischer Beispiele sind möglicherweise die beste Antwort — auch auf die Frage, ob ein Buch über Arzt und Patient im Gespräch ein überflüssiges Buch ist.

1. Beispiel (oder: Kommt der Patient zu Wort?):

Die amerikanischen Soziologen Dr. Howard BECKAN und Richard FRANKEL von der Wayne State Medical School in Detroit analysierten 74 heimlich mit der Videokamera aufgenommene Praxisgespräche. Ergebnis: Im Durchschnitt wurde jeder Patient schon nach 18 Sekunden vom Arzt im Gespräch unterbrochen. Nur ein Viertel der Patienten schaffte es überhaupt, die Schilderung ihrer Beschwerden bis ans Ende zu führen.

2. Beispiel (oder: Warum sind Patienten mit ihrem Arzt unzufrieden?):

Der Lehrbeauftragte für „Humanität in der Medizin" an der Universität Los Angeles, Dr. Norman COUSINS, ist der Frage nachgegangen, welche Gründe Patienten dazu bewegen, ihren Arzt zu wechseln. Befragt wurden 1000 Patienten, die innerhalb von 5 Jahren ihren Arzt gewechselt hatten oder es in nächster Zeit tun wollten. 563 der 1000 verschickten Fragebogen kamen zurück. Hier eine Auswahl typischer Begründungen für den Arztwechsel: „Ich hatte den Eindruck, mein Arzt wollte meine Beschwerdeschilderung gar nicht hören, er schien es sehr eilig zu haben, mich an die Apparatemedizin weiterzuleiten." „Ich verstand gar nicht, was mir der Doktor erklärte, und war zu verwirrt und ängstlich, Fragen zu stellen." „Die Kunst des Anhörenkönnens ist für den Arzt wichtiger als das Sprechen."

3. Beispiel (oder: Die Fähigkeit, mit Angehörigen zu sprechen):

Der Rat eines Krankenhausarztes (im Jahre 1985) an die Ehefrau eines Patienten mit multipler Sklerose lautete im Hinblick auf die zu erwartenden Potenzschwierigkeiten:

„Ihr Mann hat MS, Sie sollten sich scheiden lassen!" (G. H. SEIDLER).

4. Beispiel (oder: Ein Zeichen der Zeit?):

In Verhandlungsrunden zwischen Kassen und Kassenärztlicher Bundesvereinigung zur Honorarreform forderten die Kassen 1986 klare Zeitvorgaben für die „sprechende Medizin". Sonst — so die Kassen — müsse gerade bei der Gesprächstherapie eine „medizinisch nicht zu rechtfertigende Mengenentwicklung" befürchtet werden.

5. Beispiel (oder: Sind EDV-Anlagen bessere Gesprächspartner?):

Das St. Silicons Hospital in Cleveland/Ohio ist auf keinem Stadtplan verzeichnet. Es ist nämlich kein Krankenhausgebäude, das man aufsuchen kann, sondern ein Computersystem, bei dem Patienten um Rat fragen können. Es beantwortet Fragen wie: „Gibt es verschiedene Arten von Brustkrebs?", „Was ist Herzflimmern?", „Hilft Schockbehandlung bei Schizophrenie?" In den USA können Patienten Fragen in ihren Heimcomputer eintippen und erhalten Antworten vom „Fachmann", vom „Doc in the Box". Dieses Programm, das Privatpersonen gegen eine geringe Gebühr zur Verfügung steht, wurde von der Case Western Reserve Medical

School in Cleveland entwickelt. Der Patient richtet seine Fragen direkt an das Informationssystem, wo sie zunächst elektronisch gespeichert werden. Ärzte gehen mehrmals am Tage den aktuellen Katalog durch, formulieren Antworten und schicken sie auf elektronischem Weg zurück an den Fragesteller. Mittlerweile sind über 700 typische Fragen in dem System gespeichert.

Thomas GRUDNER, Entwickler des Programms, betont, daß das Computersystem in keinem Fall den Arztbesuch ersetzen soll. Es biete lediglich persönliche Tips und keine echte Diagnose. Allerdings betont GRUDNER auch, daß Patienten über den Computer häufig Fragen stellen, die sie in der Arztpraxis nicht stellen würden. GRUDNER: „Wir lernen daraus, in Zukunft besser auf den Patienten einzugehen".

6. Beispiel (oder: Ist es schwierig, zwischen Arzt und Patient eine gemeinsame Wirklichkeit aufzubauen?):

In ihrem Buch „Gespräche gegen die Angst" beschreibt die 1983 an Krebs verstorbene Professorin für Psychologie Anne-Marie TAUSCH folgende Begebenheit: Eine Patientin, die darüber klagte, daß ihr durch die Chemotherapie die Haare ausfielen, bekam von ihrer Ärztin folgende Antwort: „Ist denn Haarverlust ein Ich-Verlust? Das verstehe ich gar nicht, daß das Ich so in den Haaren liegt."

7. Beispiel (oder: Ein Exempel des Umgangs mit Krebspatienten?):

Anne-Marie TAUSCH beschreibt in ihrem Buch, wie sie selbst über ihre Krebserkrankung aufgeklärt wurde: „Auch mir wurde die Diagnose Krebs im Krankenhaus mitgeteilt. Die Ärztin kam zu der üblichen Visite und berichtete kurz von dem Ergebnis der histologischen Untersuchung. Dann begann sie sofort über die Behandlung zu reden. Sie stand am Fußende meines Bettes, nicht neben mir. Dann streckte mir die Schwester, die die Ärztin bei der Visite begleitete, wortlos das Fieberthermometer hin. Für sie war nur wichtig, meine Temperatur vorschriftsmäßig zu messen. Ich spürte deutlich, daß beide kaum an meinem Schmerz Anteil nahmen."

Gerade diese Szene aus dem klinischen Alltag steht exemplarisch für nahezu alle Fehler und Todsünden, die im Gespräch zwischen Arzt und Patient begangen werden können: Eine schicksalsentscheidende Diagnose wird der unvorbereiteten Patientin in knappen Worten ohne erkennbare Anteilnahme mitgeteilt. Das Gespräch ist völlig asymmetrisch, nur die Ärztin spricht, die Patientin kommt gar nicht zu Wort, obwohl die Eröffnung der Krebsdiagnose eine Fülle drängender Fragen aufwirft. Daneben läuft — sozusagen auf einer anderen Wirklichkeitsebene — das Ritual pflegerischer Maßnahmen ab. Statt menschliche Zuwendung zu erfahren, wird die Patientin aufgefordert, die Körpertemperatur zu messen. Die Ärztin geht räumlich auf Distanz und signalisiert so auch durch die Körpersprache ihre Abwehr oder Unfähigkeit, sich auf ihre Patientin einzulassen.

Natürlich sind einige dieser Beispiele Extreme und wurden nicht deshalb ausgewählt, weil sie häufige Situationen widerspiegeln, sondern weil sie die grundsätzliche Problematik von Kommunikationsstörungen zwischen Arzt und Patient in besonders scharfem Licht erkennen lassen. Die Mehrzahl problematischer Gespräche zwischen Ärzten und ihren Patienten verlaufen viel undramatischer — allerdings nur bei vordergründiger Betrachtung. Die Ausleuchtung der Hintergründe läßt erkennen, daß es sich aus der Perspektive des Patienten um alles andere als belanglose Dinge handelt. Diese Gespräche sind nun tatsächlich an der Tagesordnung.

Ein besonders anschauliches Beispiel dafür gibt A. BENJAMIN in seinem Buch „The Helping Interview" (2. Aufl. 1974): „‚Warum haben Sie die Tabletten denn nicht genommen? Habe ich Ihnen nicht gesagt, wie wichtig es ist, daß Sie sie nehmen?' Dabei kämpfte Frau Bell mit den Tränen. Sie wußte, daß es der Arzt gut meinte, sie wußte auch, daß er viel zu tun hatte und wie lange es dauern würde, wenn sie versuchen wollte, ihm zu erklären, warum. Sie wußte zwar genau, warum sie die Tabletten nicht genommen hatte. Sie wußte zwar nicht, ob das richtig oder falsch war; aber das kümmerte sie letztlich nicht. Sie wußte, daß es ihr ziemlich gleichgültig war, ob sie wieder gesund würde. In Wirklichkeit kümmerte man sich mehr um sie, wenn sie krank war. Sie wußte manches — über ihre Kinder und deren Kinder und wie man sie in dieses Heim gesteckt hatte. Und über dieses Heim ... Darüber wußte sie auch eine Menge. Aber der Doktor wollte wissen, warum sie die Tabletten nicht genommen hatte, und darum sagte sie schnell: ‚Ich nehme sie von jetzt an, Herr Doktor. Sie werden schon sehen.' Der Doktor war zufrieden. Er lächelte, gab ihr zum Abschied die Hand und machte ihr die Tür auf. In Wirklichkeit wollte er gar nicht wissen, warum. Er wollte nur, daß sie ihre Medizin einnahm.

Er mochte die alte Dame, aber er war viel zu beschäftigt, um noch mehr Zeit für sie aufzuwenden ..."

Kommunikationsstörungen zwischen Arzt und Patient sind so alt wie die Medizin selbst, denn das Miteinander-Sprechen beinhaltet grundsätzlich auch das Einander-Mißverstehen. Im Gespräch zwischen Arzt und Patient gewinnt das Mißverständnis allerdings eine besondere Bedeutung und Tragweite. Mit dem ständig wachsenden technischen, pharmakologischen und wissenschaftlichen Potential der Medizin wächst auch die Gefahr tiefgreifender Kommunikationsstörungen. Professionalität und Spezialisierung nehmen in allen Sparten der Medizin immer stärker zu. In der Fähigkeit, mit dem Patienten zu sprechen, kommen viele Ärzte aber kaum über den Status des Amateurs oder Autodidakten hinaus. Selbstverständlich gibt es auch unter den Ärzten auf dem Gebiet der Gesprächsführung Naturtalente. Aber Profis haben Seltenheitswert.

In seinem Buch „Die ärztliche Visite — Chance zum Gespräch" (1986) nennt Thomas BLIESENER eine wesentliche Ursache der Verständigungsprobleme von Ärzten im Umgang mit ihren Patienten: „Wer Computer, Wertpapiere oder Betablocker verkaufen will, erhält gewöhnlich ein besseres Training in Gesprächsführung als ein Arzt, der einem Patienten bei der Gesundung helfen möchte. Es gibt hochspezialisierte professionelle Redetrainings für Vertreter, Verkäufer und Referenten aller Produktbereiche. Für den Arzt gibt es eine solche Redeschulung nicht. Der Arzt bleibt mit seinen Problemen in der Gesprächsführung weitgehend allein."

Das Ritual des kurzen, sachlich-freundlichen, anscheinend völlig unproblematischen Gesprächs, das täglich unzählige Male in der Sprechstunde oder während der Visite abläuft, überdeckt besonders leicht die in Wirklichkeit bestehende grundlegende Kommunikationsstörung zwischen Arzt und Patienten. Dazu M. HERTL: „Wie oft induziert ein Arzt beim Patienten das Gefühl, er müsse auf die Frage „Wie geht es?" nur schnell und kurz „gut" antworten, um den geplagten Arzt nicht in Unannehmlichkeiten zu bringen. Denn würde er wahrheitsgemäß sagen, es gehe ihm schlecht, müßte der Arzt insistieren, weiterfragen, erwägen, eine Hilfe suchen, und ob dieser Arzt in seiner Eile dabei noch guter Laune bleibt, wenn ihn der Patient so in Anspruch nimmt, das möchte so mancher Kranke bezweifeln. Es spielt sich also leicht in den Gesprächen zwischen Arzt und Kranken eine Begegnungsform ein, die nur oberflächlich die Merkmale einer freundlichen Kommunikation hat, in der Tiefe aber ohne Wahrheit und ohne Erfolgsaussichten ist."

„Für das Gespräch gibt es keinen Ersatz" — in einem Essay mit diesem Titel setzt sich Wolfgang CYRAN kritisch mit der Verführung der Medizin durch die Technik und den daraus resultierenden Folgen auseinander: „In dem Bemühen um ausschließliche Objektivierung wird über den von Apparaten und Labortests gelieferten Befunden vergessen, daß das Leben objektiv und subjektiv zugleich ist. Nicht nur in der Medizin führt diese Illusion einer objektiven Wissenschaftlichkeit zu destruktiven und dehumanisierenden Ergebnissen, weil alles Subjektive und Emotionale als unwichtig betrachtet wird ... Bei der Diagnose von Störungen der Körperfunktion darf das mechanistische Maschinenmodell auch deshalb nicht zugrunde gelegt werden, weil es dazu verführt, Daten allzu unbekümmert zu gewinnen. Dieses in der Physik des 19. Jahrhunderts entstandene Maschinenmodell wird kurioserweise in der Medizin beibehalten, obwohl die moderne Physik längst bei ganz anderen Positionen angelangt ist. Das liegt sicherlich zu einem großen Teil eben auch an der Technisierung der Medizin; aus alldem folgt einerseits die emotionale Sprachlosigkeit des Arztes und andererseits die Not des Kranken."

Warum Gespräche mißlingen

Das unbefriedigende Gespräch zwischen Arzt und Patient ist keine Ausnahme, sondern bei selbstkritischer Betrachtung an der Tagesordnung. Kenner der Materie, wie Thomas BLIESENER, nennen beispielsweise die Visite schlichtweg einen „verhinderten Dialog". Praktisch alle *Kommunikationsstörungen* in der Medizin lassen sich auf 3 *Grundursachen* zurückführen:

1. *Nichterkennen, daß das Gespräch das wichtigste Instrument des Arztes* ist.
2. *Mangelhafte Gesprächstechnik.*
3. *Störungen des Arzt-Patienten-Verhältnisses.*

Aus diesen 3 Ursachen läßt sich die lange und mit Sicherheit nicht vollständige Liste der *Gründe* ableiten, die zum Mißlingen von Gesprächen zwischen Arzt und Patient führen:

- verfehlter Gesprächsbeginn,
- unzureichende Strukturierung des Gesprächs,
- fehlender Gesprächsabschluß,
- Unfähigkeit, aktiv zuzuhören,
- unverständliche oder mißverständliche Sprache,
- unangemessener Gesprächsrahmen (Ort, Zeitpunkt, Umstände des Gesprächs),
- verschwommene Diktion (als Ausdruck verschwommener Begriffe),
- Zulassen von „Gesprächsstörern", Nichtbenutzen von „Gesprächsförderern",
- Verwendung von Verallgemeinerungen, kommunikativen Unverbindlichkeiten und sogenannten „Killerphrasen",
- Nichterfassen der verschiedenen Botschaften einer Nachricht,
- Abweisungsstrategien (Hinhalten, Leerlaufenlassen, Überfahren, Bagatellisieren, Verlagern, Nichtbeachten),
- Reglementieren statt Motivieren,
- Induzieren von Ängsten,
- Einstufung des Gesprächspartners als „schwierig",
- fehlende Metakommunikation,
- Unfähigkeit, eine gemeinsame Wirklichkeit aufzubauen.

Viele Ärzte sind sich nur unterschwellig bewußt, daß ihre Gespräche unbefriedigend verlaufen, unbefriedigend für den Patienten und unbefriedigend für sie selbst. Unbefriedigend für den *Patienten*, weil er sich mit seinem Problem, seiner Situation oder seinem Konflikt nicht verstanden oder angenommen fühlt. Weil er spürt, daß der Arzt seine Krankheit anders versteht, als er sie selbst erlebt, daß seine Welt und die des Arztes nicht die gleichen sind. Der *Arzt* bleibt ebenso unbefriedigt zurück, weil er sich mit *seiner* Sicht der Krankheit seines Patienten offenbar nicht wirklich verständlich machen konnte, denn: Der Patient folgt ihm nicht oder nur unzureichend, er sträubt sich gegen offensichtlich sinnvolle Untersuchungs- und Behandlungsmaßnahmen, seine Therapietreue läßt zu wünschen übrig. Diese Gespräche ermüden und erschöpfen den Arzt, machen ihn lustlos und aggressiv, denn auch er erkennt oder spürt zumindest untergründig, daß die *Wirklichkeit seines Patienten und seine Wirklichkeit nicht identisch* sind. Dann empfindet er das Sprechen als Last, eine Bürde, die ihm tagtäglich aufgeladen wird und mit der er sich über die Runden schleppen muß. Und es bleibt ihm die Einsicht verschlossen, daß die Sprache sein wichtigstes Instrument ist, daß Sprechen und Gesprochenes zu hören und zu verstehen ein einzigartiges Privileg des Menschen ist, daß eine Medizin, die sich nicht aller Möglichkeiten der sprachlichen und nichtsprachlichen Kommunikation bedient, immer unzulänglich bleiben muß, daß eine *sprachlose Medizin* letztlich eine *inhumane Medizin* ist.

George ORWELLS Roman „1984" enthält eine glänzende Darstellung der Macht der Sprache am Beispiel der Manipulation durch Sprache:

„Der Wortschatz der Neusprache war so konstruiert, daß jeder Mitteilung, die ein Parteimitglied berechtigterweise machen wollte, eine genaue und oft sehr differenzierte Form verliehen werden konnte, während alle anderen Inhalte ausgeschlossen wurden, ebenso die Möglichkeit, etwa auf indirekte Weise das Gewünschte auszudrücken. Das wurde teils durch die Erfindung neuer, hauptsächlich aber durch die Ausmerzung unerwünschter Worte erreicht und indem man die übriggebliebenen Worte so weitgehend wie möglich jeder unorthodoxen Nebenbedeutung entkleidete. Ein Beispiel hierfür: Das Wort *frei* gab es zwar in der Neusprache noch, aber es konnte nur in Sätzen wie ‚Dieser Hund ist frei von Flöhen' oder ‚Dieses Feld ist frei von Unkraut' angewandt werden. In seinem alten Sinn ‚politisch frei' oder ‚geistig frei' konnte es nicht gebraucht werden, da es diese politische und geistige Freiheit nicht einmal mehr als Begriff gab und infolgedessen auch keine Bezeichnung dafür vorhanden war."

Syme sagt zur Hauptfigur des Romans, Winston Smith: „Siehst du denn nicht, daß die Neusprache kein anderes Ziel hat, als die Reichweite des Gedankens zu verkürzen? Zum Schluß werden wir Gedankenverbrechen buchstäblich unmöglich gemacht haben, da es keine Worte mehr gibt, in denen man sie ausdrücken könnte. Jeder Begriff, der jemals benötigt werden könnte, wird in einem einzigen Wort ausdrückbar sein, wobei seine Bedeutung streng festgelegt ist und alle seine Nebenbedeutungen ausgetilgt und vergessen sind ... Mit jedem Jahr wird es weniger und immer weniger Worte geben, wird die Reichweite des Bewußtseins immer kleiner und kleiner werden."

„Das Sprechen" so sagt der große amerikanische Linguist Benjamin Lee WHORF, „ist die beste Leistung des Menschen. Es ist ganz eigentlich sein ‚Akt' auf der Bühne der Evolution, in welchem er vor die Kulisse des Kosmos tritt und wirklich seine Rolle spielt."

Die *Sprache ist das Bezugssystem,* in dem der Mensch denkt, in dem er seine eigene Wirklichkeit erlebt, mit anderen in Verbindung tritt und so Zugang zu deren Wirklichkeit erlangt. WITTGENSTEIN sagt es bestechend kurz: „Die Grenzen meiner Sprache sind die Grenzen meiner Welt."

Was dieses Buch will

Dieses Buch will einfache Wege aufzeigen, die es Arzt und Patienten ermöglichen, besser miteinander zu sprechen, als dies meist der Fall ist. Bessere Gespräche bedeuten vom Ergebnis her weniger unbefriedigende und letztlich erfolgreichere Gespräche.

Das Gelingen des befriedigenden Gesprächs zwischen Arzt und Patient ist an 3 Fähigkeiten geknüpft:

1. mit der richtigen *Einstellung* an den Patienten heranzutreten,
2. sich einer adäquaten *Gesprächstechnik* zu bedienen und
3. eine für Arzt und Patient *identische Wirklichkeit* zu finden.

Sind diese Voraussetzungen erfüllt, dann ist jene Gesprächsform möglich, an die jede erfolgreiche Medizin gebunden ist: nämlich das *verstehende Gespräch.*

Gesprächsrahmen und -grundlagen

Die richtige *Gesprächstechnik* ist das notwendige „Handwerkszeug" zur Gesprächsführung. Sie allein ist noch kein Garant dafür, daß sich ein befriedigendes Gespräch zwischen den Partnern entwikkelt. Denn Gespräche finden nicht in einem Vakuum, sondern in einem bestimmten *Rahmen* statt, der immer mitbestimmend für den Erfolg des Gesprächs ist. Es handelt sich dabei oft um einfache und deshalb nicht selten weitgehend vernachlässigte „Umstände" des Gesprächs, wie z. B. Ort und Zeitpunkt, die räumliche Position und die Distanz, die die Gesprächspartner zueinander einnehmen, die verfügbare Zeit bzw. der Zeitdruck, der auf der Situation lastet, und objektiv schwierig faßbare Einflüsse, wie das „Klima", in dem sich das Gespräch abspielt.

Grundlegend wichtig für den Erfolg des Gesprächs, ist, daß der Gesprächsführende — in diesem Fall der Arzt — eine Reihe von *Fähigkeiten* entwickelt, die für das verstehende, erfolgreiche Gespräch unerläßlich sind: die Fähigkeit, dem Patienten aktiv zuzuhören, ihm mit Empathie, d.h. einfühlendem Verstehen, gegenüberzutreten und zu erkennen, daß das Finden einer gemeinsamen Wirklichkeit die Grundlage der Kommunikation zwischen Arzt und Patient ist.

Der Gesprächsrahmen (das sogenannte Setting)

Eine Voraussetzung dafür, daß das Gespräch zwischen Arzt und Patient gelingt, ist ein angemessener Gesprächsrahmen. Er bestimmt, unter welchem „Stern" das Gespräch steht und ob sich eine positive Grundstimmung aufbauen läßt. Das richtige Setting schafft eine Atmosphäre des Vertrauens, ermöglicht eine offene und ungestörte Zuwendung, einen fließenden Gesprächsablauf und die Konzentration auf das Wesentliche. Das ideale Gespräch wird bestimmt durch Ruhe, Einstellung auf den Partner, aktives Zuhören, freundliche Aufgeschlossenheit und erkennbares Interesse, also vom Gegenteil dessen, was man als „Betongesicht-Syndrom" bezeichnen könnte. Ist die Situation gegen den Gesprächspartner gerichtet, weil Hektik und Lärm herrschen, der Arzt nicht „wirklich" anwesend ist, ständige Unterbrechungen nur Gesprächsfragmente erlauben und offensichtlich Zeitdruck auf allem lastet, wird das Gespräch zwangsläufig unergiebig verlaufen. Das Setting wird bestimmt durch

- *die räumlichen Verhältnisse* (Sprechstunde, Visite, Hausbesuch, Notfallraum),
- *den Zeitfaktor* und
- *das Gesprächsklima.*

Räumliche Situation

Wo immer das Gespräch abläuft (Sprechzimmer, Hausbesuch, Krankenzimmer), muß versucht werden, einen möglichst ungestörten Kontakt zu sichern. Er zählt zu den wichtigsten gesprächsfördernden Faktoren. Unterbrechungen durch Mitarbeiter, Telefon, Gegensprechanlage oder andere Patienten müssen unterbunden oder minimiert werden. Gespräche irgendwo auf dem Flur, bei offener Tür oder im Vorübergehen zählen zu den kommunikativen Todsünden. Dennoch sind sie eine Alltagserscheinung.

Anne-Marie TAUSCH gibt in ihrem Buch „Gespräche gegen die Angst" zahlreiche authentische Gesprächsausschnitte wieder, die auf Tonband oder Film aufgezeichnet wurden. Darunter findet sich folgende typische Schilderung einer Krebspatientin:

„Ich hab' bei offener Tür von meinem Professor gehört: ‚... und im übrigen, ich habe eben Ihren Bericht gekriegt. Sie müssen am Montag operiert werden, denn eine Brust muß runter.' Ich sag': ‚Bitte? Was ist es denn?' — ‚Ja, Sie haben Krebs.' Dann sprachen mich auf dem Flur andere Patientinnen darauf an. Sie hatten alles mitgehört." Für dieses „Zwischen-Tür-und-Angel-Syndrom" gibt es keine Rechtfertigung.

Wichtig ist ferner die richtige Sitzordnung und räumliche Distanz der Gesprächspartner (siehe entsprechendes Kapitel). Und natürlich muß der Arzt nicht nur körperlich anwesend, sondern wirklich *präsent* sein mit seinen Gedanken, seinen Sinnen und seiner Emotionalität.

Der Zeitfaktor

Das Gefühl des Zeitdrucks darf nicht aufkommen, auch wenn die Gesprächssituation tatsächlich unter Zeitnot steht. Zeitnot und damit verbunden Zeitdruck zählen zweifelsohne zu den größten praktischen Problemen im ärztlichen Alltag, die einer guten Gesprächsführung im Wege stehen. Gerade deshalb ist es außerordentlich wichtig, bei der eigenen ärztlichen Tätigkeit selbstkritisch zwischen *tatsächlichem, vermeintlichem* und *vermeidbarem* Zeitdruck zu differenzieren. Das folgende Kapitel nennt Möglichkeiten, Zeit zu sparen.

Die Zeitnot des Arztes — ein unlösbares Problem?

— *Wege zum Zeitsparen* —

„Das kann ich mir zeitlich nicht leisten!" könnte der Haupteinwand vieler Ärzte sein, wenn es darum geht, ihre Gespräche nach dem Konzept dieses Buches zu gestalten. Die Qualität des ärztlichen Gesprächs ist jedoch keine Funktion der Zeit, sondern der Fähigkeit zu einfühlendem Verstehen und der richtigen Gesprächstechnik. Das gute Gespräch ist nicht zwangsläufig ein langes Gespräch, genauso wie umgekehrt das lange Gespräch keine Garantie für den Gesprächserfolg darstellt. Mancher Arzt wird wahrscheinlich überhaupt erst dann überzeugt sein, daß das verstehende Gespräch kein zeitraubendes Unterfangen ist, wenn er Erfahrungen auf diesem Gebiet gesammelt hat.

Dennoch ist nicht zu bestreiten, daß den meisten Ärzten zuwenig Zeit für ihre beruflichen Aufgaben zur Verfügung steht. Dieses *Defizit an Zeit* hat 2 Wurzeln: die objektiv vorhandene Fülle der Aufgaben, aber vielfach auch ein unökonomischer Umgang mit der verfügbaren Zeit. Es sollen hier daher Wege zum Zeitsparen aufgezeigt werden, um mehr Zeit für die originären ärztlichen Aufgaben zu haben, insbesondere das Gespräch mit den Patienten. Die hier genannten Empfehlungen und Ratschläge stützen sich zum Teil auf Ausführungen von G. F. GROSS und R. H. RUHLEDER.

Zunächst eine Vorbemerkung: *Zeitdruck erzeugt Zeitnot.* Zeitdruck ist ansteckend und kann über diesen Effekt weitere Zeitnot erzeugen. Zeitdruck senkt die Effizienz.

Zeitdruck ist kein objektiv meßbarer Faktor, sondern das subjektive Erleben des begrenzten Zeitvorrats. Dies bedeutet aber auch: Wie ich Zeitnot erlebe und verarbeite, ist durch mich *beeinflußbar*. Das heißt, ich kann mich dazu erziehen, Zeitnot zu tolerieren, statt mich ständig dem ohnmächtigen Gefühl des Zeitdrucks hinzugeben. Wer gelernt hat, Zeitknappheit und Zeitdruck zu tolerieren, wird auch nicht ständig über seine begrenzte Zeit sprechen und dadurch bei seinem Gegenüber das Gefühl des Zeitdrucks auslösen und so möglicherweise von vornherein wichtige Zugänge im Gespräch verschütten.

Wenig Zeit zu haben, ist eine Modeerscheinung. Volle Terminkalender und überfüllte Schreibtische mögen ein Statussymbol darstellen — Zeugnis eines ökonomischen Umgangs mit der verfügbaren Zeit sind sie sicherlich nicht. Und es ist kein Zeichen von Gelassenheit, ständig mit seiner Zeitnot zu kokettieren und den Zeitdruck wie einen Orden zu tragen.

Das *Verhältnis* der Menschen *zu* ihrer *Zeit* ist sehr unterschiedlich. Manche können ohne Uhr bestens leben, andere wissen innerlich in jedem Augenblick auf die Minute genau, wie spät es ist, und schauen trotzdem ständig auf die Uhr. Prüfen Sie daher, ob Sie vielleicht häufiger zur Uhr blicken, als es gut ist. Hier empfiehlt sich ein einfacher Test: Kleben Sie einen roten Punkt auf das Deckglas Ihrer Armbanduhr, und notieren Sie einmal exakt, wie häufig Sie auf die Uhr sehen: Bei mehr als 5 Blicken pro halbe Stunde stimmt etwas nicht: entweder Ihre Einstellung zur Zeit oder Ihr Umgang mit ihr.

Die wichtigsten zeitsparenden Faktoren im Gespräch sind gleichzeitig auch diejenigen, die das *Wesen des guten Gesprächs* ausmachen: aktives Zuhören, Empathie, eine adäquate Gesprächstechnik und die Fähigkeit zu einer identischen Wirklichkeit.

Das zur Verfügung stehende Zeitpotential ist vorgegeben. Wenn es also überhaupt eine Möglichkeit gibt, mit seiner Zeit ökonomischer umzugehen, dann setzt dies zunächst eine *Analyse der Aufgaben* voraus, die innerhalb einer bestimmten Zeit bewältigt werden sollen. Hier empfiehlt sich eine einfache *Dreiteilung der Aufgaben* in lebenswichtige, wichtige und unwichtige. Schon dabei stellt sich meist rasch heraus, daß unwichtige Aufgaben klassische Zeitfresser sind und meist viel mehr Zeit verschlingen als die wirklich wichtigen oder die lebenswichtigen Aufgaben.

Unerledigte Aufgaben lösen Unruhe aus und belasten. Wirklich entlastend wirkt nur eine vollständig gelöste Aufgabe. Es ist daher sinnvoller, *eine* Arbeit nach der anderen zu erledigen, als viele gleichzeitig anzugehen. Denn eine erledigte Arbeit bringt wesentlich weiter als 10 angefangene. Eine Aufgabe, die sich im Prinzip immer wiederholt, sollte beim erstenmal — auch wenn dabei der Zeitaufwand etwas größer ist — so gelöst werden, daß die Lösung ähnlicher Aufgaben in Zukunft dadurch weniger Zeit beansprucht.

Aufgaben sollten nach *Zeitblocks* geordnet werden. Es ist unökonomisch, in bunter Reihe zu telefonieren, mit Patienten zu reden, ins Labor zu gehen, einen Mitarbeiter zu zitieren oder in einer Fachzeitschrift zu blättern. Die Ordnung dieser Aufgaben nach Zeitblöcken erlaubt in dem jeweiligen Aufgabengebiet ein kontinuierliches und effektives Arbeiten. Eine scheinbare Rechtfertigung, schwierige Aufgaben vor sich herzuschieben, sind *Ersatzbeschäftigungen* (wie Aufräumen, Ordnung schaffen, Umorganisieren), die in Wirklichkeit das Erledigen der Hauptaufgaben nur hinausschieben.

Die Flut von *Lesestoff,* mit der der Arzt heute überschüttet wird, wächst ständig. Die genaue Analyse zeigt, daß nur ein Bruchteil davon wirklich lesenswert ist. Es ist daher notwendig, sich ein klares System des Lesens zuzulegen und zu unterscheiden zwischen:

- Pflichtlektüre und
- Lektüre, die sofort ungelesen weggeworfen werden kann.

Dazwischen gibt es eine Grauzone, das heißt z. B. eine Zeitschrift, in der *ein* Artikel enthalten ist, der nicht unbedingt zur Pflichtlektüre zählt, aber auch nicht ganz uninteressant ist. Diese Lektüre kann man für einen kurzen, begrenzten Zeitraum (z. B. 1 Woche), aber nicht länger aufheben. Die letzte Möglichkeit besteht darin, wichtig oder interessant erscheinende Arbeiten, Publikationen oder Artikel, die tatsächlich im Augenblick nicht gelesen werden können, gut archiviert abzulegen (um sich spätestens nach einem halben Jahr dann endgültig von ihnen zu trennen).

Kein Mensch hat ein kontinuierliches Leistungsvermögen über den ganzen Tag hinweg. Die *Analyse der persönlichen Leistungskurve* ermöglicht es, schwierige Aufgaben mit dem Leistungsmaximum zu synchronisieren und leichtere Aufgaben oder reine Routinetätigkeiten dem Leistungstief zuzuordnen. Es ist z. B. nicht sinnvoll, wenn der Arzt, der ein ausgesprochener „Morgenmuffel" ist, einen Patienten oder Angehörigen zu einem schwierigen Gespräch um 8.30 Uhr einbestellt.

Das *Umfeld,* in dem wir arbeiten, ist für unser Leistungsvermögen mitbestimmend und damit auch für unseren Umgang mit der Zeit.

In diesem persönlichen Umfeld sollte sich möglichst nur das befinden, was die Stimmung verbessert, die Leistungsfähigkeit erhöht oder dem Vorankommen nützt. Der ewige Stapel ungelesener Fachzeitschriften ist eine permanente, zeitdruckinduzierende Bedrohung. Eine überlegte „Flurbereinigung" des Umfelds kann daher zweckmäßig sein.

Hüten Sie sich vor *Zeitdieben*. Dazu gehören Menschen, die „schnell mal vorbeischauen" und Sie „nur 3 Minuten" sprechen wollen, aber erst nach 30 Minuten wieder gehen. Wer wirklich nur 3 Minuten sprechen will, soll diese 3 Minuten gerne bekommen, aber keine Minute länger. Je größer Ihr Renommee ist, um so mehr Menschen wollen Ihre Zeit stehlen. Sie treten zunächst mit großer Liebenswürdigkeit und vielen Schmeicheleien an Sie heran. Sie sind dann angeblich der einzige, der für die Aufgabe, die Ihnen angelastet werden soll, überhaupt in Frage kommt, „der Fachmann", „der Meinungsbildner". Um was Sie gebeten werden, müssen Sie auch keineswegs sofort tun, der Abgabetermin liegt noch in ferner Zukunft.

Es ist ein menschlicher Zug, diesem Ansturm auf die Zeit zu erliegen, zumal Ihr aktueller Zeitvorrat nicht tangiert wird. Die Entscheidung, solche Aufgaben anzunehmen, rächt sich meist bitter und führt meist zu der unangenehmsten Form der Arbeitsbewältigung, nämlich der Erledigung unter größtem Zeitdruck in letzter Minute. Auch die Aussicht, daß die Arbeit sich vielleicht delegieren läßt (auf die Sprechstundenhilfe, die Laborantin oder den Oberarzt), ist in der Regel trügerisch.

Eine der wesentlichen Fähigkeiten zum Zeitsparen ist daher auch die *Fähigkeit, nein sagen zu können,* wenn Sie nein meinen, und nur ja zu sagen, wenn Sie wirklich zu dem Ja stehen. Ein unmißverständliches und begründetes Nein kann Ihnen helfen, viel Zeit zu sparen.

Beim Umgang mit *Patienten,* die Ihrem Gefühl nach *zuviel Zeit* beanspruchen, versuchen Sie zu analysieren, welches die Gründe sind. Häufig handelt es sich um sogenannte schwierige Patienten (s. entsprechendes Kapitel), und erst die Analyse der Gründe ihres Verhaltens, z. B. unausgesprochene Ängste, die bewältigt werden können, führt dazu, daß Ihre Zeit nicht übermäßig beansprucht wird.

Viele Menschen erheben einen Anspruch auf Ihre Zeit, Sie selbst aber können Ihre Zeit nicht um eine Millisekunde verlängern. Ein Ausweg besteht darin, ein *klares Zeitangebot* zu machen und sich auch strikt daran zu halten. Dies zwingt den Gesprächspartner, ohne große Umschweife sein Gesprächsziel und sein Anliegen klarzulegen. Wenn Sie Ihren Gesprächspartner unmißverständlich wissen lassen, daß Sie 10 Minuten Zeit haben, ist es nicht unhöflich, ihm nach Ablauf dieser Zeit das Gesprächsende zu signalisieren. Sind Sie jedoch ohne Terminierung der Zeit ins Gespräch gegangen, wird es sehr viel schwieriger. Dies ist einer der Wege dazu, daß Sie Ihren *Zeitplan selbst* bestimmen und nicht fremdbestimmen lassen.

Viele Arbeiten, von denen Sie glauben, Sie müßten sie selbst erledigen, lassen sich *delegieren*. Die meisten Menschen haben jedoch eine Scheu, Arbeiten zu delegieren, entweder, weil sie ihren Mitarbeitern nicht genügend zutrauen oder sie nicht entsprechend erzogen haben, oder, weil sie in der Vorstellung leben, nur sie selbst wären in der Lage, alles richtig zu machen. Dabei sind neue Aufga-

---

Checkliste: Zeit sparen

- Überprüfung der *eigenen Einstellung zur Zeit*.
- *Zeitnot tolerieren* lernen.
- *Keinen Zeitdruck* verbreiten.
- *Aufgaben klassifizieren in:* lebensnotwendig — wichtig — unwichtig.
- *Eine* Aufgabe lösen ist besser als zehn beginnen.
- In *Zeitblöcken* arbeiten.
- *Effizientes Lesesystem* entwickeln.
- *Kein Aufgabenverschieben* durch Ersatzbeschäftigungen.
- Arbeit der *persönlichen Leistungskurve* anpassen.
- *„Flurbereinigung"* des Umfelds.
- Warnung vor *Zeitdieben*.
- *Nein sagen* können.
- *Klare Zeitangebote* machen.
- Keine *Fremdbestimmung* des eigenen Zeitplans.
- Lernen, *Arbeit und Verantwortung zu delegieren*.

Merke: Erfolgserlebnisse motivieren — Motiviert sein hilft Zeit sparen.

ben für Mitarbeiter häufig eine Motivation und ein Ansporn zu besserer Arbeitsleistung. Es ist allerdings wichtig, nicht nur die *Arbeit*, sondern auch die damit verbundene *Verantwortung zu delegieren*. Erst dies führt zu einer wirklichen Entlastung. Es gibt zwei klassische Einwände, die bei geplanten Neuerungen von den Betroffenen gebraucht werden, die aber in den meisten Fällen Scheinargumente sind. Entweder: „Das haben wir schon immer so gemacht" oder: „Das haben wir noch nie so gemacht".

Schließlich: Ein wesentlicher Faktor für Ihre Effizienz und damit für Ihre Arbeitsökonomie ist der *Grad Ihrer Motivation*.

Die Aufgabe, an die mit wenig Motivation und Freude herangegangen wird, beansprucht überproportional viel Zeit. Die Freude an der Arbeit wiederum ist das Resultat von Erfolgserlebnissen der eigenen Tätigkeit. So schließt sich der Kreis: Das erfolgreiche Gespräch ist das verstehende Gespräch, ergo ist das verstehende Gespräch kein zeitraubendes Gespräch.

Das Gesprächsklima

Eine Atmosphäre des Vertrauens, der Offenheit und Aufgeschlossenheit sowie die Fähigkeit, sich auf den Patienten einzustellen und auf der „gleichen Wellenlänge" zu senden, sind die Basis für ein fruchtbares Gesprächsklima. In diesem Klima läuft das Gespräch frei von Aggressionen und sachlich ab, ist nicht emotional übersteuert, läßt Resonanz erkennen und induziert keine Angst. Respekt und Wertschätzung bestimmen die Beziehung zwischen den Partnern, das Gespräch verläuft ohne Asymmetrie.

Im optimalen Gespräch befinden sich die Partner in der Sache, kommunikativ und emotional auf einer Ebene und in einer gemeinsamen Wirklichkeit. In einem solchen positiven Gesprächsklima profitieren beide Seiten: Der Patient, weil er sich mit seinem Problem angenommen fühlt, und der Arzt, weil ihm so der Zugang zu den notwendigen Informationen erleichtert wird.

Die richtige Distanz

Wenn Arzt und Patient miteinander sprechen, sollte die *räumliche Distanz* zwischen ihnen stimmen. Ist dies nicht der Fall, so kann bei den Gesprächspartnern ein Gefühl des Unbehagens aufkommen, das sich zu einer ernsthaften Störung des Gesprächs entwickeln kann.

Diesem Phänomen liegt die Tatsache zugrunde, daß es in den verschiedenen kommunikativen Situationen *Distanzen* zwischen den Partnern gibt, die unbewußt im Sinne einer stillen Übereinkunft als angemessen empfunden werden. Diese Distanzen sind abhängig von Kulturkreis, Rasse, sozialer Schicht, Geschlecht, Alter und psychischer Struktur. Jeder Mensch verfügt über ein „Individualrevier", das jedoch in homogenen Menschengruppen weitgehend deckungsgleich ist. Werden diese Distanzen verlassen, kommt es also zu deutlichen Über- oder Unterschreitungen, können daraus erhebliche *Kommunikationsstörungen* resultieren. Die Distanz zwischen Menschen besitzt immer auch eine symbolische Bedeutung und zählt somit zu den non-verbalen Ausdrucksmitteln. Das erfolgreiche Gespräch zwischen Arzt und Patient setzt voraus, daß sich die Gesprächspartner in einer Distanz zueinander befinden, die beide in der Regel unbewußt als die richtige empfinden.

Wieviel Raum braucht der Mensch?

Julius FAST, einer der großen Kenner der Körpersprache und Autor des Buches „Body Language", schildert eine Begebenheit, die für ihn zu einer lehrreichen Lektion in Körpersprache wurde. FAST saß zusammen mit einem befreundeten Psychiater beim Mittagessen in einem Restaurant in Vis-à-vis-Position an einem Zweiertisch. Sein Gegenüber holte eine Schachtel Zigaretten aus der Tasche, zündete sich eine Zigarette an und legte die Schachtel unmittelbar vor das Gedeck von FAST, während das Gespräch weiterging. FAST fühlte sich auf eine nicht näher beschreibbare Art beunruhigt. Diese Unruhe verstärkte sich noch, als sein Gegenüber sein Besteck in die Nähe der Zigarettenschachtel schob. Als sich sein Gesprächspartner dann auch noch weit über den Tisch direkt auf FAST hin vorbeugte, fühlte sich dieser so irritiert, daß er das Gespräch unterbrechen mußte. Nun lehnte sich sein Gegenüber zurück und sagte lächelnd: „Ich habe dir soeben eine grundlegende

Tatsache der Körpersprache demonstriert. Zunächst habe ich meine Zigarettenschachtel zu dir hingeschoben. Aufgrund einer stillschweigenden Übereinkunft hatten wir den Tisch vorher in Hälften geteilt, die eine Hälfte für dich und die andere für mich. In Gedanken haben wir beide uns ein bestimmtes Revier abgesteckt. Normalerweise hätten wir den Tisch höflich zwischen uns geteilt und die Hälfte des anderen respektiert. Ich aber legte meine Zigarettenschachtel ganz bewußt in dein Gebiet und brach damit die

Distanzen der 4 Raumzonen (nach R. H. RUHLEDER)

	mehr introvertierte Menschen	mehr extrovertierte Menschen	unbekannte Personen
Intimdistanz	0,40 m – 1,50 m	0,30 m – 0,50 m	bis 0,50 m
persönliche Distanz	1,50 m – 2,00 m	0,40 m – 1,50 m	0,50 m – 1,50 m
gesellschaftlich-wirtschaftliche Distanz	2,00 m – 4,00 m	1,50 m – 3,00 m	1,50 m – 3,00 m
Anspruchedistanz	ab 4,00 m	ab 3,00 m	ab 3,00 m

Übereinkunft. Du wußtest zwar nicht, was ich tat, aber du fühltest dich trotzdem unbehaglich. Als ich dem ersten Einbruch in dein Revier einen weiteren folgen ließ und meinen Teller und das Besteck zu dir hinschob und mich dann noch selbst über den Tisch lehnte, fühltest du dich immer unwohler und bedrohter und wußtest immer noch nicht, warum."

Was FAST hier beschreibt, ist die klassische Reaktion auf eine *Revierbedrängung* innerhalb des Individualreviers eines Menschen. Untersuchungen über die *spezifischen Raumbedürfnisse* von Menschen und die optimalen Distanzen in bestimmten kommunikativen Situationen sind zu einer neuen Wissenschaft geworden, die *Proxemik* genannt wird. Wesentliche Erkenntnisse über den *persönlichen Raum* des Menschen und dessen Bedeutung stammen von E. T. HALL, Professor für Anthropologie. HALL unterscheidet 4 *Distanzzonen,* innerhalb deren die meisten Menschen kommunizieren:

1. die intime Distanz,
2. die persönliche Distanz,

3. die gesellschaftlich-wirtschaftliche Distanz (Wahrnehmungsdistanz),
4. die öffentliche Distanz.

Das Phänomen der Existenz dieser 4 Distanzzonen erklärt gut, warum Menschen in bestimmten Situationen eine bestimmte Distanz zum Gegenüber oder einer Gruppe von Menschen als richtig oder störend empfinden (Tab.).

Wie ersichtlich, werden die Distanzzonen um so größer, je weniger vertraut das Gegenüber ist. Die Existenz derartiger Distanzzonen macht es verständlich, warum wir in einem vollen Aufzug den dringenden Wunsch haben, wieder rasch auszusteigen, weshalb ein Abstand von etwa 4 m zwischen Lehrer und Schulklasse von beiden als richtig empfunden wird, warum es in arabischen Ländern selbstverständlich ist, wenn 2 Männer einander beim Gehen den Arm auf die Schulter legen, und warum dies bei 2 deutschen Männern in Osnabrück leichtes Erstaunen hervorrufen würde und warum Karl der Große seinen Thron im Aachener Dom so hoch

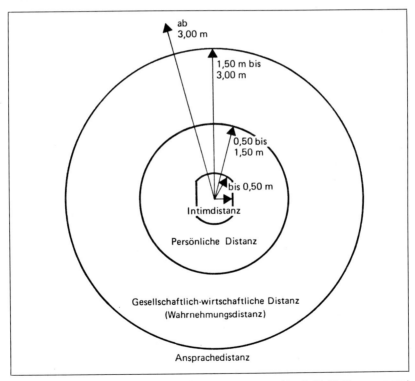

Distanzzonen für nicht näher bekannte Personen (nach R.H.RUHLEDER)

bauen ließ, daß kein Vertreter Roms höher sitzen konnte als er. Für Westeuropäer gelten folgende *Regeln* für die verschiedenen Distanzen:

Die intime Distanz

Die *nahe intime Distanz* ist die akzeptierte körperliche Distanz zwischen sehr eng befreundeten Menschen, Liebespaaren, Kindern und Eltern sowie zwischen Ehepartnern. Im westlichen Kulturkreis wird die nahe intime Distanz zwischen Frauen gesellschaftlich akzeptiert, nicht aber zwischen Männern. Im arabischen Kulturkreis und in bestimmten südeuropäischen Ländern ist die nahe intime Distanz auch zwischen Männern gang und gäbe.

Männer empfinden die *weite intime Distanz,* wenn sie sich nicht sehr gut kennen, außer beim Händedruck als peinlich und reagieren mit Unsicherheit und Unruhe. In der intimen Distanz wird nur ein flüchtiger neutraler Blickkontakt als angemessen toleriert. Ein längerer Blickkontakt (mehr als etwa 3 Sekunden) wird in diesem Abstand als aufdringlich oder Zumutung empfunden; er löst das Gefühl des Angestarrtwerdens aus und kann zu aggressiven Ausbrüchen führen.

Geraten Menschen, die einander fremd sind, gezwungenermaßen in die nahe intime Distanz (Fahrstuhl, überfüllte Verkehrsmittel, Gedränge bei öffentlichen Veranstaltungen), so löst dies deutliches Unbehagen, u.U. Unruhe und Aggressionen aus. Möglicherweise werden Gewalttätigkeiten in Fußballstadien durch das Zusammendrängen von Menschen in die nahe intime Distanz gefördert.

Die persönliche Distanz

In der *nahen persönlichen Distanz* haben die Partner immer noch die Möglichkeit, sich die Hand zu geben. Es ist die typische Distanz von Cocktailparties oder zwischen Ehepaaren in der Öffentlichkeit.

Die *weite persönliche Distanz* markiert die äußerste Grenze des persönlichen Dominanzbereiches. Es ist der Abstand, den Menschen in der Regel unwillkürlich, z. B. bei Begegnungen auf der Straße, einnehmen, wenn sie ein Gespräch suchen, sich jedoch nicht sehr vertrauliche Dinge mitteilen wollen. Die Botschaft dieser Distanz ist eine offene und *neutrale Gesprächsbereitschaft.* Die weite persönliche Distanz (90 bis 150 cm) ist die Entfernung, in der Arzt und Patient miteinander sprechen sollten. Es ist der Abstand, der sich für Gespräche im Sitzen am besten bewährt hat. Das gleiche gilt, wenn der Arzt sich mit dem Patienten, der im Bett liegt, unterhält. Das Gespräch bei der Visite vom Fußende des Bettes her zeigt, daß der Arzt sich bereits außerhalb der persönlichen und in der sogenannten gesellschaftlichen Distanz befindet, die für ein vertrauliches Gespräch nicht mehr geeignet ist. Auch die meisten technischen, nichtinvasiven und invasiven Untersuchungen (Sonographie, Endoskopie, Katheteruntersuchungen) werden in der persönlichen Distanz durchgeführt. Der Patient, der 3 m entfernt vor seinem Arzt auf eine Sitzgruppe verbannt wird, befindet sich in einer kommunikativ problematischen Situation, ähnlich wie der vom Computertomographen umschlossene Kranke, der keinen Arzt in seiner Nähe ausmachen kann.

Die gesellschaftlich-wirtschaftliche Distanz

Die entfernte Phase der gesellschaftlichen Distanz gilt vor allem für offizielle gesellschaftliche oder geschäftliche Anlässe. Sie ist in gewisser Weise eine schützende Distanz. Bei dieser Entfernung ist *dauernder Blickkontakt* erwünscht.

Ein lediglich kurzer flüchtiger Blickkontakt würde vom Partner als ungehörig empfunden, solange man spricht. Viele Vorgesetzte nehmen bei Kritikgesprächen statt der persönlichen die gesellschaftlich-wirtschaftliche Distanz ein. Die weite gesellschaftliche Distanz gibt auch die Möglichkeit, auf höfliche Art zu zeigen, daß man keine Kommunikation wünscht: Sie erlaubt es beispielsweise der Empfangsdame, sich vom wartenden Besucher wieder abzuwenden und weiterzuschreiben.

Die öffentliche Distanz (Ansprachedistanz)

In der nahen öffentlichen Distanz von 4 bis 8 m befindet sich beispielsweise der Lehrer, der eine Schulklasse unterrichtet, der Vorgesetzte, der eine Ansprache an seine Mitarbeiter hält oder mit einer überschaubaren Gruppe im Betrieb spricht. Es ist die notwendige Distanz bei Vorträgen, weil der Redner erst bei diesem Abstand den gesamten Zuhörerkreis im Blickfeld behalten kann.

Interessanterweise halten sich auch bestimmte Tierarten dem Menschen gegenüber an die nahe öffentliche Distanz und lassen ihn nur bis auf diese Entfernung herankommen. Kommt der Mensch näher, weichen sie zurück, fliehen oder gehen zum Angriff über.

Diese Eigenschaften machen sich Dompteure in der Manege zunutze. Der Dompteur geht geradewegs auf den Löwen zu. Sobald er sich ihm mehr als 4 — 6 m nähert, weicht der Löwe so lange zurück, bis ihn die Gitterstäbe des Käfigs hindern. Nähert sich der Dompteur weiter, geht nunmehr der Löwe auf den Dompteur zu. Der Dompteur nutzt die Situation und stellt das für den Löwen bestimmte Podest zwischen sich und das Tier. Um auf kürzestem Weg an den Dompteur heranzukommen, muß der Löwe auf das Podest klettern. In diesem Augenblick entfernt sich der Dompteur schnell aus der öffentlichen Distanz und hat den Löwen genau dort, wo er ihn haben wollte.

Raumauffassung und -bedürfnis sind in verschiedenen Kulturen teilweise völlig verschieden. So neigen beispielsweise Japaner dazu, sich auf allerkleinstem Raum zusammenzudrängen, ein Verhalten, das sich sehr gut an japanischen Reisegruppen studieren läßt. Interessanterweise gibt es im Japanischen keinen äquivalenten Begriff für das deutsche Wort „Privatsphäre". Auch Araber lieben es, sich auf engstem Raum zu versammeln. Die relativ große private „Distanzblase" des Europäers, insbesondere des Deutschen, ist ihnen völlig fremd. Araber mögen ausgesprochen Enge, Drängeln und körperliche Nähe; dieses spezifische Distanzverhalten trägt wesentlich zum Flair orientalischer Basare bei. Die sprichwörtlich „unfreundliche Haltung" des New Yorkers in seiner völlig übervölkerten Stadt hat wahrscheinlich in Wirklichkeit nichts mit Unfreundlichkeit zu tun. Um die Privatsphäre nicht zu verletzen, ignoriert er sozusagen die Leute in der U-Bahn und im Straßengedränge.

Das Einhalten einer bestimmten Distanz zum anderen besitzt demnach den Charakter einer *nichtverbalen Botschaft*. Voraussetzung ist, daß die Kommunikationspartner das gleiche Raumbedürfnis haben. Ist dies nicht der Fall, so kann es rasch zu Mißverständnissen kommen. Der angemessene Gesprächsabstand zwischen Fremden ist bei Mittelmeervölkern und Südamerikanern deutlich geringer als in Westeuropa und Nordamerika. Der Grieche oder Türke, der mit einem Deutschen oder Franzosen sprechen will, wird einen kürzeren Abstand zu seinem Gesprächspartner einnehmen, als wenn 2 Deutsche oder 2 Franzosen miteinander sprechen. Ein Deutscher, mit dem ein Türke spricht, kann dann leicht das Gefühl der Aufdringlichkeit bekommen und wird dann unbewußt etwas zurückweichen, um die für ihn richtige Distanz einzunehmen, was ein Türke oder Grieche wiederum als Herabsetzung oder Ausweichen empfinden könnte.

Die richtige Sitzordnung

Die meisten Gespräche zwischen Arzt und Patient werden im *Sitzen* geführt. Gespräche im Stehen, auf Fluren oder zwischen Tür und Angel sollten, wenn irgend möglich, vermieden werden. Bei Krankenhausvisiten steht der Arzt meistens innerhalb der sogenannten weiten persönlichen Distanz am Krankenbett. Für den Gesprächsablauf günstiger (und für den Visitierenden weniger ermüdend) ist es, sich an das Bett des Patienten zu setzen. Damit wird auch der ungünstige Höhenunterschied zwischen dem stehenden und dem liegenden Gesprächspartner als äußeres Symbol der Gesprächsasymmetrie verringert. Visitengespräche vom Fußende des Bettes aus sind ungünstig, weil sich die Gesprächspartner bereits in der gesellschaftlichen Distanz befinden.

Die richtige Sitzordnung trägt nicht unwesentlich zum Klima eines Gesprächs bei. Der Pantomime Samy MOLCHO nennt das Sitzen „eine ideale Position für kommunikativen Austausch." MOLCHO: „Sitzen ist eine Körperhaltung, die dem Organismus Entspannung und Entlastung gewährt ... der Körper ist dabei imstande, ohne ständige Anspannung des gesamten Muskeltonus Aktivitäten auszuführen, in einer weiten Skala von Bewegungen und Gesten zu agieren, eine Fülle von Signalen zu geben, die fast den gesamten Code gesellschaftlicher Verständigung durchlaufen." Im Sitzen nehmen die Gesprächspartner eine feste räumliche Position zueinander ein, die für ihre Beziehung im Gespräch von nicht unerheblicher Bedeutung ist. Die Entfernung zwischen den Sitzenden ist auch Ausdruck ihrer persönlichen Distanz. Sie bestimmt ferner die notwendige Lautstärke beim Sprechen, die Möglichkeiten gegenseitiger Beobachtung und die Modalitäten des Blickkontakts. Der gewählte „Sitzcode" hat Symbolcharakter, den die Gesprächspartner meist unbewußt richtig deuten.

Die *Sitzhöhe* der Gesprächspartner sollte gleich sein. Sitzt der Gesprächspartner am Schreibtisch und plaziert sein Gegenüber in einen tiefen Sessel, so kann dies ein Gefühl der Unterlegenheit auslösen.

Die *optimale Gesprächsdistanz* beträgt 90 — 150 cm. Diese Entfernung kann durch Händegeben noch überbrückt werden. Auch die erforderliche Lautstärke beim Sprechen reicht für problematische oder heikle Themen aus, ohne daß die Gefahr besteht, daß andere in angrenzenden Räumen mithören können. *Bei Gesprächen mit*

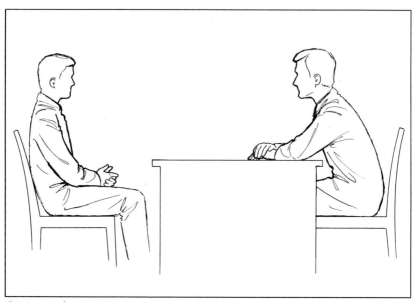

Sitzen vis à vis

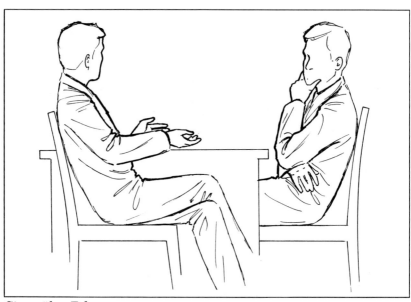

Sitzen über Eck

mehreren Personen (z. B. Angehörigen) ist die gesellschaftliche Distanz (2 — 3 m) am günstigsten.

Der *Tisch,* an dem die Gesprächspartner sitzen, sollte nicht breiter als 80 — 100 cm sein. Für das Gespräch zwischen Arzt und Patient kommen *2 Sitzpositionen* in Frage: das Sitzen vis à vis und das Sitzen über Eck (siehe Abbildung).

Das *Sitzen vis à vis* zeigt an, daß man sich ganz seinem Gesprächspartner widmet und sich voll auf ihn konzentriert. Dennoch wird diese Sitzposition nicht von allen Gesprächspartnern als angenehm empfunden. Manche Menschen fühlen sich zu direkt mit ihrem Gesprächspartner konfrontiert. Nicht umsonst wird diese Sitzposition von Behördenbeamten gewählt, um das Publikum „abzufertigen." Nimmt der eine Gesprächspartner dann noch Papiere, Schriftstücke oder Röntgenfilme in die Hand, können diese wie eine Barriere wirken. Die Gegenüberform des Sitzens ist auch die typische Sitzordnung für das „Vorgesetztengespräch."

Das *Sitzen über Eck* in einem Winkel zwischen 90 und 150 Grad bietet einige Vorteile. Der manchmal unvermeidbare „frontale Einschüchterungscharakter" der Gegenüber-Sitzposition wird vermieden. Beim Sitzen über Eck ist durch die Variabilität des Winkels zwischen den Gesprächspartnern eine bewegliche Gesprächssituation gegeben. Eine derartige „schräge Schreibtischsituation" (Sprechsituation über die linke Schreibtischecke) erlaubt es dem Gesprächsführenden, sich Notizen zu machen und Unterlagen anzusehen, ohne sie direkt zwischen sich und seinen Gesprächspartner halten zu müssen. Ferner lassen sich bei dieser Sitzposition leichter Gesprächspausen einlegen. Änderungen der Position der Gesprächspartner werden nicht so stark wie bei der reinen Gegenüber-Sitzposition als Abwendung empfunden. Schließlich läßt sich die Gesprächsdistanz etwas variieren. Über- oder Unterschreitungen der Distanz von 90 — 150 cm sollten jedoch möglichst vermieden werden. Größere Distanzen werden als „Distanziertheit" und mangelnde Zuwendung interpretiert, ein geringerer Abstand kann als Einbruch in die intime Distanz empfunden werden und Unbehagen oder Aggressionen auslösen.

Sitzhaltungen

Die Sitzhaltung eines Gesprächspartners ist Teil seiner Körpersprache und damit auch Bestandteil des Gesprächs. Die Art, wie jemand sitzt, erlaubt Rückschlüsse auf seine augenblickliche Stimmung, seine innere Verfassung, sein Wesen und seine Einstellung zum Gesprächspartner. S. MOLCHO analysiert die *Ausdrucksbedeutung der Sitzhaltung* folgendermaßen:

- *Haltung des Oberkörpers:* Aufrechte, gestraffte Haltung signalisiert Dynamik und Vitalität, ein zusammengesunkener Oberkörper Antriebsmangel und evtl. depressive Verstimmung. Die Neigung des Oberkörpers zum Partner spiegelt ein Interesse am Gegenüber wider und gilt als Einladung zum Dialog, ein zurückgelehnter Oberkörper bedeutet Skepsis, Abneigung oder innere Ablehnung. Dabei können jedoch *Körpersprache* und *Wörtersprache* einander *widersprechen:* Einer, der verbal zustimmt und sich dabei zurücklehnt, distanziert sich von seinen eigenen Worten. Im Zweifelsfall gilt die Regel: *Der Körper lügt nicht.*

- Vorsichtiges *Sitzen auf der Stuhlkante* signalisiert Zeitmangel oder Auf-dem-Sprung-Sein. Es kann sich auch um Zeichen der Unterwürfigkeit und Unsicherheit handeln oder den Wunsch zum Gesprächsabbruch signalisieren. Das starke *Zurücklehnen* und Wippen auf den Hinterbeinen des Stuhls entspricht dem Rückzug in die Position des Beobachters und eine abwartende Haltung. Kurzes Anheben oder *Zurechtrücken des Sitzes* ist Zeichen von Unbehagen und ein Körpersignal des Gesprächspartners, daß er am liebsten gehen möchte.

- Der *Beinhaltung im Sitzen* kommt ebenfalls eine Ausdrucksbedeutung zu. Werden die Füße an den Knöcheln übereinandergeschlagen, so kann dies Zurückhaltung, innere Spannung und Gefahr bedeuten. Umschlingen die Füße die Stuhlbeine, so ist dies Ausdruck einer starren, unnachgiebigen Position, während lokker übereinandergeschlagene Beine für Aufgeschlossenheit, aber auch eine gewisse Reserve sprechen. Ein offener, legerer Sitz mit vorgestrecktem Bein demonstriert Vertraulichkeit, aber auch territoriale Ansprüche, ein breiter Sitz mit quergelegtem Schienbein eine schützende Barriere. Sitzen 2 Personen mit übergeschlagenen Beinen nebeneinander und zeigen die Fußspitzen zueinander, ist dies ein Zeichen von Kontaktsuche und Zuwendung, während einander abgewandte Fußspitzen Differenzen und Abstand signalisieren.

- Als Haltung des „braven Kindes", hinter dem sich nicht selten Verkrampfung, Unsicherheit und Ängste verbergen, gilt vor allem bei Frauen das aufrechte Sitzen mit geschlossenen Knien und Fußknöcheln, vielleicht noch mit einer Handtasche auf dem Schoß.

Es muß jedoch berücksichtigt werden, daß bei der *Interpretation von Körpersprache* sich Regeln finden lassen, die für viele Menschen zutreffen, keineswegs aber für jeden gelten. Alle starren „Wenn-dann-Auslegungen" (wenn sich jemand an die Nase faßt, dann ist er verlegen) können auch zu Fehlinterpretationen führen. Erst das synchrone Erfassen und Analysieren verbaler und nichtverbaler Kommunikationsformen erlaubt es am ehesten zu verstehen, welche Botschaften in Wirklichkeit vom Gesprächspartner ausgehen (s. auch Kapitel „Körpersprache", Seite 135).

Am besten überzeugt man andere mit den Ohren — indem man ihnen zuhört.

Dean RUSK

Aktives Zuhören

Michael ENDE beschreibt in seinem Buch „Momo" ein kleines Mädchen mit einer außergewöhnlichen Fähigkeit:

„Was die kleine Momo konnte wie kein anderer, das war: Zuhören. Das ist doch nichts Besonderes, wird nun vielleicht mancher Leser sagen, zuhören kann doch jeder.

Aber das ist ein Irrtum. Wirklich zuhören können nur ganz wenige Menschen. Und so wie Momo sich aufs Zuhören verstand, war es ganz und gar einmalig.

Momo konnte so zuhören, daß dummen Leuten plötzlich sehr gescheite Gedanken kamen. Nicht etwa, weil sie etwas sagte oder fragte, was den anderen auf solche Gedanken brachte, nein, sie saß nur da und hörte einfach zu, mit aller Aufmerksamkeit und aller Anteilnahme. Dabei schaute sie den anderen mit ihren großen, dunklen Augen an, und der Betreffende fühlte, wie in ihm auf einmal Gedanken auftauchten, von denen er nie geahnt hatte, daß sie in ihm steckten.

Sie konnte so zuhören, daß rastlose oder unentschlossene Leute auf einmal ganz genau wußten, was sie wollten. Oder daß Schüchterne sich plötzlich frei und mutig fühlten. Oder daß Unglückliche und Bedrückte zuversichtlich und froh wurden. Und wenn jemand meinte, sein Leben sei ganz verfehlt und bedeutungslos und er selbst nur irgend einer unter Millionen, einer, auf den es überhaupt nicht ankommt und der ebenso schnell ersetzt werden kann wie ein kaputter Topf — und er ging hin und erzählte alles das der kleinen Momo, dann wurde ihm, noch während er redete, auf geheimnisvolle Weise klar, daß er sich gründlich irrte, daß es ihn, genauso wie er war, unter allen Menschen nur ein einziges Mal gab und daß er deshalb auf seine besondere Weise für die Welt wichtig war.

So konnte Momo zuhören!"

Aktives, geschultes Zuhören ist die *wichtigste ärztliche Fähigkeit* im Gespräch mit dem Patienten. Aktives Zuhören fällt schwerer als

Sprechen, daher ist Zuhören auch der schwierigere Part im Gespräch. Ein wesentliches Merkmal des guten Arztes ist ein guter Zuhörstil.

Aktives Zuhören bedeutet „aufnahmebereite Zuwendung" (DAHMER und DAHMER). Es bedeutet nicht nur, das Gesprochene zu erfassen, sondern auch ein Ohr zu entwickeln für die Hintergründe, das Unausgesprochene und die Zwischentöne. Im Englischen wird aktives Zuhören auch als „attending behaviour" bezeichnet.

Aktives Zuhören ist an 4 *Voraussetzungen* gebunden:

1. *Interesse*
2. *Bereitschaft,* zuzuhören
3. *Fähigkeit,* zuzuhören
4. Völlig *präsent* sein

Wichtig ist ferner, daß mein Gegenüber auch merkt oder zumindest das Gefühl hat, daß ich ihm tatsächlich zuhöre. Daher sollte die aufnahmebereite Zuwendung *signalisiert* werden. Dies kann geschehen durch averbale Zeichen (Blickkontakt, Körperhaltung, Ausdrucksbewegung) oder durch verbale Elemente im Sinne der Verstärkung oder durch ergänzende bzw. klärende Aussagen und Fragen. Aktives Zuhören bedeutet daher: Zugewandtsein, Interesse signalisieren, die Botschaft aufnehmen und die Botschaft annehmen.

Aktives Zuhören ist ein aktiver Bestandteil des Gesprächs und unverzichtbar. Es ist das komplementäre Element zum Sprechen. Beide Einzelelemente sind Fragmente, die für sich allein kein Gespräch ausmachen. Erst die Verflechtung von Sprechen und aktivem Zuhören bildet das eigentliche Gespräch.

Jede Dialogentwicklung ist an ein unbehindertes Wechselspiel zwischen Sprechen und Zuhören gebunden. *Unterbrechen* ist die extreme Umkehrung des Zuhörens, ein Gesprächzerstörer ersten Ranges und die verletzendste Form des Nichtzuhörens. Zuhören ist eine aktive Form des Schweigens: Sie ist wortloser Ausdruck von „Ich habe verstanden, ich kann mir vorstellen, was du sagen willst." Manchmal ist Schweigen in Form des aktiven Zuhörens die einzig angemessene Gesprächsform.

Zuhören muß unmißverständlich sein und darf beim Gesprächspartner nicht den Eindruck von Teilnahmslosigkeit oder Desinteresse erwecken. Diese Verwechslung ist leicht möglich, da dem Patienten nicht häufig das Erlebnis des aktiven Zuhörens zuteil wird.

Ein Beispiel dafür, wie wenig der Glaube an das aktive Zuhören bei Ärzten verbreitet ist, stammt von Günter F. GROSS: „Ich sagte neulich im Kreise einiger Ärzte: ‚Mein Arzt ist ein hervorragender Zuhörer, ich habe ihm kürzlich fünf Minuten etwas berichtet. Er hat mich dabei nicht einmal unterbrochen.' Die anwesenden Ärzte sahen sich an und wurden immer fröhlicher. Einer von ihnen sagte: ‚Wir können uns das alles sehr gut vorstellen. Sie haben dem Kollegen endlich einmal Gelegenheit gegeben, völlig abzuschalten, sich zu entspannen und über seine eigenen Probleme in Ruhe nachzudenken!' Ich frage mich immer noch, stimmt das wirklich?"

Vielleicht ist dieses Phänomen dafür verantwortlich, daß es „Sprechstunde" und „Sprechzimmer" heißt und die Begriffe „Zuhörstunde" und „Zuhörzimmer" ungebräuchlich sind.

Was bewirkt das aktive Zuhören, das auch „kontrolliertes Zuhören" (WEISBACH und Mitarbeiter) genannt wird, bei meinem Gesprächspartner? Es löst eine Reihe positiver Phänomene aus: Mein Gegenüber fühlt sich als Persönlichkeit mit seinem Problem angenommen. Der Gesprächspartner wird gelöster und reagiert weniger emotional. Er kann sich selbst auf das Wesentliche besser konzentrieren. Er braucht weniger Zeit, um sich klar auszudrücken, und hat das sichere Gefühl, daß sein Gegenüber „anwesend" ist und sich auf ihn einstellt.

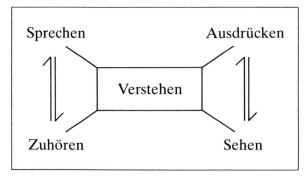

Verstehen ist das Resultat aus dem Zusammenwirken von Sprechen, Zuhören, Ausdrücken und Sehen.

Fehler beim Zuhören haben für den Patienten weitreichende Folgen:

- Der Patient darf nicht aussprechen und sich nicht aussprechen.
- Der Patient kann seine Gefühle nicht äußern.
- Der Patient fühlt sich nicht ernst genommen.

Weil es grundlegend wichtig ist, muß noch einmal betont werden: Zuhören ist schwieriger als Sprechen. Es erfordert Geduld, Konzentration, Disziplin, analytisches Denken und ein Gespür für Zwischentöne. Einer intensiven inneren Anspannung steht keine wesentliche äußere Aktivität gegenüber. Aktives, analytisches und differenzierendes Zuhören ist die höchste Stufe aufnahmebereiter Zuwendung.

Akzeptieren bedeutet wenig, solange es nicht Verstehen enthält.
C. R. ROGERS

Empathie

Empathie zählt zu den wesentlichen Grundlagen der Kommunikation zwischen Arzt und Patient. Empathie im weiteren Sinne bedeutet *„einfühlendes Verstehen"* (BOMMERT, 1977). Der Begriff „Einfühlung" kommt dem Begriff „Empathie" sehr nahe, ist mit ihm jedoch nicht völlig identisch. Einfühlung heißt, „das Gefühl des anderen selbst zu erleben und es ihm mitzuteilen, d.h. mit den Augen des anderen sehen, mit den Ohren des anderen hören" (DAHMER und DAHMER). ROGERS (1959) definiert Empathie folgendermaßen: „Der Zustand der Einfühlung oder des Sich-Einfühlens besteht darin, den inneren Bezugsrahmen eines anderen genau wahrzunehmen unter Einschluß der zugehörigen gefühlsmäßigen Komponenten und Bedeutungen, so, als ob man selbst der andere wäre, ohne aber jemals den Als-ob-Zustand zu verlassen. In diesem Sinne bedeutet es, den Schmerz oder die Freude des anderen zu erfühlen, so wie er sie fühlt, deren Ursachen wahrzunehmen, wie er sie wahrnimmt, aber ohne jemals die Erkenntnis zu verlieren, daß es so ist, als ob ich verletzt oder froh wäre...".

Empathie darf jedoch *nicht verwechselt* werden mit Mitgefühl, Sympathie oder sogenannter Gefühlsansteckung. Auch entspricht sie nicht dem Begriff der *Identifikation*. Den wesentlichen Unterschied zur Identifikation bildet die *Als-ob-Eigenschaft*. Geht sie verloren, handelt es sich um den Zustand der Identifikation und nicht mehr um Empathie.

Sympathie ist eine „wertende Zustimmung zu den Gefühlen, Ideen und dem Geschmack des anderen" (DAHMER und DAHMER). Wie alle wertenden Verhaltensweisen sollte sie für das Gespräch zwischen Arzt und Patient nicht bestimmend sein. BIERMANN-RATJEN und Mitarbeiter betonen ebenfalls die Bedeutung der Als-ob-Eigenschaft der Empathie: „Empathie bedeutet, das Erleben eines anderen so vollständig und genau nachzuvollziehen, als ob es das eigene wäre, ohne jemals diesen ‚Als-ob-Status' zu verlassen."

Empathie ist auch nicht zu verwechseln mit einem „Verständnisvoll-Sein im Sinne einer humanen Haltung". Natürlich ist „Verständnisvollsein" eine ethisch erwünschte Verhaltensweise, gesprächstechnisch ist sie jedoch keine Conditio sine qua non. Um mit dem Patienten in seinem Problem kommunizieren zu können, muß ich zwar die Fähigkeit besitzen, mich in ihn einzufühlen, es ist aber nicht unbedingt erforderlich, daß ich menschlich berührt oder betroffen bin. Man kann sogar mit Vorsicht sagen, daß Betroffenheit die freie Kommunikation zwischen Arzt und Patient eher erschwert als fördert.

Vereinfacht gesagt: Eine Grundvoraussetzung des ärztlichen Gesprächs ist einfühlendes Verstehen; Mitgefühl und Mitleid liegen auf einer anderen Bezugsebene. Empathie ist keineswegs nur die Fähigkeit, die *Gefühle* des anderen nachzuvollziehen. Die Betonung liegt nicht so sehr auf dem Begriff Gefühl, sondern dem *Einfühlungsvermögen in die Erlebniswelt* des Patienten. ROGERS spricht daher auch nicht von Gefühlen, sondern von der persönlichen „Wahrnehmungswelt" des Klienten.

Die Erfahrung zeigt, daß es Ärzten unterschiedlich leicht fällt, sich empathisch zu verhalten, weil die *Fähigkeit zur Empathie* von bestimmten *Voraussetzungen* abhängt:

- der ethischen Grundeinstellung des Arztes zu seinem Beruf und seinem sozialen Engagement,
- seiner Fähigkeit, sich emotional berühren zu lassen, und seiner Übung, mit seinen Empfindungen umzugehen, und
- seiner Fähigkeit, die Qualität der Beziehung zum Patienten wahrzunehmen und zu beeinflussen (M. GEYER, 1985).

Zwei *Bedürfnisse* können die Entfaltung der Empathie erheblich *erschweren:* das Bedürfnis nach *emotionaler Neutralität* oder nach *Dominanz.* Der Wunsch, empathisch zu sein, ist meist bestimmend für die Berufswahl des Arztes. Die ärztliche Ausbildung zielt jedoch meist auf das Verstehen somatischer Störungen ab. Empathie ist hierbei nicht gefragt. Hinzu kommen Selbstschutzprozesse gegen eigene Ängste und Schuldgefühle sowie Erfahrungen mit unangemessen fordernden und anklammernden Patienten, denen man mit „empathischem" Verhalten nicht gewachsen war. Daraus kann sich ein Bedürfnis nach emotionaler Neutralität entwickeln, die in „ein ethisch fragwürdiges Fernbleiben von der menschlichen Realität des Patienten" einmündet (M. GEYER).

Der Arzt muß also auch sein eigenes Bedürfnis nach emotionaler Neutralität kennen und bewußt in seine empathische Haltung integrieren. Erst dann wird er in der Lage sein, sowohl Distanz als auch Nähe zum Patienten entsprechend seiner Persönlichkeit zu gestalten, und dem Patienten gegenüber auf lange Sicht offen bleiben. Der Arzt, der in seiner Beziehung zum Patienten übermäßig nach *Dominanz* strebt — meist als Folge eines schwachen Selbstwertgefühls —, wird im Informationsbedürfnis des Patienten und dessen Versuchen, dem Arzt auf partnerschaftlicher Ebene zu begegnen, Besserwisserei und Infragestellen seiner ärztlichen Rolle sehen. Dieser Konflikt erschwert es ihm, sich empathisch zu verhalten (M. GEYER). Umfangreiche Untersuchungen haben gezeigt, daß die Fähigkeit, Empathie zu entwickeln, durch bestimmte Persönlichkeitsmerkmale und Befindlichkeiten des Arztes erleichtert wird. Dazu zählen: Gelassenheit, Geselligkeit, Reflexionsfähigkeit, Fähigkeit zur Selbstkritik und allgemein psychische Stabilität (M. GEYER).

Der Arzt sollte schließlich fähig sein, seine *Empathie* dem Patienten — direkt oder indirekt — zu *signalisieren* und das Verstehen angemessen mitzuteilen. Ein von einfühlendem Verstehen bestimmter Gesprächsverlauf ist für den Patienten oft schon ein ausreichender Beweis für die Empathie des Arztes. Wenn er erlebt, daß er mit seinen Problemen oder Anliegen „ankommt" und daß diese so interpretiert werden, wie er sie sieht und empfindet, muß der Arzt nicht unbedingt dieses Verstehen noch zusätzlich verdeutlichen.

Wenn der Arzt aber den Eindruck gewinnt, daß der Patient unsicher ist, ob er wirklich vom Arzt verstanden wird, soll das Verständnis deutlich gemacht werden. Dies kann auf 2 Wegen geschehen: Einmal direkt, indem beispielsweise der Arzt versichert: „Ich kann mir sehr gut vorstellen, wie Ihnen in diesem Augenblick zumute war...", „Ich weiß, daß dieser Zustand sehr unangenehm sein kann..." Die 2. Möglichkeit besteht darin, indirekt zum Ausdruck zu bringen, daß ich in der Lage bin, mich in den Patienten einzufühlen und ihn zu verstehen, indem ich versuche, seine Situation oder sein Befinden mit meinen eigenen Worten zu schildern: „Ich glaube, Sie wollen mir sagen, daß es Ihnen im Augenblick unverständlich ist, wie andere Menschen lachen können."

Empathie ist die Brücke, die aus der eigenen Wirklichkeit in die Wirklichkeit des Patienten hineinführt und es ermöglicht, eine gemeinsame Wirklichkeit zu finden. Empathie ermöglicht es, sich nicht nur abstrakt, sondern konkret mit der individuellen Problematik des Patienten auseinanderzusetzen. Dadurch gelingt es, sonst scheinbar inadäquate Verhaltensweisen und Reaktionen eines Patienten als in seiner Sicht durchaus adäquat und folgerichtig zu verstehen.

Empathie ist der Schlüssel zum Verständnis des Erlebens und Verarbeitens der Krankheit des Patienten. Sie ist Voraussetzung dafür, daß Arzt und Patient, wenn sie über das Kranksein sprechen, auch wirklich die gleiche Sache meinen. Empathie ist die Voraussetzung dafür, daß die Beziehung zwischen Arzt und Patient durch Wärme und gegenseitiges Akzeptieren gekennzeichnet ist und der Arzt vom Patienten als offen und „echt", d.h. mit sich selbst übereinstimmend, erlebt wird. Empathie bedeutet aber nicht nur, in der Lage zu sein, sich selbst vorübergehend in die Lage des Patienten zu versetzen, sondern auch erleben zu können, wozu der Patient den Arzt macht (DÖRNER und PLOG, 1980).

Die Theorie bestimmt, was wir beobachten können.
Albert EINSTEIN

Wie wirklich ist die Wirklichkeit?

Verstehende Kommunikation ist daran gebunden, daß die Partner sich in einer *identischen Wirklichkeit* befinden. Dies setzt die Erkenntnis voraus, daß es eine absolute Wirklichkeit nicht gibt, sondern zahllose Wirklichkeitsauffassungen, die sehr widersprüchlich sein können. Gelingt es Sender und Empfänger nicht, in einer identischen Wirklichkeit miteinander zu kommunizieren, so ist ein gegenseitiges Verstehen nicht möglich.

> *Die Identität der Wirklichkeiten ist daher die absolute und unabdingbare Voraussetzung des verstehenden ärztlichen Gesprächs.*

Gelingt es den Gesprächspartnern nicht, eine identische Wirklichkeit zu finden, so ist ihr Gespräch nicht nur ohne Sinn, sondern ausgesprochen gefährlich, weil unüberschaubare Mißverständnisse vorprogrammiert sind. Die Nichtidentität der Wirklichkeiten ist wahrscheinlich eine der Hauptursachen von Kommunikationsstörungen zwischen Menschen, vom Streit zwischen Vermieter und Mieter über das Generationenproblem bis zum West-Ost-Konflikt.

Das Phänomen der unterschiedlichen Wirklichkeiten und ihrer Beziehungen zu Kommunikationsvorgängen ist besonders eingehend von Paul WATZLAWICK beschrieben worden. Sein Buch „Wie wirklich ist die Wirklichkeit?" muß als Pflichtlektüre für jeden angesehen werden, der sich mit Kommunikation beschäftigt. Die 3 folgenden Beispiele, die das Phänomen der unterschiedlichen Wirklichkeiten verdeutlichen sollen, sind dem Buch von WATZLAWICK entnommen.

1. Beispiel:

Eine Laborratte erklärt einer anderen Ratte das Verhalten des Versuchsleiters mit den Worten: „Ich habe diesen Mann so trainiert, daß er mir jedes Mal Futter gibt, wenn ich diesen Hebel drücke."

Es ist klar, daß die Ratte in derselben Reizreaktionsfolge eine andere Gesetzmäßigkeit sieht als der Laborleiter: Für diesen ist der Hebeldruck der Ratte eine von ihr *erlernte Reaktion* auf einen von ihm unmittelbar vorher gegebenen Reiz. In der Wirklichkeit der Ratte ist der Hebeldruck der *Reiz,* den *sie* dem Versuchsleiter erteilt, worauf er mit dem Geben von Futter als erlernte Reaktion antwortet. WATZLAWICK: „Obwohl beide also dieselben *Tatsachen* sehen, schreiben sie ihnen zwei sehr verschiedene Bedeutungen zu und erleben sie daher buchstäblich als zwei verschiedene Wirklichkeiten."

2. Beispiel:

Ein Randomisator ist bekanntlich eine Vorrichtung zur Herstellung von Zufallsreihen, die beliebig lange Folgen der 10 Ziffern unseres Zahlensystems liefert. In einer der langen, vom Randomisator hergestellten, scheinbar ungeordneten Zahlenreihen taucht plötzlich die Folge 0 — 1 — 2 — 3— 4 — 5 — 6 — 7 — 8 — 9 auf. Mit Sicherheit wird unser Eindruck sein, daß der Randomisator hier „versagt" hat, da diese Zahlenfolge hundertprozentig geordnet ist und daher nicht zufällig sein kann. Die Mathematiker belehren uns eines anderen: Die Reihe 0 — 1 — 2 — 3 — 4 — 5 — 6 — 7 — 8 — 9 ist genau so geordnet oder zufällig wie jede andere Kombination der Ziffern unseres Dezimalsystems. Es ist lediglich *unsere willkürliche Entscheidung* darüber, was als Ordnung bzw. als Unordnung zu gelten hat, daß wir diese Zahlenreihe als voll geordnet betrachten. Die Annahme, daß die genannte Reihenfolge geordnet ist, ist eine typische Verwechslung der Wirklichkeiten 1. und 2. Ordnung (objektive und subjektive Wirklichkeit). In der *objektiven* Wirklichkeit ist die Zahlenreihe ebenso ungeordnet wie die Folge 4 — 1 — 5 — 9 — 2 — 6 — 3 — 7, in der *subjektiven* Wirklichkeit erscheint sie uns geordnet, weil sie einem von uns festgelegten Ordnungsprinzip entspricht.

3. Beispiel:

Ein Mann kommt in den Himmel und trifft dort einen alten Freund, auf dessen Knien ein wunderhübsches junges Mädchen sitzt. „Phantastisch", sagt der Neuankömmling, „ist sie deine Belohnung?" „Oh nein", sagt der alte Mann traurig, „ich bin ihre Strafe."

WATZLAWICK nennt den Glauben, es gäbe nur *eine* Wirklichkeit, „die gefährlichste all dieser Selbsttäuschungen." Und er betont, „daß es viel mehr zahllose Wirklichkeitsauffassungen gibt, die sehr widersprüchlich sein können, die alle das Ergebnis von Kommunikation und nicht der Widerschein ewiger, objektiver Wahrheiten sind."

Es gibt keine absolute Wirklichkeit, sondern nur subjektive, zum Teil völlig widersprüchliche Wirklichkeitsauffassungen. Die Annahme, daß die eigene subjektive Wirklichkeit der „wirklichen" Wirklichkeit entspricht, ist ebenso naiv wie gefährlich. Wirklichkeitsaspekte, die auf dem Konsens der Wahrnehmung der Beteiligten und auf experimentellen, wiederholbaren und daher verifizierbaren Nachweisen beruhen, entsprechen der *Wirklichkeit 1. Ordnung*. Die Wirklichkeit 1. Ordnung ist mit naturwissenschaftlichen Methoden in physikalisch-chemischen Kategorien unzweideutig beschreibbar.

Auch hierfür gibt WATZLAWICK ein Beispiel: „Die Wirklichkeit erster Ordnung des Goldes, d.h. seine physischen Eigenschaften, ist vollkommen bekannt und jederzeit verifizierbar. Die Bedeutung, die das Gold aber seit Urzeiten im menschlichen Leben spielt, vor allem die Tatsache, daß ihm zweimal täglich in einem Büro der Londoner City ein bestimmter Wert (also ein ganz spezifischer Wirklichkeitsaspekt) zugeschrieben wird und daß diese Wertzuschreibung viele andere Aspekte unserer Wirklichkeit weitgehend bestimmt, hat mit seinen physischen Eigenschaften sehr wenig, wenn überhaupt etwas zu tun. Diese andere, zweite Wirklichkeit des Goldes aber ist es, die einen zum Krösus oder Bankrotteur machen kann."

Welche *Bedeutung* und welchen *Wert* im weitesten Sinne Tatsachen, Fakten oder Gegenstände, die in der Wirklichkeit 1. Ordnung eindeutig zu definieren sind, besitzen, ist etwas von der Wirklichkeit 1. Ordnung *völlig* Verschiedenes und keineswegs eindeutig festgelegt. Die Bedeutung ist in hohem Maße subjektiv und arbiträr. Insofern gibt es von ein und derselben Sache sehr viele Wirklichkeiten 2. Ordnung, von denen jede subjektiv und für sich gesehen „wirklich" ist. WATZLAWICK: „Im Bereich dieser Wirklichkeitsordnung ist es also absurd, darüber zu streiten, was wirklich ‚wirklich' ist. Da die subjektive Wirklichkeit zweiter Ordnung so überzeugend ‚wirklich' ist wie die Wirklichkeit erster Ordnung, ist die Gefahr sehr groß, daß wir den Unterschied sehr leicht aus den Augen verlieren oder uns des Bestehens der zwei verschiedenen Wirklichkeiten überhaupt nicht bewußt sind."

An einem sogenannten „Springbild" läßt sich optisch verdeutlichen, daß es von ein und derselben Sache 2 grundverschiedene Wahrnehmungen, d.h. Wirklichkeiten geben kann.

Beim ersten Hinsehen erkennen die meisten Menschen auf dem Bild unten eine junge Frau im Profil, andere wiederum das Gesicht einer alten Frau. Dem Betrachter, der das Bild einer jungen Frau sieht und dem es nicht gelingt, „umzuschalten" und plötzlich das Bild der alten Frau zu sehen, kann folgender Hinweis gegeben werden. Die gesamte Wangen- und Kieferlinie der jungen Frau stellt die lange Nase der alten Frau dar. Das linke Auge der Alten ist das linke Ohr der Jungen. Das Samthalsband der jungen Frau ist der Mund der alten, das rechte Auge der alten Frau ein Stück der Nase der jungen Frau. Gleichgültig, welche Figur wir zuerst gesehen haben, sie war auf alle Fälle „richtig". Sie war aber gleichzeitig auch nicht die einzige „richtige" Figur, die es auf diesem Bild zu erkennen gibt. Mit anderen Worten: Unsere Wahrnehmungen sind zwar immer „richtig", sie stellen aber nicht immer die einzig richtige und mögliche Wahrnehmung dar. Die unterschiedlichen individuellen Wahrnehmungen ein und derselben Sache machen die unterschiedlichen subjektiven Wirklichkeiten aus, von denen die eine so wirklich wie die andere ist.

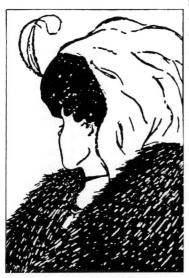

Es kann gar nicht genug betont werden, wie entscheidend die Kenntnis des Phänomens der Wirklichkeiten 1. und 2. Ordnung ist, und zu wie fatalen Mißverständnissen das Nichterkennen oder Nichtbeachten unterschiedlicher Wirklichkeiten führen kann.

Wenn es dem Arzt nicht gelingt, im Gespräch mit seinem Patienten dessen individuelle Wirklichkeit zu erfassen und eine gemeinsame identische Wirklichkeit zu finden, werden seine Bemühungen erfolglos und u.U. gefährlich sein. Die *Kontrollfrage:* „Spreche ich mit meinem Patienten in einer identischen Wirklichkeit?" ist von *grundlegender Bedeutung.* Es ist erstaunlich, daß selbst Naturwissenschaftler von höchstem Range Schwierigkeiten hatten, zu akzeptieren, daß es nicht nur *eine* Wirklichkeit gibt. So vertrat HEISENBERG in einem Gespräch mit EINSTEIN noch 1926 die Meinung, daß nur *beobachtbare* Dinge zur Bildung einer Theorie herangezogen werden dürften. EINSTEIN hingegen hatte inzwischen seine Ansicht geändert und soll geantwortet haben: „Es ist durchaus falsch, zu versuchen, eine Theorie nur auf beobachtbaren Größen aufzubauen. In Wirklichkeit tritt gerade das Gegenteil ein. Die Theorie bestimmt, was wir beobachten können." Mit anderen Worten: Nicht was wir sehen, bestimmt unsere Vorstellung, sondern *unsere Vorstellungen bestimmen, was wir sehen.*

Auf die grundlegende Bedeutung des Phänomens der unterschiedlichen Wirklichkeiten hat auch VON UEXKÜLL nachdrücklich hingewiesen. Er betont, daß menschliches Leben durch eine fundamentale *Paradoxie* gekennzeichnet ist: „Wir leben in zwei einander scheinbar ausschließenden Existenzformen. Auf der einen Seite sind wir unentrinnbar in eine nur jedem von uns selbst gehörende individuelle Wirklichkeit eingeschlossen. Jeder kann nur seine Empfindungen empfinden, seine Gefühle fühlen, seine Gedanken denken. Wie sehr wir uns auch bemühen, wir können niemals, auch nicht bei Menschen, die uns am nächsten stehen, ihre Empfindungen empfinden, ihre Gefühle fühlen oder ihre Gedanken denken ... Wir können die Grenze, die unsere Welt von der eines anderen trennt, nicht überschreiten. Jeder bleibt Outsider der Wirklichkeit des anderen." Er fährt fort: „Auf der anderen Seite sind wir ebenso unwiderlegbar mit anderen Menschen in gemeinsamen Wirklichkeiten zusammengeschlossen. Auch diese gemeinsamen Wirklichkeiten haben Grenzen, die Insider und Outsider trennen. Wir kennen gemeinsame Wirklichkeiten der theoretischen Physiker, der Juristen oder der Ärzte, um nur einige Beispiele zu nennen ... Unsere soziale Welt ist ein hochkompliziertes Gewebe, in dem Grenzen der verschiedenartigsten Wirklichkeiten sich überschneiden. Diese Erkenntnis rührt an die Grundfrage, wie Kommunikation, d.h. eine Verbindung zwischen zwei individuellen Wirklichkeiten, möglich ist." VON UEXKÜLL gibt die Antwort: „Nur dadurch, daß es ihnen gelingt, eine gemeinsame Wirklichkeit aufzubauen."

Damit stellt sich die Frage, wie das Problem des *Findens einer gemeinsamen Wirklichkeit* gelöst werden kann. Hier ist es wichtig, sich klar zu machen, daß es sich bei den Grenzen, die Wirklichkeiten voneinander trennen, um sogenannte semantische Grenzen handelt. Semantische Grenzen trennen Insider, die den Code eines Zeichensystems verstehen, von Outsidern, die diesen Code nicht beherrschen. Für den Outsider müssen die Zeichen, mit denen Insider ihre Wirklichkeit deuten und sich untereinander verständigen, unverständlich bleiben. Diese Tatsache wird noch besser verständlich, wenn der Terminus „Code" durch den Begriff „Spielregel" ersetzt wird. Wer den Code (die Spielregeln) des Schachspiels kennt, kann als Spieler oder Zuschauer an der gemeinsamen Wirklichkeit „Schachspiel" teilnehmen, weil er Insider ist; Menschen,

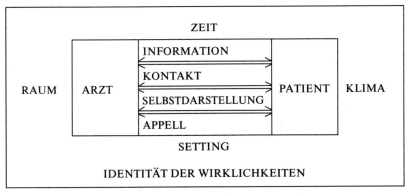

Das Bezugssystem des Gesprächs zwischen Arzt und Patient.

denen der Code unbekannt ist, bleiben Outsider, für die ein Schachspiel eine vollkommen unverständliche Wirklichkeit darstellt. VON UEXKÜLL: „Das Problem der Kommunikation läßt sich also als Suche nach gemeinsamen Spielregeln oder gemeinsamen Codes formulieren."

> Das Finden einer gemeinsamen Wirklichkeit ist daher die Grundlage der Kommunikation zwischen Arzt und Patient und natürlich die Grundlage der Kommunikation zwischen Menschen überhaupt.

Das Finden einer gemeinsamen Wirklichkeit ermöglicht es Menschen überhaupt erst, einander zu verstehen und miteinander richtig umzugehen. Das Gespräch ist die exemplarische Methode, wie Menschen einen gemeinsamen Code suchen, finden und sich gleichzeitig vergewissern können, daß sie diesen Code gefunden haben.

VON UEXKÜLL: „Ärzte und Kranke leben in verschiedenen Wirklichkeiten. Die Wirklichkeit, in der Ärzte, Krankenschwestern und Pflegepersonen leben, deutet die Schmerzen, über die Kranke klagen, als Symptome von Krankheiten, die einen objektiven Verlauf haben. Dieser Wirklichkeit steht ein Kranker als Outsider gegenüber. Er ist in seine individuelle Wirklichkeit eingeschlossen, in der Schmerzen und Krankheiten eine schicksalhafte Bedeutung haben." Die Aufgabe des Arztes besteht darin, für diese verschiedenen Wirklichkeiten einen gemeinsamen Code, gemeinsame Spielregeln, kurzum: eine identische Wirklichkeit zu finden. Ohne sie ist verstehende und erfolgreiche Kommunikation zwischen Arzt und Patient unmöglich.

Gesprächstechnik

Allgemeine Grundlagen

Man kann nicht nicht kommunizieren.
WATZLAWICK (1969)

Die 4 Botschaften des Sprechens

Sprechen ist immer mehr als der Austausch von Informationen zwischen einem Sender und einem Empfänger. Wenn ich (Sender) spreche, verschlüssele ich mein Anliegen in erkennbare Zeichen (Nachricht). Sie werden von meinem Gesprächspartner (Empfänger) entschlüsselt. Hat der Empfänger meine Nachricht „richtig" entschlüsselt, d.h., stimmen gesendete und empfangene Nachricht überein, hat eine *Verständigung* stattgefunden. Sprechen ist eben mehr als ein „Geschehen zwischen zwei EDV-Anlagen" (R. LAY).

Der Vorgang der Übermittlung einer Nachricht durch Sprechen enthält in der Regel nicht nur eine „Botschaft", nämlich die Mitteilung einer Information, sondern gleichzeitig *4 Botschaften*. Sie lauten:

1. Sachinhalt (Information)
2. Selbstoffenbarung
3. Beziehung (Kontakt)
4. Appell

Ein einfaches Beispiel aus dem Alltag soll dies verdeutlichen: Die Mutter begrüßt ihren Sohn, der sie recht selten besucht, mit dem Satz: „Schön, daß du wieder mal da bist!"

Die Anatomie dieser Nachricht läßt rasch erkennen, daß in diesem Satz tatsächlich mehr als nur eine Botschaft steckt.

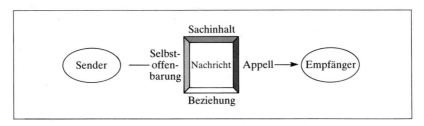

Die 4 Seiten („Botschaften") einer Nachricht (modif. nach F. SCHULZ VON THUN)

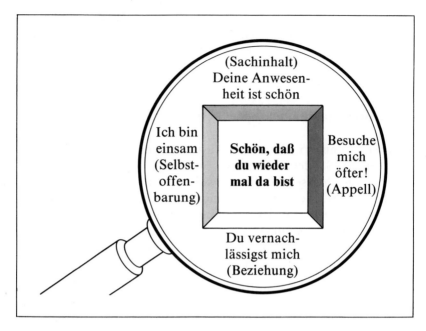

*Die 4 Botschaften der Nachricht „Schön, daß du wieder mal da bist"
unter der kommunikationspsychologischen „Lupe" (modif. nach F.*
SCHULZ VON THUN)

Die *1. Botschaft* ist die Mitteilung eines **eindeutigen Sachinhaltes:**
Die Tatsache, daß du da bist, ist schön. Wir spüren aber natürlich sofort, daß dieser Satz mehr beinhaltet als nur eine einfache Feststellung.

Er sagt ebenfalls etwas über den Sender der Nachricht, die Mutter, aus. Mit dem Satz: „Schön, daß du wieder mal da bist" spricht die Mutter auch über ihre Gefühle und damit über sich selbst: Sie läßt erkennen, daß sie den Sohn vermißt hat, daß sie Sehnsucht nach ihm hatte und sich jetzt freut, ihn wiederzusehen. Sie läßt erkennen, wie ihr zumute ist. Diese **Selbstoffenbarung** ist die *2. Botschaft* der Nachricht.

Die *3. Botschaft* sagt etwas darüber aus, wie Mutter und Sohn zueinander stehen, wie ihre **Beziehung** ist. Meistens enthält die Botschaft „Beziehung" sogar *zwei* verschiedene Botschaften: Einmal drückt sie aus, was der Sender vom Empfänger hält, und zweitens, wie das Verhältnis (Kontakt) zwischen Sender und Empfänger ist. In unserem Beispiel hat der Satz: „Schön, daß du wieder mal da bist" einen unüberhörbaren kritischen Unterton. Die Mutter will auch sagen: „Du kümmerst dich nicht genug um mich." Damit sagt sie etwas über den Sohn als den Empfänger der Nachricht aus. Gleichzeitig wird in dem Satz aber auch die Enge und Vertrautheit der Beziehung zwischen ihr und ihrem Sohn deutlich.

Die *4. Botschaft,* die in dem Satz steckt, enthält einen eindeutigen **Appell:** Die Mutter will mit dem Satz auch zum Ausdruck bringen: „Du solltet mich öfter besuchen!"

Immer, wenn wir miteinander sprechen, müssen wir uns vergegenwärtigen, daß die Nachrichten, die wir austauschen, mehrere Botschaften gleichzeitig enthalten, die ein sehr unterschiedliches Gewicht besitzen können, und daß keineswegs die vordergründig wichtig erscheinende Botschaft — meist die Information — die entscheidende sein muß.

Kompliziert wird dieser Vorgang noch dadurch, daß Sender und Empfänger verschiedene Botschaften einer Nachricht für die wesentliche halten. So kann es passieren, daß der Empfänger den Sachinhalt für die entscheidende Botschaft hält, während es dem Sender vielmehr um die Beziehungsseite oder den Appell geht. Es liegt auf der Hand, daß sich daraus tiefgreifende *Mißverständnisse* zwischen beiden entwickeln können, obwohl die gesendete Nachricht scheinbar völlig klar und unmißverständlich ist.

Wird in unserem Alltagsbeispiel der Sohn lediglich mit Befriedigung zur Kenntnis nehmen, daß seine Mutter sich über seinen Besuch freut, mehr aber nicht, und sie daher auch in Zukunft nicht häufiger besuchen, so wird diese Begegnung für die Mutter unbefriedigend sein, weil ihr Sohn offenbar die für sie entscheidenden drei anderen Botschaften, nämlich ihr Gefühl der Einsamkeit, ihre leise Kritik an seinem Verhalten und ihren Appell, sie öfter zu besuchen, „nicht verstanden hat."

Eine **Grunderkenntnis der Kommunikation** lautet daher: Beim Sprechen geschehen in der Regel immer *4 Dinge:*

1. Wenn ich spreche, teile ich einen Sachverhalt mit → *Information.*
2. Wenn ich spreche, spreche ich auch über mich → *Selbstoffenbarung.*
3. Wenn ich spreche, sage ich meinem Gegenüber, was ich von ihm halte und wie wir zueinander stehen → *Beziehung.*

4. Wenn ich spreche, versuche ich, Einfluß auf meinen Gesprächspartner zu nehmen → *Appell*.

Die Vielfalt der Botschaften soll ein anderes Beispiel, das dem klinischen Alltag entnommen ist, deutlich machen.

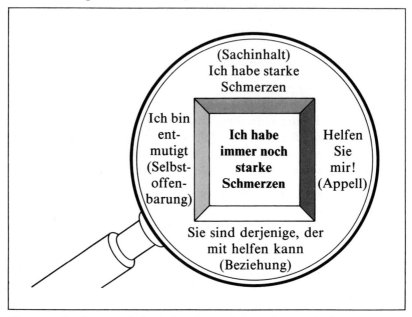

Kommunikationspsychologische Betrachtung („Lupe") der Nachricht „Ich habe immer noch starke Schmerzen" (modif. nach F. SCHULZ VON THUN)

Bei der morgendlichen Visite sagt die Patientin zum Arzt: „Herr Doktor, ich habe immer noch starke Schmerzen."

Es ist unverkennbar, daß auch diese scheinbar einfache Information mehrere Botschaften enthält: Die Botschaft: „Ich habe starke Schmerzen" (= Sachinhalt oder Information) ist für jeden unmißverständlich. Die 2. Botschaft ist eine Aussage über die Sprecherin selbst (= Selbstoffenbarung). Wir können annehmen, daß die Patientin auch zum Ausdruck bringen will, daß sie enttäuscht ist über das bisherige Ergebnis der Behandlung, vielleicht auch entmutigt oder sogar verzweifelt. Die Tatsache, daß sie sich mit diesem Satz an den Arzt wendet, sagt auch etwas über ihre Beziehung zu ihrem behandelnden Arzt aus. Etwa in dem Sinn: ‚Ich sage dir, daß ich starke Schmerzen habe, weil du derjenige bist, der etwas dagegen unternehmen kann'. In dieser Botschaft ist aber auch etwas über das Verhältnis der Patientin zu ihrem Arzt enthalten: ‚Ich wende mich mit meinen Schmerzen an dich, weil ich dir vertraue'. Die Beziehungsbotschaft enthält demnach sowohl eine Aussage darüber, was die Patientin von ihrem Arzt hält, als auch darüber, wie sie zu ihm steht. Die 4. Botschaft schließlich, der Appell, ist unüberhörbar: ‚Du sollst mir helfen!'

Wenn also jemand mit mir spricht und ich den *ganzen Gehalt* dieser Nachricht erfassen möchte, so gelingt mir dies am besten, wenn ich mir 4 Fragen beantworte:

1. Was ist der Sachinhalt der Nachricht?
2. Was sagt sie über meinen Gesprächspartner aus?
3. Was will mein Gesprächspartner mit dieser Nachricht über mich und unsere Beziehung zueinander aussagen?
4. Was möchte er erreichen?

Anatomie der Nachricht

Nachricht im Sinne zwischenmenschlicher Kommunikation ist die Gesamtheit der Botschaften, die der Sender dem Empfänger übermittelt. Sie ist „das ganze vielseitige Paket mit seinen sprachlichen und nichtsprachlichen Anteilen" (F. SCHULZ VON THUN).

Der *Umfang* einer Nachricht kann in weiten Grenzen variieren, ohne daß eine feste Korrelation zwischen Umfang und Informationsgehalt bestehen muß. So ist beispielsweise der Informationsgehalt der aus nur einem Wort bestehenden Nachricht: „Hilfe!" eines Ertrinkenden eindeutig höher als derjenige eines eine Seite langen Rundschreibens des Elektrizitätswerks, das, genaugenommen, nicht mehr aussagt, als daß der Strompreis in Kürze erhöht wird.

Selbst *Schweigen* als besondere Form des Nicht-Sprechens stellt eine Nachricht dar. Denn Schweigen ist nicht schlechthin mit Nicht-Sprechen gleichzusetzen, sondern Schweigen bedeutet, daß ich nicht spreche, obwohl ich sprechen sollte oder man es von mir erwartet. Das Phänomen Schweigen verdeutlicht sozusagen am Extrem das Grundgesetz der Kommunikation, das WATZLAWICK (1969) auf die Formel gebracht hat: „Man kann nicht nicht kommunizieren."

Die „Nachricht" Schweigen ist von Natur aus vieldeutig und daher für den Empfänger besonders schwer interpretierbar. Denn was bedeutet es beispielsweise, wenn ein Patient, der gefragt wird, wie es ihm geht, sich zur Wand dreht und schweigt? Die Selbstoffenbarungsseite der Nachricht lautet vielleicht: „Ich fühle mich so krank, daß ich es nicht sagen kann." Die Beziehungsbotschaften der Nachricht könnten lauten: „Du bist nicht für mich der richtige Gesprächspartner" — „Ich habe kein Vertrauen zu dir" — „Ich bin von der bisherigen Behandlung so enttäuscht, daß ich dir auch nicht sagen möchte, wie es mir geht." Die Appellseite der Nachricht heißt wahrscheinlich: „Laß mich in Ruhe!" — „Sprich nicht mit mir!"

Für das Verstehen des Gesprächspartners ist es wichtig zu klären, ob eine Nachricht nur *explizite* oder auch *implizite* Botschaften beinhaltet. Mit der *expliziten* Botschaft wird etwas ausdrücklich formuliert, während die *implizite* Botschaft nur indirekt etwas ausdrückt. Erschwerend kommt hinzu, daß es *tatsächliche* und *scheinbare* explizite Botschaften gibt.

Beispiel: Die explizite Botschaft „Ich gehe jetzt schlafen" ist unmißverständlich. Die Botschaft „Es ist schon viertel vor zwölf" enthält möglicherweise die gleiche Aussage, nämlich „Ich möchte jetzt schlafen gehen." Vielleicht hat aber der Empfänger diese Aussage nur in die Botschaft „hineingelegt", während der Sender möglicherweise etwas ganz anderes zum Ausdruck bringen wollte, z. B. „Es ist zwar schon viertel vor zwölf, aber ich bin noch so gut in Schwung, daß ich weiterarbeiten will."

Alle Botschaften einer Nachricht können explizit oder implizit sein, d.h. auf dem Feld der impliziten Botschaften ist die Gefahr von Mißverständnissen besonders groß. Es ist lehrreich, ein x-beliebiges Alltagsgespräch auf seinen Anteil an expliziten und impliziten Botschaften zu untersuchen. In den meisten Fällen wird die Analyse zeigen, daß der Anteil impliziter Botschaften weitaus höher liegt als allgemein angenommen.

Zu den Grundfähigkeiten erfolgreicher Kommunikation gehört es, herauszufinden, welches die *wirkliche Hauptbotschaft* einer Nachricht ist. Ist es der ausdrücklich genannte Sachinhalt, oder steckt das Hauptanliegen in der implizit gesendeten Botschaft?

Das Nichterkennen impliziter Botschaften im Gespräch zwischen Arzt und Patient kann zu tiefgreifenden Kommunikationsstörungen führen. Die Angabe des Patienten „Von den roten Pillen bekomme ich so einen bitteren Geschmack im Mund" kann als rein explizite Botschaft mit eindeutigem Sachinhalt (subjektive Medikamentenunverträglichkeit) aufgefaßt werden. Die impliziten Botschaften, die diese Nachricht — möglicherweise — auch oder sogar vor allem enthält, sind schwieriger zu identifizieren. Vielleicht wollte der Patient sagen „Ich halte Medikamente für Gift" oder „Ich werde diese Tabletten nicht mehr weiter einnehmen, weil sie mir nicht bekommen" — „Ich habe Zweifel, ob das das richtige Medikament für mich ist" — „Vielleicht schmecken die Tabletten so merkwürdig, weil die Diagnose überhaupt nicht stimmt" — „Ich habe kein rechtes Vertrauen in Ihre Behandlung" — „Ich möchte überhaupt nicht von Ihnen behandelt werden" — „Ich glaube, mir hilft überhaupt nichts mehr."

Welche Hilfsmöglichkeiten gibt es, um eine Nachricht daraufhin abzuklopfen, ob sie auch implizite Botschaften enthält?

Eine Grundvoraussetzung ist das *aktive Zuhören* (s. S. 42). Ein weiterer Weg besteht darin, sich systematisch beim Zuhören auf das Erfassen impliziter Botschaften einzustellen, d.h. innerlich quasi eine „zweite Antenne" für die vom Patienten gesendeten Nachrichten aufzustellen, die auf implizite Botschaftsanteile einer Nachricht ausgerichtet ist. Mit anderen Worten: Es kommt darauf an, sich bewußt darauf einzustellen, daß Nachrichten neben expliziten Botschaften hohe Anteile impliziter Botschaften enthalten können. Der 3. Weg ist die sorgfältige Beobachtung nonverbaler Nachrichtenanteile, d.h. die Analyse von Mimik, Gestik und Phonetik.

Die nonverbalen Nachrichtenanteile „qualifizieren" die Botschaften einer Nachricht. Dabei kann eine Nachricht jeweils kongruent oder inkongruent sein. *Kongruent* bedeutet, daß die Botschaften der Nachricht übereinstimmen und in die gleiche Richtung weisen, d.h., daß die Nachricht in sich „stimmig" ist. Bei der *inkongruenten* Nachricht stehen sprachliche und nichtsprachliche Signale in Widerspruch zueinander.

Beispiele: Das junge Mädchen, das ihrem Anbeter den Kuß verweigert und mit zur Seite gewendetem Gesicht sagt, „Nein, denn ich liebe dich nicht", sendet eine kongruente Nachricht aus. Der Mann hingegen, der nach einem Sturz vom Fahrrad mit schmerzverzerrtem Gesicht aufsteht und auf die Frage eines Passanten, wie es ihm geht, antwortet: „Das Leben ist wunderbar", sendet eine inkongruente Nachricht.

Leider ist es häufig nicht so leicht, wie in diesen beiden — zugegebenermaßen — überzeichneten Beispielen dargestellt, die Kongruenz bzw., was noch wichtiger ist, die Inkongruenz einer Nachricht zu erfassen. Auch kann der Widerspruch, in dem sprachliche und nichtsprachliche Anteile einer Nachricht zueinander stehen, nach außen hin relativ gering sein und nicht das volle Ausmaß der Inkongruenz widerspiegeln.

Metakommunikation

Kommunikation läuft zwangsläufig immer auf zwei Ebenen ab: auf der Ebene der eigentlichen Mitteilung und der Ebene der *Metakommunikation*. Das Phänomen der Metakommunikation macht zusätzlich deutlich, wie komplex der Vorgang der Nachrichtenübermittlung in der zwischenmenschlichen Kommunikation ist.

Metakommunikation bedeutet Kommunikation über Kommunikation, also eine „Auseinandersetzung über die Art, wie wir miteinander umgehen, und über die Art, wie wir die gesendeten Nachrichten gemeint und die empfangenen Nachrichten entschlüsselt und darauf reagiert haben" (F. SCHULZ VON THUN).

Metakommunikation kann ebenfalls explizit oder implizit ablaufen. Metakommunikation im eigentlichen Sinne ist explizite Metakommunikation. I. LANGER versucht, den Begriff der Metakommunikation durch ein Bild besser verständlich zu machen. Die Gesprächspartner begeben sich gleichsam auf einen „Feldherrnhügel", um Abstand von dem „Getümmel" zu nehmen, in das sie sich verstrickt haben. Auf diesem Feldherrnhügel der Metakommunikation machen Sender und Empfänger die Art, wie sie miteinander umgehen, zum *Gesprächsgegenstand*. Explizite Metakommunikation kann — sparsam eingesetzt — eine ausgezeichnete Methode sein, durch das bewußte Analysieren und Ansprechen von Störfaktoren in einem Gespräch das gegenseitige Verstehen der Gesprächspartner wieder zu ermöglichen.

Parallel zur Kommunikation auf der Mitteilungsebene läuft immer auch Kommunikation auf der Metaebene im Sinne einer impliziten Metakommunikation ab. Es ist der „So-ist-das-gemeint-Anteil" jeder Nachricht. Dadurch qualifizieren sich die Botschaften beider Ebenen gegenseitig. J. HALEY (1978) unterscheidet dabei 4 Möglichkeiten, durch die Botschaften einander in kongruenter oder inkongruenter Weise qualifizieren können: die Qualifikation durch den Kontext, die Art der Formulierung, durch Mimik und Gestik sowie den Tonfall.

Wenn die Fürstin in TOLSTOIS „Anna Karenina" in kühlem und trockenem Ton den jungen Ljewin mit den Worten verabschiedet „Wir werden uns freuen, Sie zu sehen", dann erlebt der so Verabschiedete ein klassisches Beispiel für implizite Metakommunikation. Er merkt, daß der Sachinhalt der Nachricht („Wir werden uns freuen...") eine leere Höflichkeitsfloskel ist, weil die eigentliche Botschaft durch den Tonfall der Verabschiedungsworte zum Ausdruck kommt.

Die richtige Entschlüsselung einer Nachricht ist daher auch wesentlich an die Fähigkeit gebunden, metakommunikative Inhalte zu erkennen. Das Wesen implizierter Metakommunikation läßt sich daher auf die kurze Formel bringen: „Wenn ich eine Nachricht sende, sende ich — ob ich will oder nicht — auch eine Botschaft, wie diese Nachricht gemeint ist" (F. SCHULZ VON THUN).

Die Nachricht hören

Daß ein Sender das, was er mitteilen möchte, als Nachricht richtig verschlüsselt und der Empfänger die Nachricht wiederum so entschlüsselt, wie der Sender sie gemeint hat, kurzum, daß er also „versteht", scheint ein selbstverständlicher Vorgang zwischenmenschlicher Kommunikation zu sein. In Wirklichkeit ist es nahezu ein Glücksfall.

Schon die Erkenntnis, daß jede Nachricht 4 Botschaften enthält, die ihrerseits kongruent oder inkongruent, explizit oder implizit sein können, und daß neben Kommunikation auch Metakommunikation abläuft, läßt berechtigte Zweifel daran aufkommen, daß Miteinander-Reden und Sich-Verstehen ein einfaches Geschehen ist.

Die Komplexität dieses Vorgangs wird noch deutlicher, wenn wir uns klarmachen, daß die richtige Entschlüsselung der Nachricht durch den Empfänger voraussetzt, daß er für jede Botschaft einer Nachricht ein eigenes Ohr besitzt, also „vierohrig" (SCHULZ VON THUN) sein muß: Er benötigt ein Sachohr, ein Beziehungsohr, ein Selbstoffenbarungsohr und schließlich ein Appellohr (siehe Abbildung).

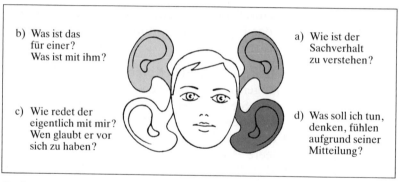

b) Was ist das für einer? Was ist mit ihm?

a) Wie ist der Sachverhalt zu verstehen?

c) Wie redet der eigentlich mit mir? Wen glaubt er vor sich zu haben?

d) Was soll ich tun, denken, fühlen aufgrund seiner Mitteilung?

Richtiges Verstehen setzt „Vierohrigkeit" des Empfängers voraus: a) Sachohr, b) Selbstoffenbarungsohr, c) Beziehungsohr, d) Appellohr (modif. nach F. SCHULZ VON THUN)

Das *Sachohr* prüft die Nachricht unter der Fragestellung: „Wie ist der Sachinhalt zu verstehen?" Mit dem *Selbstoffenbarungsohr* möchte der Empfänger etwas über seinen Gesprächspartner erfahren: „Was ist das für einer?" Mit dem — häufig sehr empfindlichen — *Beziehungsohr* fragt sich der Empfänger: „Wie steht mein Gesprächspartner zu mir? Was hält er von mir?" Und mit dem *Appellohr* horcht er die Nachricht auf die Frage hin ab: „Was will der Sender erreichen?"

Wie unterschiedlich die Nachricht „ankommt", je nachdem, auf welchem der 4 Ohren der Empfänger sie aufnimmt, zeigt wiederum ein einfaches Alltagsbeispiel: Beim Frühstück fragt der Mann seine Frau: „Wo hast du diese Wurst gekauft?"

Empfängt die Frau diese Nachricht auf dem Sachohr, wird sie antworten: „Im Kaufhaus." Hört sie nur mit dem überempfindlichen Beziehungsohr, dann wird sie die Frage als Kritik an ihren Hausfrauenfähigkeiten auffassen und antworten: „Du kannst ja auch bei euch in der Kantine frühstücken." War nur das Selbstoffenbarungsohr eingeschaltet, dann stellt die Frage eine erneute Bestätigung der Neigung ihres Mannes zum ständigen Kritisieren dar und wird vielleicht die Reaktion auslösen: „Mußt du denn an allem herumnörgeln?" Versteht die Frau die Frage vorwiegend als Appell, wird sie antworten: „Ich kann die Wurst ja beim nächstenmal beim Metzger statt im Kaufhaus kaufen."

Natürlich hört der Empfänger die Nachricht nicht nur auf *einem* Ohr, sondern empfängt — allerdings möglicherweise mehr oder minder gefiltert — alle 4 Botschaften der Nachricht gleichzeitig. Ein *Grundproblem* der Kommunikation besteht jedoch darin, daß es am *Empfänger* liegt, ob er bewußt oder unbewußt auf einem der 4 Ohren besonders hellhörig ist und auf welche Botschaften der Nachricht er reagiert.

Der gesprächsgeschulte Empfänger muß die Fähigkeit besitzen, die Nachricht, die der Sender ihm zukommen läßt, „vierohrig" zu empfangen. Hört er nur „einohrig", also beispielsweise nur mit dem Sachohr oder dem Beziehungsohr, weil er bewußt oder unbewußt die anderen Ohren verschließt, kann es zu erheblichen Kommunikationsstörungen kommen.

So neigen beispielsweise Männer in technischen oder akademischen Berufen dazu, selektiv mit dem Sachohr zu hören und außer dem Sachinhalt einer Nachricht keine der anderen Botschaften zu empfangen. Ehepaare hingegen, insbesondere, wenn sie sich in einer kritischen Phase befinden, empfangen nur noch auf dem Beziehungsohr und sind zu einer sachlichen Aussprache nicht mehr in der Lage. Sie liegen sozusagen ständig auf der „Beziehungslauer."

Für den *Arzt* ist ein gut geschultes *Selbstoffenbarungsohr* besonders wichtig. Es ist sozusagen sein *diagnostisches Ohr,* weil es aus der ankommenden Nachricht jene Anteile herausfiltert, die zu einem besseren Verständnis seines Patienten beitragen können. Auch werden beispielsweise emotionale Ausbrüche des Patienten, wenn sie statt mit dem Beziehungsohr mit dem Selbstoffenbarungsohr gehört werden, dem Arzt einen besseren Zugang zum Patienten ermöglichen.

Natürlich bedeutet dies nicht, daß der Arzt das Beziehungsohr grundsätzlich „abschaltet" und nur noch mit dem Sach- und dem Selbstoffenbarungsohr hört, denn dies würde bedeuten, daß er den Patienten nur noch als diagnostisches Objekt betrachtet und sich selbst der Fähigkeit, betroffen zu sein, beraubt.

SCHULZ VON THUN hat auf eine weitere Gefahr hingewiesen, wenn ausschließlich das Selbstoffenbarungsohr gebraucht oder besser gesagt mißbraucht wird, nämlich das *Psychologisieren*. Der Sachinhalt einer Nachricht wird gar nicht mehr zur Kenntnis genommen, sondern nur noch unter dem Aspekt betrachtet, was für ein Mensch ist das, der hinter dieser Nachricht steckt. Der Empfänger bewertet alle Aussagen seines Gesprächspartners nur noch unter der Devise: „Der sagt das ja nur, weil er so und so strukturiert ist."

Für das *aktive Zuhören* ist ein *gut geschultes Selbstoffenbarungsohr* unerläßlich. Es gibt uns die Möglichkeit, uns in die Gedanken- und Gefühlswelt unseres Gesprächspartners einzufühlen, ohne ihn als bloßes Objekt zu betrachten oder ständig als Menschen zu bewerten.

Im Gespräch zwischen Arzt und Patient kommt dem *Appellohr* ebenfalls eine große Bedeutung zu. Viele Anliegen, Wünsche, Hoffnungen und Absichten unserer Patienten werden nicht direkt ausgesprochen und können, wenn das Appellohr nicht mithört und nur eine Analyse der Sachinhalte betrieben wird, gänzlich auf der Strecke bleiben.

Ein besonders verhängnisvolles Beispiel ist das „Überhören" von Suizidankündigungen, die — vielleicht zunächst noch — nur als Appell an die Umgebung gedacht sind. Ein geschärftes Appellohr bewahrt uns davor, insbesondere Appelle „auf leisen Sohlen" im Gespräch zu überhören.

Das Appellohr kann auch diagnostisch eingesetzt werden, wenn wir uns einer finalen Betrachtungsweise bedienen und nach dem Zweck einer Aussage oder Verhaltensweise fragen. Bereits Alfred ADLER bediente sich bei auffälligen Symptomen der Methode der „Wozu-Frage", also beispielsweise: „Wozu dient dir deine Migräne?".

Tabelle: Liegt eine Verständnisstörung vor, sollte der Empfänger folgende Checkliste durchgehen:

1. *Welche Botschaften* enthielt die Nachricht?
2. Welches war die *Hauptbotschaft*?
3. Enthielt die Nachricht auch *implizite* Botschaften?
4. War die Nachricht *kongruent oder inkongruent*?
5. Was wurde auf der Ebene der *Metakommunikation* ausgedrückt? (der „So-ist-das-gemeint-Anteil" der Nachricht)
6. Habe ich die Nachricht *„vierohrig"* oder nur *„einohrig"* empfangen?

Der Inhalt einer Nachricht, die der Sender abschickt, ist nicht wie bei einem Postpaket identisch mit dem Inhalt, der beim Empfänger „ankommt". Zutreffend nennt SCHULZ VON THUN die ankommende Nachricht ein „Machwerk" des Empfängers.

Was der eine gesagt und der andere gehört hat, ist vielfach nicht identisch. Wir nennen das ein *Mißverständnis* und sind geneigt, nach der Schuld statt nach der Ursache zu suchen. Verstehen, aber auch Mißverstehen, liegt im Wesen jeder Kommunikation.

Das Wissen, daß jede Nachricht verschiedene Botschaften enthält, und die Fähigkeit, Nachrichten vierohrig zu empfangen, sind der beste Garant dafür, daß Mißverständnisse in der zwischenmenschlichen Kommunikation minimiert werden.

*Wenn die Sprache
nicht stimmt, dann ist das, was gesagt wird,
nicht das, was gemeint ist.*
KONFUZIUS

Verständliche und erfolgreiche Sprache

Was sagen Ihnen die folgenden Zeilen? „Die genaue Analyse zeigt, daß letztlich nur wenige Möglichkeiten übrigbleiben. Strenggenommen handelt es sich um drei essentielle Punkte: 1. die Bereitschaft zur Akzeptanz von Aussagen und Nachrichten, deren Wahrheitsgehalt nicht endgültig überprüfbar ist, 2. eine Grundhaltung, die durch einen Trend zu positiven Perspektiven gekennzeichnet ist, schließlich 3. die Fähigkeit zu intensiver emotionaler Zuwendung. Letztere dominiert unter den genannten Möglichkeiten."
Haben Sie die Aussage verstanden? Wahrscheinlich nicht. Sie läßt sich aber ohne weiteres in eine Sprache kleiden, die jeder verstehen kann: „Nun aber bleibt Glaube, Hoffnung, Liebe, diese drei, aber die Liebe ist die größte unter ihnen." (1. Korintherbrief 13,13). Diese Formulierung enthält alle sprachlichen Elemente, die dem Verständnis dienen, denn diese Sprache ist:

— einfach,
— kurz,
— anschaulich,
— geordnet,
— verwendet bekannte Worte.

Im übrigen ist die Bibel, insbesondere das Neue Testament, ein exzellenter Lehrtext für klare, verständliche und überzeugende Sprache.

Verständlichkeit

Verständlichkeit ist die Voraussetzung des erfolgreichen Gesprächs zwischen Arzt und Patient. Der Arzt denkt, lebt und bewegt sich in einer eigenen Sprache, die zudem Ausdruck *seiner* „Wirklichkeit" ist. Darin liegt eine Quelle zahlreicher kommunikativer Störungen, vom einfachen Mißverständnis bis zum völligen Nichtverstehen und Nichtverstandenwerden. Das Problem wird noch dadurch verstärkt, daß sich der Arzt häufig im guten Glauben befindet, von seinem Patienten verstanden worden zu sein. Spätere kritische Äußerungen des Kranken, wie „Darüber hat der Arzt mit mir nicht geredet...", „Ich weiß eigentlich gar nicht, was der Arzt gewollt hat...", sind für den Arzt dann völlig überraschend. Eine der entscheidenden Kontrollfragen beim sogenannten unbefriedigenden Gespräch muß daher für den Arzt lauten: Habe ich eine Sprache benutzt, in der mich mein Patient überhaupt verstehen konnte?

Verständliches Sprechen ist sowohl eine Frage der Sachinhalte als auch des Sprachstils. SCHULZ VON THUN unterscheidet 4 „Verständlichmacher" beim Sprechen:

- Einfachheit,
- Gliederung und Ordnung,
- Kürze und Prägnanz,
- zusätzliche Anregungen (Stimuli).

Was bedeutet dies im einzelnen?

Einfachheit:

Die einfache Sprache verwendet *kurze Sätze* und *bekannte Wörter*. Wo Fachwörter unvermeidbar sind, müssen sie erklärt werden. *Anschauliches* Sprechen erhöht die Verständlichkeit. Wenn der Arzt mit seinem Patienten wie ein „normaler Mensch" redet, wird er besser verstanden werden und besser motivieren können, als wenn er sich einer „Gelehrtensprache" bedient.

Einfach zu sprechen ist ebenso schwierig wie einfach zu schreiben. Großartige Reden oder „Fachchinesisch" gehen leichter über die Lippen. Der großartige Stil ist aber voller Schlupfwinkel. Damit eröffnet er Möglichkeiten, in einer unbestimmten Distanz zum Gesprächspartner zu bleiben und sich nicht wirklich auf ein Gespräch einzulassen. Nur *eindeutige* Sachverhalte lassen sich in einfacher Sprache ausdrücken. Verquastes Reden ist daher häufig auch ein Indiz für nebulöse Denkinhalte. Schließlich dient Einfachheit nicht nur dem besseren Verständnis, sondern die einfache Sprache wirkt auch *echt* und damit vertrauengewinnend.

Gliederung und Ordnung:

Diesem Gebot gehorcht eine Sprache, die *äußerlich übersichtlich* und *innerlich folgerichtig* ist. Ludwig REINERS sagt: „Der Mensch kann nicht zwei Gedanken auf einmal aussprechen, also muß er sie hintereinander anordnen." Und was SCHOPENHAUER über das Schreiben ausführt, gilt ebenso für das Sprechen: „Wenige schreiben, wie ein Architekt baut, der zuvor einen Plan entworfen und bis ins Einzelne durchdacht hat; vielmehr die meisten nur so, wie man Domino spielt."

Typisch dafür ist das sogenannte assoziative Reden: Die Satzfolge wird nicht von gedanklichen Zusammenhängen bestimmt, sondern von assoziativ produzierten Einfällen. Der Hang zum assoziativen Reden ist keinesfalls eine seltene sprachliche Unart, sondern die Neigung fast aller Menschen. Assoziatives Sprechen führt zu langatmigen Ausführungen, die frühzeitig ein Abschalten des Gesprächspartners bewirken.

Kürze und Prägnanz:

Kürze bedeutet sowohl *sprachliche* als auch *sachliche* Kürze. Sich kurz auszudrücken, bereitet den meisten Menschen Schwierigkeiten und ist ohne Übung und Sprachdisziplin kaum zu erreichen. Selbst GOETHE schrieb an seine 18jährige Schwester: „Da ich keine Zeit habe, Dir einen kurzen Brief zu schreiben, schreibe ich Dir einen langen...".

Das Extrem sprachlicher Knappheit ist das Telegramm, das Extrem sachlicher Kürze der Aphorismus. Natürlich eignen sich beide Extreme nicht für das Gespräch zwischen Arzt und Patient: Der Telegrammstil wirkt unpersönlich und vernachlässigt die kontaktive Funktion der Sprache, der Aphorismus kann durch die Dichte der Aussage zur Überforderung führen.

> Die Forderung muß daher lauten: *Sätze von überschaubarer Länge und einem Informationsgehalt, der der Auffassungsgabe und dem Aufnahmevermögen des Patienten entspricht.*

Kürze bedeutet auch, daß die Satzfolgen nicht zu umfangreich werden. Untersuchungen haben ergeben, daß der nichttrainierte Zuhörer sich an den Inhalt von Satzfolgen, die länger als 40 Sekunden dauern, nicht erschöpfend erinnern kann. Kürze bedeutet daher auch, *viele Informationen mit wenigen Worten* zu geben, aber nicht zu viele Informationen nacheinander.

Kürze darf jedoch nicht auf Kosten der nicht sachbezogenen Botschaften des Sprechens gehen, d. h. die kontaktiven und selbstdarstellenden Anteile auf Null absinken lassen. Der Telegrammstil ist zwar vom Informationsgehalt hochkonzentriert, unter informationstheoretischen Aspekten jedoch nicht optimal.

Redundanzen sind informationstheoretisch weglaßbare Elemente einer Nachricht, weil sie keine zusätzliche Information liefern. Dennoch sind sie notwendig, weil sie zur Stützung und Sicherung der Grundinformationen beitragen. Da höchstens ein Drittel des einmal Gesagten erinnert werden kann, sind Redundanzen beim Sprechen in einem gewissen Umfang unerläßlich.

Zusätzliche Anregungen (Stimuli):

Sprachliche Bilder und Vergleiche unterstützen wesentlich die Anschaulichkeit des Gesagten. Sie sind ein wichtiges rhetorisches Stimulans und sozusagen das Salz in der Suppe der Information. So sagt GOETHE: „Gleichnisse dürft Ihr mir nicht verwehren, ich wüßte mich sonst nicht zu erklären".

Das sprachliche Bild

Die meisten Menschen sind Augenmenschen. Daher ist die Umgangssprache voller Bilder, auch wenn wir uns dessen nicht immer bewußt sind: „Ich möchte Ihnen reinen Wein einschenken...", „Die Idee wurde mit offenen Armen aufgenommen".

Das Sprechen in Bildern und Vergleichen ist eine wirkungsvolle Methode, sich durch *Anschaulichkeit* besser verständlich zu machen. Die Sprache der Medizin steckt voller abstrakter Begriffe. Gerade deshalb bietet sich im Gespräch zwischen Arzt und Patient die Verwendung von Bildern und Vergleichen als „Verständlichmacher" an.

Die Evangelien des Neuen Testamentes (in der LUTHER-Übersetzung) sind eine Fundgrube für die Wirkungskraft von sprachlichen Bildern und Gleichnissen. Das Gleichnis vom verlorenen Schaf läßt sich sprachlich kaum prägnanter als bei Matthäus darstellen (Matthäus 18, 12—14): „Was meint Ihr? Wenn irgendein Mensch 100 Schafe hätte und eins unter ihnen sich verirrte: Läßt er nicht die 99 auf den Bergen, geht hin und sucht das verirrte?"

Diese Textstelle ist im übrigen auch ein gutes Beispiel dafür, daß die in eine Frage gekleidete Aussage ein wirksames Instrument der

Überzeugung ist. Von Jesus heißt es im Neuen Testament: „... und ohne Gleichnis redete er nicht zu ihnen...". Und bereits in den Psalmen steht: „Ich will meinen Mund auftun in Gleichnissen und will aussprechen, was verborgen war..." (Psalm 78, 2).

Die Verwendung sprachlicher Bilder und Vergleiche läßt sich nur begrenzt lehren. Es gibt jedoch zwei Möglichkeiten, dem eigenen Sprachstil im Umgang mit Patienten mehr Anschaulichkeit zu verleihen:

1. Prüfen Sie systematisch, ob *abstrakte* Begriffe nicht besser durch ein *Bild* oder einen Vergleich aus der Alltagssprache ersetzt werden können.
2. Prüfen Sie, welche der von *Ihnen* verwendeten Bilder und Vergleiche sich als erfolgreich erwiesen haben, und verwenden Sie sie häufiger im Gespräch mit Ihren Patienten.

Dazu ein Beispiel aus dem klinischen Alltag:
Bei Erkrankungen ohne subjektive Beschwerden fällt es bekanntlich besonders schwer, Patienten von der Notwendigkeit einer Therapie zu überzeugen. Die häufigsten Gegenargumente lauten: „Ich spüre ja nichts..." oder „Bisher ist alles gutgegangen...". Hier läßt sich mit folgendem Vergleich argumentieren: „Was Sie sagen, erinnert mich an den Mann, der vom Dach eines Hochhauses fällt und im Sturz den Leuten im 1. Stockwerk zuruft: ‚Ich weiß gar

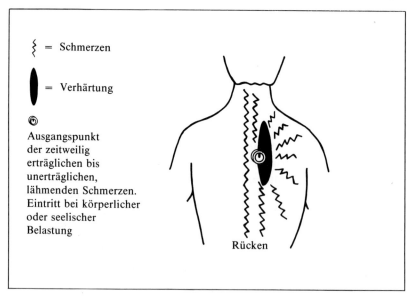

nicht, warum die Menschen sich fürchten, abzustürzen. Bis jetzt ist alles prima gegangen!'"

Neben dem sprachlichen Bild, Beispielen, Vergleichen und sparsam verwendeten Zitaten zählen *Skizzen, Schaubilder* oder *Piktogramme* zu den weiteren Stimuli, die in der Lage sind, die Verständlichkeit zu erhöhen. Sie stellen Gesprächshilfen dar, sollten also nicht zum Gesprächsersatz werden und bedürfen immer der Erläuterung. Wahrscheinlich nutzen Ärzte die Möglichkeit zu selten, daß auch der *Patient* sich dem Arzt durch eine Zeichnung oder eine Skizze besser verständlich machen kann. Einer meiner Patienten mit schwerer Belastungs-Angina-pectoris konnte seine überwiegend in den Rücken ausstrahlenden Schmerzen am besten anhand einer Skizze verdeutlichen (S. 76).

Sprachstil

Der Sprachstil muß die Individualität des Patienten berücksichtigen: Alter und Geschlecht, Beruf, Bildungsniveau, sozialen Status, Rollenverständnis und Kulturkreis. Eine spezifische Bedeutung kommt der aktuellen medizinischen Situation zu.

Die Beachtung des Sprachstils beim Patienten ist für das gegenseitige Verstehen und das Begreifen seiner Welt- und Gesellschaftswirklichkeit von Bedeutung. So weist bereits Wilhelm von HUMBOLDT darauf hin, daß Unterschiede im Sprachstil nicht nur von Sprachbeherrschung, Begabung oder intellektuellen Fähigkeiten abhängen, sondern von der *Ganzheit des Menschen* bestimmt werden.

Daß die gleichen Worte je nach dem Lebensalter dessen, der sie verwendet, völlig unterschiedliche Bedeutung besitzen können, läßt sich sehr schön am Beispiel der *Jugendsprache* aufzeigen, in der „arbeiten" nicht Broterwerb, sondern küssen oder knutschen bedeutet, „ätzend" nichts mit Chemie zu tun hat, sondern der Begriff für alles Schlimme, Üble darstellt, als „abgebaggert" jemand bezeichnet wird, der körperlich und seelisch am Ende ist, und jeder über 30 in die Kategorie der „Grufties" gezählt wird.

Sprachbesonderheiten, die für bestimmte Berufsgruppen typisch und dort auch akzeptabel sind, haben im Gespräch zwischen Arzt und Patient keinen Platz. Gerade die Technisierung der modernen Medizin verleitet leicht dazu, Begriffe aus der Technikersprache, wie „umprogrammieren", „abchecken", „Therapiekurs fahren", „Batteriewechsel", zu verwenden.

Ein anderes Extrem ist eine überzogen psychologisierende Diktion, in der dann von „zielorientierter Kommunikation mit erotischer Komponente und Tendenz zu emotioneller Fixierung" statt von „flirten" gesprochen wird. Eine meiner Patientinnen, an deren Bett sich die zugezogene Psychotherapeutin lang und breit über das „starke Über-Ich" verbreitete, konnte schließlich nicht anders als mit der erlösenden Feststellung reagieren (um endlich auch einmal zu Wort zu kommen): „Sie haben völlig recht, Frau Doktor, manchmal kommt es ganz stark über mich."

Die soziale Wirklichkeit bestimmter Menschengruppen prägt ihren Sprachstil oder *Code*. Code bedeutet eine für eine bestimmte Gruppe von Menschen determinierte Weise, Vorstellungen sprachlich auszudrücken. Codes sind daher „Soziolekte". Nach BERNSTEIN (zit. nach R. LAY) können 2 *Sprechmuster* (Codes) unterschieden werden:

- ein entwickeltes Sprechmuster (elaborated code = EC) und
- ein beschränktes Sprechmuster (restricted code = RC).

Hinsichtlich des *Sprachverhaltens* unterscheiden sich EC und RC folgendermaßen:

- Im EC wirkt die Sprache weniger stereotyp, die Ausdrucksweise ist differenzierter;
- im EC gelingt es leichter, individuelle Ansichten und Wertungen auszudrücken;
- im EC werden logische und sachliche Beziehungen ausdrücklich herausgestellt;
- im EC werden Über- und Unterordnungen sprachlich prägnant wiedergegeben.

Den verschiedenen Sprechmustern können — zumindest statistisch gesehen — bestimmte *soziale Verhaltensweisen* zugeordnet werden:

- Dem RC entspricht eine mehr konventionelle, eher status- als personenorientierte Verhaltensweise;
- dem RC entspricht die Neigung, an erworbener Meinung stur festzuhalten;
- dem RC entspricht die Tendenz, mehr von Ängsten als von Schuldgefühlen bestimmt zu werden;
- dem RC entspricht eine mehr konservative als radikale Neigung.

In Deutschland verwenden schätzungsweise 90% der Erwachsenen einen EC. Dies bedeutet jedoch nicht, daß der RC als „minderwertig" eingestuft werden darf. Beide Codes sind als gleichgeordnete und gleichwertige Sprachstile anzusehen. Intelligenz und Emotionalität können bei ihren Benutzern gleichwertig entwickelt sein. Der Benutzer eines EC erlernt allerdings in der Regel frühzeitig auch einen RC, während dies umgekehrt praktisch nie der Fall ist.

Einen Sprachstil sollte der Arzt im Umgang mit seinen Patienten besonders vermeiden: den Sprachstil vieler Politiker, der gekennzeichnet ist durch die vollmundige und langatmige Formulierung von Null- oder Minimalinformationen. Die nachfolgende Kostprobe verdeutlicht diesen Sprachcode am besten (Interview im Februar 1985 mit dem Senator für Umweltschutz einer deutschen Großstadt anläßlich beträchtlicher Arsenfunde):

Tagesthemenreporter: „Können da (auf den arsenverseuchten Böden, Verf.) Kinder spielen?"

Senator: „Das hängt doch von der einzelnen Stelle ab. Theoretisch ist das natürlich immer möglich."

Tagesthemenreporter: „Wenn die Kinder nicht sehen, ob die Arsenkonzentration sehr hoch ist oder nicht, gibt es da einen Handlungsbedarf, jetzt zu sagen: ‚Leute, geht da nicht hin!'?"

Senator: „. . . . es ist von Fachleuten, die dieses bisher beraten haben, ein Handlungsbedarf für Sofortmaßnahmen verneint worden, aber es ist ein konkreter Handlungsbedarf im Prinzip bejaht worden."

Tagesthemenreporter: „Meine Frage ist aber immer noch nicht beantwortet worden: Wenn ein Kind dort spielt, ist es gefährdet oder nicht? Wenn dieses Gebiet größer ist, um so schlimmer."

Senator: „Wenn ein Kind dort spielen würde, müßte man dafür sorgen, daß entsprechende Bodenaufnahmen nicht erfolgen."

Die Kunst der Frage

Die gute Frage

Die richtigen Fragen zu stellen, zählt zu den elementaren Techniken jeder Gesprächsführung. Eine unzulängliche Fragetechnik muß zwangsläufig zu einem unbefriedigenden Gespräch führen. Viele Gespräche zwischen Arzt und Patient mißlingen, weil der Arzt die falschen Fragen stellt. Falsch kann in diesem Zusammenhang bedeuten, daß eine falsche *Fragetechnik* verwendet wurde oder das *Frageziel* falsch war, weil z. B. im Gespräch nur die Interessen des Arztes, nicht aber die des Patienten berücksichtigt wurden. Fragen ist der verbalisierte Wunsch nach einer bestimmten Information. Nur *gute Fragen* können zu der gewünschten Antwort führen. Eine Frage ist *gut,* wenn sie:

- *klar* und *unmißverständlich* formuliert wird,
- zum *richtigen Zeitpunkt* gestellt wird,
- die *Bereitschaft zum Antworten fördert,*
- dem *Gesprächsziel dient,*
- den *Gesprächsgegenstand vertieft,*
- das *Gespräch weiterbringt,*
- die *Kommunikation fördert* und
- *Empathie* erkennen läßt.

Dies bedeutet im einzelnen: Schwammige, unpräzise und mehrdeutige Fragen können nicht zu eindeutigen Antworten führen. Eine zum falschen Zeitpunkt gestellte Frage ist ein klassischer Gesprächsstörer. Alle wertenden, aggressiven, verletzenden oder in Verhörform formulierten Fragen lösen Widerstände aus. Der Informationswert einer widerwillig gegebenen Antwort ist zudem fragwürdig. Die Frage muß von der Formulierung und vom Inhalt so gestellt werden, daß der Patient *gerne* antwortet. Die gute Frage fördert die Kommunikation zwischen Arzt und Patient, weil sie das Interesse des Arztes an der Situation des Patienten signalisiert, Verständnis erkennen läßt und ihm Antworten ermöglicht, die nicht Ärger, Scham oder Angst auslösen.

Die gute Frage bringt das Gespräch weiter, weil sie den Gesprächsfluß fördert. Dies ist besonders am Gesprächsbeginn wichtig. GOETHE schreibt in den ‚Maximen und Reflexionen': „Wer das erste Knopfloch verfehlt, kommt mit dem Zuknöpfen nicht zu Rande." Im Idealfall werden Fragen und Antworten nach dem

„Reißverschlußprinzip" eine Abfolge bilden, die Gesprächsbereitschaft und Vertrauen fördert, thematische Abschweifungen vermeidet und weder auf der informativen noch der kontaktiven Ebene zu Brüchen führt.

Die gute Frage ist ein Instrument, das im Gespräch zwischen Arzt und Patient vielseitig verwendet werden kann. Im Gegensatz zum Fragebogen dient sie nicht nur dem Informationsgewinn, sondern kann wesentliches Element der Patientenführung und der Etablierung eines tragfähigen Arzt-Patienten-Verhältnisses sein. Die *gute Frage* ist bereits ein *Teil der Therapie*.

Von der *Fragetechnik* her können 2 Arten von Fragen unterschieden werden:

1. *geschlossene Fragen* (Entscheidungsfragen, strukturierte Fragen)
2. *offene Fragen* (nichtstrukturierte Fragen)

Geschlossene Fragen

Geschlossene Fragen können nur mit Ja oder Nein bzw. einer knappen Information beantwortet werden. Beispiele: „Haben Sie häufig Kopfschmerzen?" — „Ja." „Wann wurden Sie am Magen operiert?" — „1981." Geschlossene Fragen dienen in erster Linie dazu, gezielte Informationen zu gewinnen. Sie können auch eingesetzt werden, um den Patienten thematisch bei der Stange zu halten und ausufernde Exkurse ohne wesentlichen Informationsgewinn einzudämmen.

Geschlossene Fragen eignen sich wegen ihrer knappen Form und weil nur ein schmaler Sektor des Gesamtproblems erfaßt wird, weniger gut, eine Gesprächssituation zu vertiefen. Sie sollten daher nur so häufig wie nötig eingesetzt und bei der Gesprächseröffnung vermieden werden. Ein Gespräch, das im wesentlichen nur in Form geschlossener Fragen abläuft, wirkt durch die schematisierte Gesprächsentwicklung, den trockenen Stil und die eingeschränkte Flexibilität wie eine Fragebogenaktion.

Die *Fragetechnik mit geschlossenen Fragen* weist eine Reihe von *Nachteilen* und *Gefahren* auf:

- Da geschlossene Fragen meist nur auf Teilaspekte des gesamten Problems abzielen, können sie thematisch zur Einengung statt zur Vertiefung führen. Es besteht die Gefahr, daß das Gespräch sich nur auf vordergründige Belange bezieht und die tieferliegende Problematik nicht zur Sprache kommt. Die „Pingpong-Technik" der Gesprächsführung mit geschlossenen Fragen ist auch wenig geeignet, Kontakte zwischen den Gesprächspartnern zu fördern.

- Auf die meist klaren geschlossenen Fragen kann der Patient häufig nicht so präzise Antworten geben, wie es von ihm gewünscht wird. Wie viele Patienten wissen wirklich genau, wann sie appendektomiert wurden, wie hoch ihr Augeninnendruck ist oder ob ihnen die 0,1- oder die 0,2-mg-Tablette eines Präparates verordnet wurde. Die geschlossene Frage zwingt aber zu einer raschen Antwort, was leicht dazu verleiten kann, daß der Patient ohne Rücksicht auf die Richtigkeit der Information antwortet.
- Die rasche Aufeinanderfolge von Frage und Antwort bei geschlossener Fragetechnik führt zwar zu einer Beschleunigung des Gesprächsablaufs. Dieser Vorteil der Zeitersparnis wird jedoch dadurch relativiert, daß der Fragende gezwungen wird, rasch immer neue Fragen zu formulieren. Es entwickelt sich dann leicht eine Technik des Fragens um des Fragens willen, statt daß das Problem durch überdachte, das Gespräch vertiefende Fragen eingekreist wird. Dadurch kann auch das aktive Zuhören entscheidend beeinträchtigt werden. In Akut- und Notfallsituationen ist die geschlossene Fragetechnik natürlich unerläßlich, um möglichst innerhalb kurzer Zeit die wichtigsten Informationen zu erhalten. Geschlossene Fragen dienen daher im wesentlichen dem raschen Sammeln von Fakten, der schnellen Orientierung oder der punktuellen Klärung eines Problems. Sie sind weniger geeignet, eine Aussprache in Gang zu setzen, eine Thematik in verschiedenen Dimensionen aufzurollen oder Kontakte aufzubauen oder zu verstärken.

Offene Fragen

Offene Fragen ermöglichen es dem Patienten, mit *eigenen Worten* zu schildern, was ihn bewegt oder belastet. Der Spielraum für Kontakt und Selbstdarstellung wird deutlich erweitert. Offene Fragen wirken gleichzeitig ermutigend, sie regen den Patienten an, sich zu öffnen und in freier Darstellung über seine Probleme zu sprechen. Offene Fragen sind auch geeignet, Prozesse der Selbsterkenntnis anzustoßen. Lernpsychologische Erfahrungen haben gezeigt, daß die effektivste Form des Lernens darin besteht, Sachverhalte anderen zu erklären. Freies Sprechen über die eigenen Probleme und der Versuch, sie dem Gesprächspartner nahezubringen, bewirken auch eine verstärkte Auseinandersetzung mit Konfliktstoffen und ermöglichen damit eine bessere Bewältigung von Problemen. Offene Fragen ermöglichen es dem Arzt eher, dem Patienten Interesse und Zuwendung zu signalisieren.

Die Überlegenheit der offenen Frageform (O) gegenüber der geschlossenen Fragetechnik (G) zeigen einige Beispiele:

Die Frage: „Das Arbeitsklima beeinflußt manche Menschen ganz erheblich, wie ist Ihre Ansicht?" (O) wird einen Patienten eher dazu bringen, über Probleme am Arbeitsplatz zu sprechen, als die geschlossene Frage: „Sind Sie bei Ihrem Chef beliebt?"

Die Frage: „Sind Sie verzweifelt, weil das Medikament nicht gewirkt hat?" (G) ist sicherlich weniger geeignet, eine offene Aussprache mit dem Patienten über das Ausmaß seiner Verzweiflung in Gang zu setzen, als die Frage: „Es interessiert mich sehr, wie *Sie* das Ergebnis der bisherigen Behandlung sehen?"

Die Frage: „Haben Sie denn keine Lust mehr am Leben?" (G) wirkt wahrscheinlich blockierend. Mit folgender Frage läßt sich das Thema besser anschneiden: „Die letzten Monate waren bestimmt sehr schwierig für Sie. Wie sehr hat Sie das alles belastet?" (O).

Die offene Fragetechnik hat im wesentlichen 2 *Nachteile:* Einmal erleichtert sie es den Patienten, unangenehme Themen zu umgehen, 2. begünstigt sie thematische Abschweifungen.

Ein typisches Beispiel aus der täglichen Praxis:

Frage: „Was verstehen Sie darunter, daß Sie die Tabletten ‚nicht vertragen'?" Antwort: „Ich fühle mich einfach komisch danach. Gestern abend habe ich die letzte Tablette vor der Tagesschau genommen. Beim Wetterbericht konnte ich mich gar nicht mehr richtig konzentrieren. Das Konzentrieren fällt mir überhaupt in der letzten Zeit immer schwerer. Vor allem mit den Namen habe ich Probleme. So habe ich vor ein paar Tagen meinen alten Klassenlehrer getroffen. Ich glaube, es war in der Nähe vom Marktplatz, mir ist der Name überhaupt nicht eingefallen. Dabei war er so ein netter Mensch, hat mir immer gute Noten gegeben, obwohl ich eigentlich ein schlechter Schüler war. Meinen Bruder konnte er allerdings nicht so gut leiden, der hat immer die Fünfen und Sechsen bekommen... usw.... usw."

Es ist durchaus legitim, bei einer derart thematisch abdriftenden Antwortenkaskade den Patienten mit einer direkten geschlossenen Frage auf das ursprüngliche Thema zurückzubringen: „Mußten Sie nach der Tablette, die Sie vor der Tagesschau genommen haben, brechen?"

W-Fragen,

d.h. Wann-, Was-, Wer-, Wie-, Wo-Fragen werden auch als *sondierende Fragen, Ergänzungsfragen* oder *halbstrukturierte* Fragen bezeichnet, weil sie eine Mittelstellung zwischen geschlossenen und offenen Fragen einnehmen. W-Fragen eignen sich sowohl zur *Einleitung* eines Themas als auch zur *Vertiefung* bestimmter Punkte.

Sondierungsfragen

Sondierungsfragen werden gestellt, um *spezifische Informationen* vom Patienten zu erhalten. Sie erlauben es, dem Patienten in freier Schilderung zu antworten, steuern aber gleichzeitig dem Abschweifen vom Thema entgegen.

Beispiel: Ein 52jähriger Patient klagt über „einen Druck in der Brust", ist jedoch nicht in der Lage, den Auslösemechanismus klar zu schildern. Auf die Frage: „Treten die Beschwerden in Ruhe oder unter Belastung auf?", kann er nur unbefriedigend antworten: „Im Büro, glaube ich, kriege ich die Beschwerden öfters." Was heißt das? Ist der Patient im Büro emotionell stärker belastet als zu Hause? Hat er dort Ärger mit Kollegen oder beim Publikumsverkehr? Belastet er sich auch bei der Bürotätigkeit körperlich, weil er beispielsweise Aktenpakete herumtragen muß?

Mit Sondierungsfragen kann versucht werden, mehr Klarheit zu schaffen: „Schildern Sie mir Ihre Tätigkeit im Büro genauer. Treten die Beschwerden auch beim Tennisspielen auf? Sind Sie schon einmal nachts mit derartigen Beschwerden aufgewacht?"

Katalogfragen

Kann durch offene Fragen keine genügend klare Information gewonnen werden, so können Katalogfragen eingesetzt werden. Sie bieten dem Patienten eine Anzahl von alternativen Eigenschaftswörtern oder Beschreibungen zur Auswahl an.

Beispiel: Ein Patient ist nicht in der Lage, seine Magenbeschwerden genauer zu beschreiben. Durch Katalogfragen wie: „Sind die Beschwerden in der Magengegend drückend, brennend, krampfartig oder bohrend?" oder: „Bekommen Sie die Beschwerden vor, während oder nach dem Essen oder nur zwischen den Mahlzeiten?" können wahrscheinlich gezieltere Informationen gewonnen werden.

Der *Nachteil* der Katalogfrage liegt darin, daß sie dem Patienten nur eine begrenzte Auswahl an Möglichkeiten anbietet, von denen keine auf ihn zutreffen muß.

Konfrontationsfragen

Konfrontationsfragen halten dem Patienten sein Verhalten, seine Gefühle oder seine früheren Aussagen entgegen. Sie sind geeignet, seine Aufmerksamkeit auf sich selbst zu richten, ihn auf Widersprüche hinzuweisen oder sie aufzulösen.

Beispiele:
„Sie sagen, daß Sie Ihre Hochdrucktabletten regelmäßig einnehmen, sich aber am wohlsten fühlen, wenn Sie sie weglassen?"
„Glauben Sie, daß es vor allem an den Ärzten liegt, wenn ein Patient den Arzt häufig wechselt?"

Reflexionsfragen (Echofragen)

Die Reflexionsfrage wiederholt einen Teil dessen, was der Patient gesagt hat. Sie ist sozusagen ein „Echo" seiner Ausführungen und soll ihn anregen, das angeschnittene Thema zu überdenken und es weiter zu vertiefen.

Beispiele:
„Seit Ihrer *Ehescheidung* trinken Sie mehr als früher?"
„Die *ganze* Nacht liegen Sie wach?"

Interpretationsfragen

Interpretationsfragen enthalten *Schlußfolgerungen,* die aus den Aussagen des Patienten und aus seinem Verhalten gezogen werden.

Beispiel: „Wollen Sie damit sagen, daß Ihnen geschäftliche Erfolge im Augenblick wichtiger sind als gut eingestellte Blutzuckerwerte?"

Da Interpretationsfragen meist einen *wertenden* Charakter haben, sollten sie nur sparsam eingesetzt werden.

Unproduktive Fragen

Bestimmte Fragetechniken sind zwar beliebt, aber wenig produktiv. Meist entspringen sie der Ungeduld des Fragenden. Die dadurch gewonnenen Informationen haben häufig einen zweifelhaften Wert. In diese Gruppe von Fragen gehören Suggestiv-, Doppel- und Mehrfach- sowie Überfallfragen.

Suggestivfragen

„Haben Sie nach der Einnahme der neuen Tabletten Übelkeit bemerkt?" Suggestivität erhöht die Quote der Patienten, die Übelkeit angeben, mit Sicherheit. Die neutral formulierte Frage: „Wie haben Sie die neuen Tabletten vertragen?" führt zu besser verwertbaren Antworten.

Hinter Suggestivfragen verbergen sich oft Vorurteile des Fragestellers (das Medikament XY ruft häufig Übelkeit hervor) oder Wunschdenken (Wirkt die neue Schlaftablette nicht viel besser?).

Die Abneigung, sich auf unangenehme Gesprächsinhalte einzulassen, steht ebenfalls häufig hinter Suggestivfragen. Die Frage: „Geht es Ihnen heute nicht schon sehr viel besser?" übt auf einen Patienten, der sich eigentlich schlechter fühlt, unterschwellig Druck aus und führt zu Antworten wie: „Vielleicht ein bißchen", was es wiederum dem Arzt erlaubt, zur Tagesordnung überzugehen. Das Gespräch wird zwar oberflächlich geglättet, und Unangenehmes kommt nicht zur Sprache, aber das tatsächliche Resultat sind Gesprächsdefizite und ein unbefriedigter Patient.

Suggestivfragen sind daher zur Problemerkennung und -lösung wenig geeignet. Sie können in Ausnahmefällen eingesetzt werden, beispielsweise, um einen Patienten zu ermuntern, dem es schwerfällt, eine objektive Besserung zu realisieren.

Beispiel: „Haben Sie nicht selbst gemerkt, um wieviel besser Sie seit zwei Tagen gehen können?"

Doppel- und Mehrfachfragen

Sie entspringen meistens der Ungeduld oder dem Ungeschick des Fragestellers. Der Arzt nimmt sich nicht genug Zeit, um zwei unterschiedliche Fragenkomplexe auch in zwei getrennten Fragen anzusprechen. Die Beantwortung der Frage: „Haben Sie noch Bauchschmerzen, und ist der Stuhl noch schwarz?" wird vielen Patienten Schwierigkeiten bereiten, weil sie ungeübt sind, in einer Antwort auf zwei Fragen einzugehen, d.h. beispielsweise zu antworten: „Ich habe noch leichte Magenschmerzen, aber der Stuhl ist nicht mehr schwarz."

Wahrscheinlich bleibt der Patient am 1. Teil der Frage hängen, so daß der Arzt die 2. Frage doch wiederholen muß. Selbst bei geübten Diskussionsrednern erlebt man es immer wieder, daß ihnen die 3. von 3 in Zusammenhang gestellten Fragen nach Beantwortung der beiden ersten nicht mehr einfällt. 2 oder gar mehrere Fragen sollten daher nicht in einen Satz gepfercht, sondern einzeln gestellt werden. Die Antworten fallen präziser aus, und das Gespräch wird dadurch im allgemeinen nicht länger.

Überfallfragen

Mit der Tür ins Haus zu fallen, ist in Gesprächen zwischen Arzt und Patient meist ungünstig, von den wenigen Fällen abgesehen, wo eine bewußte Überrumpelung möglicherweise die Wahrheit näherbringt. Überfallfragen signalisieren Ungeduld, Unhöflichkeit oder Unfähigkeit, sich einzufühlen, und lösen häufig Abwehr und Aggressivität aus oder führen zu Antworten, denen man mit Mißtrauen begegnen sollte.

Kein Bankbeamter wird einem Kunden, der ihm nicht besonders kreditwürdig erscheint, als erstes die Frage stellen: „Glauben Sie denn, daß Sie das Geld überhaupt zurückzahlen können?" Die Überfallfrage: „Schlagen Sie Ihre Tochter manchmal?" ist sicherlich kein geschickter Einstieg in das Thema. Antworten auf schwierige oder peinliche Fragen können durch einen vorgeschalteten Satz besser gebahnt werden.

Beispiel: „Kinder können auch die sanftmütigsten Eltern manchmal so provozieren, daß die Hand ausrutscht. Ist Ihnen das bei Ihrer Tochter auch schon mal passiert?"

Verbotene Fragen

Im Gespräch zwischen Arzt und Patient gibt es eine Reihe von Fragen, die nicht nur nicht gesprächsfördernd, sondern meistens gesprächshemmend sind, weil sie die Autonomie des Patienten nicht berücksichtigen, Empathie nicht erkennen lassen, häufig überheblich wirken und meist nur das Imponiergehabe des Fragenden stützen. Sie werden daher unter der Rubrik „Verbotene Fragen" zusammengefaßt. Zu ihnen zählen Fangfragen, Neugierfragen, sokratische Fragen, wertende Fragen, aggressive Fragen und Floskelfragen.

Fangfragen

Fangfragen stellen den Versuch dar, den Befragten zu überfahren oder zu übertölpeln. Ein klassisches Beispiel ist die Frage des Scheidungsrichters an den Angeklagten: „Haben Sie, nachdem Sie Ihre Frau geschlagen haben, Alkohol getrunken oder nicht?" Der Angeklagte, der seine Frau nie geschlagen hat, wird natürlich, gleichgültig, ob er Ja oder Nein sagt, in beiden Fällen die Tat zugeben. Eine typische medizinische Fangfrage wäre: „Haben Sie an den Tagen, wo Sie Ihre Zuckertabletten weglassen, mehr oder weniger Durst?"

Neugierfragen

Unerlaubt sind auch reine Neugierfragen, die lediglich den Fragenden befriedigen, den Gesprächsgegenstand jedoch nicht vertiefen und nicht selten den Befragten beschämen oder das Klima eines Verhörs heraufbeschwören.
Beispiel:
Arzt: „Ihre Potenzschwierigkeiten bestehen schon seit ein paar Jahren?"
Patient: „Ja."
Arzt: „Macht Ihnen das viel aus?"
Patient: „Natürlich."
Arzt: „Und wie reagiert Ihre Frau darauf?"
Patient: „Darüber möchte ich am liebsten nicht reden."
Arzt: „Hat Sie Ihnen schon mal Vorwürfe gemacht?" usw.

Sokratische Fragen

Sogenannte sokratische Fragen dienen meistens lediglich der Selbstbeweihräucherung des Fragestellers und führen zu einer ausgeprägten Asymmetrie im Gespräch. Es handelt sich um Fragen, bei denen der Fragende *weiß,* daß der Befragte sie nicht beantworten kann. Sokrates verstand es bekanntlich, durch seine Fragen seinen Mitbürgern klar zu machen, daß sie in Wirklichkeit nichts wußten, obwohl sie glaubten, etwas zu wissen.

Wertende Fragen

Unangebracht sind wertende Fragen, denn sie haben meist *abwertenden* Charakter. Häufig handelt es sich um Warum-Fragen.

Beispiele: „Warum sind Sie so unvernünftig und trinken so viel Flüssigkeit, obwohl ich es Ihnen verboten habe?" (Statt: „Weshalb fällt es Ihnen schwer, sich an die Trinkmenge zu halten, die ich Ihnen vorgeschlagen habe?") Oder: „Warum haben Sie eine so negative Einstellung zu Ihrer Krankheit" (Statt: „Warum fällt es Ihnen so schwer, zu glauben, daß die Chancen für eine Besserung bei Ihnen recht günstig sind?").

Der wertende Ton treibt den Patienten in die Defensive. Weil er gezwungen wird, sich zu verteidigen, läuft er Gefahr, statt der wirklichen Gründe vorgeschobene ins Feld zu führen.

Aggressive Fragen

Aggressive Fragen werden häufig mit dem Ziel gestellt, durch Druck den Patienten zu einer bestimmten Verhaltensweise oder Handlung zu bewegen. Sie erreichen meist das Gegenteil dessen, was sie bezwecken sollen, nämlich den Patienten zu motivieren.

Die Frage: „Wollen oder können Sie nicht verstehen, daß diese Operation für Sie nützlich ist?" wird kaum einen Patienten von der Notwendigkeit eines noch so sinnvollen operativen Eingriffs überzeugen.

Floskelfragen

Floskelfragen wirken schematisch, klischeehaft und unecht. Sie erzeugen beim Patienten kaum das Gefühl, daß der Arzt sich ernstlich für sein Problem interessiert. Oberflächlich gestellt, zielen sie letztlich auch darauf ab, nur oberflächlich beantwortet zu werden. Obwohl sie das Gespräch leidlich am Laufen halten, sind sie dennoch Gesprächsstörer, da sie jeden Tiefgang blockieren. Hierher gehören Fragen wie: „Kommen Sie einigermaßen zurecht?", „Wie haben wir's denn?", „Gibt's was Besonderes?" usw.

Natürlich kann nicht jede Frage im Gespräch zwischen Arzt und Patient auf die Goldwaage gelegt werden. Darunter würde die freie Entfaltung des Gesprächs leiden. Entscheidend ist zunächst, sich klar zu machen, was die einzelnen Fragetechniken zu leisten oder nicht zu leisten vermögen, welche Fragetechnik in welcher Gesprächssituation am günstigsten ist und welche unbedingt vermieden werden soll. Es handelt sich demnach um einen Prozeß des bewußten Umlernens der Gesprächsführung.

Beginnen Sie zunächst damit, Ihre Gespräche mit Patienten daraufhin zu analysieren, welche Fragetechniken Sie bevorzugt verwenden und welche Sie weitgehend vermeiden.

Fragetechniken

Fragetechnik	Charakteristikum	Bedeutung
A. Geeignete Fragetechniken		
geschlossene (strukturierte Fragen) (Entscheidungsfragen)	nur mit Ja/Nein zu beantworten	Vorteil: rascher, gezielter Informationsgewinn, kein „Ausufern" Nachteil: wenig zur Gesprächseröffnung und -vertiefung geeignet; Gefahr pseudopräziser Antworten
offene (nicht strukturierte) Fragen	Antwort frei formulierbar	Vorteil: geeignet zur Gesprächseröffnung und -vertiefung; aufschließend, ermutigend, kontaktfördernd Nachteil: thematisches Abweichen und Ausufern
W-Fragen (wann, was, wo, wer, wie?)	halbstrukturierte gezielte Fragestellung	geeignet zur Verdeutlichung bestimmter Punkte
Sondierungsfragen	eng umschriebene Fragestellung	freie Schilderung eines umschriebenen Sachverhalts
Konfrontationsfragen	Entgegenhalten früherer Aussagen	Aufzeigen und Auflösen von Widersprüchen
Reflexionsfragen	„Echo"-Fragen	Vertiefung eines angeschnittenen Themas
Interpretationsfragen	Schlußfolgerungen enthaltende Fragen	Problemverdeutlichung; da wertend, nur sparsam zu verwenden

Fragetechniken

Fragetechnik	Charakteristikum	Bedeutung
B. Ungeeignete Fragetechniken		
1. Unproduktive Fragen		
Suggestivfragen	Vorwegnahme der Antwort	zur Problemlösung kaum geeignet, ausnahmsweise zur Ermutigung; Wurzeln: Vorurteile, Wunschdenken
Doppel-(Mehrfach-)fragen	Erwartung gleichzeitig mehrerer Antworten	Überforderung des Gesprächspartners; Wurzeln: Ungeduld, Zeitdruck
Überfallfragen	Überrumpelungstechnik	Gefahr: Aggressionen und unzutreffende Antworten
2. Verbotene Fragen		
Fangfragen	Absicht: Hereinlegen des Gesprächspartners	⎫
Neugierfragen	Neugierde einzige Triebfeder der Fragestellung	⎬ Vernachlässigung von Empathie und Wertschätzung
sokratische Fragen	Unbeantwortbarkeit als Absicht	Asymmetrie
Wertungsfragen	Vorwegnahme von Wertungen	Gesprächshemmung
Aggressionsfragen	Frage beinhaltet (persönlichen) Angriff	
Floskelfragen	oberflächliche Klischeetechnik	⎭

Der Patient fragt

Gespräche zwischen Arzt und Patient, in denen der Patient keine Fragen stellt, sind selten gute Gespräche. Denn natürlich steht dem Patienten das Recht, zu fragen, genau so zu wie dem Arzt. Er hat auch das Recht, alles zu fragen, denn „überflüssige" Fragen erweisen sich bei genauem Zuhören häufig als keineswegs überflüssig. Im Gegenteil: Nicht selten enthalten sie in verschlüsselter Form Fragestellungen, die den Patienten besonders bewegen.

Der Arzt muß sich im Gespräch mit seinem Patienten auch immer Klarheit darüber verschaffen, *warum* ein Patient fragt, warum er gerade *jetzt diese* Frage stellt oder warum er *nicht* fragt.

Es gibt viele *Gründe,* warum ein Patient Fragen stellt: Die Frage kann einfach seinem *Informationsbedürfnis* entspringen. Der Patient kann fragen, weniger um eine Antwort, als vielmehr *Zuwendung* zu bekommen. Bei der Frage kann es sich einfach um einen *Hilferuf* handeln. Die Frage kann ein *Signal* der Angst, Verzweiflung oder Hoffnungslosigkeit sein. Die Frage kann als *Vehikel* dienen, das einen sonst nicht verbalisierbaren Inhalt zum Empfänger „transportiert".

Der Patient, der fragt, ist kein Bittsteller. Es verstößt gegen alle Prinzipien der Wertschätzung und der partnerschaftlichen Arzt-Patienten-Beziehung, Patientenfragen unvollständig, ausweichend oder gar nicht zu beantworten. Dieses selbstverständliche Postulat wird im klinischen Alltag keineswegs immer beherzigt.

In einer vielbeachteten Untersuchung hat D. L. ROSENHAN, Professor für Psychologie an der Stanford University, die Reaktion von Ärzten und Pflegepersonal auf Fragen von Patienten analysiert. Im Rahmen dieser Untersuchung wurden 8 geistig völlig gesunde Menschen als Scheinpatienten in 12 verschiedene psychiatrische Kliniken der Vereinigten Staaten eingeschleust, nachdem sie vorgegeben hatten, Stimmen zu hören. Während des stationären Aufenthaltes verhielten sie sich völlig unauffällig. In 4 Kliniken wandten sich die Scheinpatienten mit alltäglichen Fragen an Ärzte oder Schwestern (z. B.: „Darf ich heute nachmittag im Garten spazierengehen?"). Auch wenn sich die Ergebnisse aus psychiatrischen Kliniken nicht verallgemeinern lassen, so sind die Ergebnisse doch wenig ermutigend: 71% der Ärzte gingen an den Fragestellern mit abgewendetem Kopf vorbei, 23% nahmen Augenkontakt auf, 2% hielten kurz inne und plauderten, und nur 4% blieben stehen und führten ein Gespräch. Schwestern und Pfleger schnitten bei dem Test noch schlechter ab.

Aktives Zuhören ist die beste Methode, um herauszufinden, welche Frage sich in Wirklichkeit *hinter* der gestellten Frage verbirgt. Ein Patient, der fragt: „Bekomme ich morgen wieder eine Infusion?", wird wahrscheinlich nur ausnahmsweise als Antwort ein kurzes Ja oder Nein erwarten. Denn hinter der Frage steht seine eigentliche Frage: Wie lange dauert die Behandlung noch? Wie erfolgreich war sie bisher? Kann ich auf Besserung hoffen?

Manche Fragen sind ihrem Wesen nach *„Stellvertreterfragen"*. Eine Frage wird anstelle einer anderen Frage gestellt, z. B. weil der Patient sich scheut, ein Problem direkt anzusprechen. Hinter der Frage eines Asthmatikers: „Muß ich für den Rest meines Lebens Kortison einnehmen?" steht in Wirklichkeit wahrscheinlich die Frage: „Ist mein Asthma heilbar?" Liegt die Vermutung nahe, daß es sich um eine solche Stellvertreterfrage handelt, so sollte die wahrscheinlich dahinter stehende Frage im Sinne der Metakommunikation offen angesprochen werden („Ich habe den Eindruck, daß Sie mir diese Frage aus einem besonderen Grund stellen. Trifft das zu?").

Patienten können durch *Wiederholen* der gleichen Frage ihren Arzt in milde Verzweiflung stürzen. In diesem Fall ist es entscheidend, herauszufinden, welche Gründe es dafür geben kann, daß ein Patient immer wieder die gleiche Frage stellt. Erwartet er eine andere Antwort, als er sie bekommen hat, weil er die Antwort nicht verarbeiten oder akzeptieren kann? Sind Ängste das hintergründige Motiv des wiederholten Fragens? Steckt hinter den wiederholten Fragen der Wunsch nach ständig erneuter Bestätigung, daß alles nicht so schlimm, gefährlich oder aussichtslos ist? Fragt der Patient deshalb immer wieder, weil die Antwort des Arztes in dessen Wirklichkeit zwar richtig ist, nicht aber in derjenigen des Patienten?

Patienten, die mit einem mehr oder minder umfangreichen, meist *handgeschriebenen Fragezettel* in die Sprechstunde kommen, lösen in der Regel innere Stoßseufzer aus. Das Auflisten von Symptomen und Beschwerden wird häufig als Ausdruck einer psychopathischen Grundhaltung gewertet. Französische Kliniker haben dafür einen eigenen Ausdruck geprägt: La maladie du petit papier.

Warum neigen Ärzte dazu, auf handgeschriebene Fragezettel negativ zu reagieren? Der Patient tut nur, was ihm zusteht: Er hat eine Reihe unklarer Punkte, die ihm wichtig erscheinen, und wendet sich damit an seinen Arzt. Er verwendet eine Gedächtnisstütze, um möglichst keine Frage zu vergessen. Letztlich stellt der Fragezettel den Versuch des Patienten dar, seine Probleme und Symptome mit einer gewissen Systematik vorzutragen.

In den USA wurde das Phänomen des Patienten, der mit einem Fragezettel in die Sprechstunde kommt, systematisch untersucht. J. S. BURNUM hat in einer prospektiven Studie an 900 Patienten einer internistischen Praxis die Bedeutung des Fragezettels untersucht (1985). 72 der Patienten (8%) kamen mit einem Fragezettel in die Sprechstunde. Die Listen enthielten 5—6 Punkte, die längste Liste 20 Punkte. Sie stammte von einem psychisch völlig stabilen leitenden Angestellten. Die Fragen unterschieden sich vom Inhalt her nicht von den Fragen, die sonst im ärztlichen Gespräch gestellt werden. Gerade weil die Fragen vielfach komplex, aber auch systematisch gestellt wurden, bedurften sie einer sorgfältigen methodischen Beantwortung. Bei unvoreingenommener Betrachtung erwiesen sie sich als deutliche diagnostische Hilfe. Nur einer der 72 Patienten brachte den Untersucher durch immer neue, ausufernde Fragelisten an den Rand seiner Geduld. Für dieses Phänomen hat der Autor die schöne Bezeichnung „Polonius-Syndrom" in Anlehnung an die Figur des Polonius im *Hamlet* geprägt. BURNUM kommt in seiner Untersuchung zu dem Schluß, daß das Schreiben von Fragezetteln keine Krankheit für sich darstellt und die Schreiber in der Regel psychisch nicht krank sind. BURNUM: „Das Anhören eines Fragezettels ist nichts anderes als ein Teil des Zuhörens, der Schlüssel unseres Handwerks. Was immer dem Patienten hilft, sich auszudrücken, und dem Arzt hilft, den Patienten zu verstehen, ist akzeptabel."

Das einmalige geduldige Durchgehen des Fragezettels hat meist einen deutlich entlastenden Effekt für den Patienten und spart indirekt Zeit, weil die unzusammenhängende, unsystematische Besprechung von Problemen meist zeitraubender und unergiebiger ist. *Ausuferndes Fragen* läßt sich eindämmen, indem man dem Patienten im Gespräch ein klares, begrenztes Angebot unterbreitet und beispielsweise fragt: „Was sind die zwei wichtigsten Punkte, die Sie mit mir besprechen wollen?"

Ein Patient, der *keine Gegenfragen* stellt, sollte seinen Arzt mißtrauisch stimmen. Was Ärzte ihren Patienten sagen, ist in der Regel weder sprachlich noch vom Inhalt her so unmißverständlich, daß keine Gegenfragen auftauchen. Es gibt verschiedene Gründe, warum ein Patient keine Fragen stellt: Vielleicht spricht der Arzt mit ihm über etwas, das mit dem wirklichen Problem des Patienten nichts zu tun hat? Vielleicht drückt er sich so unverständlich aus, daß der Patient es nicht wagt, durch eine Gegenfrage zu zeigen, wie wenig er verstanden hat, besser gesagt, verstehen konnte? Vielleicht ist das, was der Patient von seinem Arzt erfährt, für ihn so schwerwiegend oder beeindruckend, daß er im Augenblick gar nicht imstande ist, eine Gegenfrage zu formulieren?

Es gibt daher gute Gründe, Patienten zum *Fragen aufzufordern*. Diese Aufforderung hat Kontrollfunktion: Hat der Patient verstanden, worum es geht? Gibt es hemmende oder blockierende Einflüsse, die den Patienten am Fragen hindern? Haben sich Mißverständnisse im Gespräch eingeschlichen? Geht es Arzt und Patient überhaupt um die gleiche Sache?

Checkliste: Zum Frageverhalten des Patienten

1. Warum fragt der Patient *wirklich* (Informationsbedürfnis, Suche nach Zuwendung, Kritik, Hilferuf)?
2. Warum fragt er gerade *jetzt* diese Frage?
3. Handelt es sich um eine Frage *hinter* der Frage?
4. Warum *wiederholt* der Patient eine Frage immer wieder?
5. Warum fragt der Patient *nicht* (Angst, Zeitdruck, Sprachbarriere, verschiedene Wirklichkeiten)?
6. Wurde der Patient ausreichend stimuliert, *selbst* zu fragen?

Die Pause im Gespräch

Wie das Sprechen ist auch die Pause ein essentieller Bestandteil des Gesprächs. Die *Pause* ist eine *besondere Form des Schweigens.* Sie kann gewollt und bewußt eingelegt werden oder ungewollt auftreten.

Je nach ihren Gründen kann die Gesprächspause als *konstruktives Element* der Gesprächsführung dienen oder Ausdruck einer *problematischen Gesprächssituation* sein. Wegen des ambivalenten Charakters der Gesprächspause ist es wichtig, ihren vermutlichen Grund rasch zu analysieren und zu lernen, sie gesprächstechnisch wirkungsvoll einzusetzen. Der produktiven, unter Umständen sogar schöpferischen Funktion der Pause steht ihre Funktion als Signal einer problematischen Gesprächsentwicklung gegenüber. Generell kann eine Entschärfung des Problemcharakters der Pause dadurch erreicht werden, daß ihr Grund für die Gesprächspartner erkennbar wird. Es ist also beispielsweise besser, wenn der Arzt, der sich im Augenblick über die richtige Weiterführung des Gesprächs unsicher ist, dem Patienten sagt: „Diesen Punkt möchte ich mir kurz überlegen" und dann eine kurze Entscheidungspause einlegt, als wenn er stumm und undurchsichtig seinem Gesprächspartner gegenübersitzt.

Nach ihren *Gründen* lassen sich die Gesprächspausen in folgende Gruppen unterteilen:

Entscheidungspausen

Sie erlauben es dem Patienten, über das Gesprochene kurz nachzudenken, es zu verarbeiten oder den weiteren Gesprächsverlauf zu überdenken. Zum konstruktiven Gesprächsverlauf gehört also, nicht nur sich selbst, sondern auch seinem Gesprächspartner eine Pause einzuräumen. Sie ist *kein Zeitverlust,* sondern eher ein Zeitgewinn, weil sie letztlich der Gesprächsstrukturierung dient.

Auch für das kurze Verarbeiten von Botschaften sind Pausen im Gespräch erforderlich. Damit wird ein Überfahren oder Überfordern des Patienten vermieden. So ist es beispielsweise falsch, einem Patienten, dem gerade eine schwerwiegende Diagnose eröffnet wurde, ohne Pause sofort die verschiedenen therapeutischen Möglichkeiten aufzuzeigen. *Beendigung* oder *Wechsel eines Themas* lassen sich ebenfalls durch eine Pause deutlich machen.

Meist macht die *Körpersprache* den Grund der Pause deutlich. Pausen, die der Besinnung oder dem Überlegen dienen, gehen meist mit einer Unterbrechung des Blickkontakts einher. Dient die Pause dazu, ein Thema zu beenden, so nimmt der Partner meist unmittelbar vor Beginn der Pause ungerichteten Blickkontakt auf, unterbricht ihn dann und nimmt ihn in kurzen Zeitabständen wieder auf, und zwar meist ungerichtet, wenn er über die Fortsetzung des Gesprächs nachdenkt, dagegen gerichtet und damit fragend, wenn er eine Reaktion erwartet (DAHMER und DAHMER).

Die Pause als kontaktives Geschehen

Die Pause, die der Gesprächspartner einlegt, der im Gespräch an der Reihe wäre, kann eine deutliche *Kontaktfunktion* besitzen. Die Pause als besondere Form des Schweigens kann ferner Ausdruck *aktiven Zuhörens* sein. Mit anderen Worten: Die Pause kann *bewußt* eingelegt werden, um auszudrücken: Ich habe verstanden, was du mir gesagt hast, oder: Ich stimme dir zu.

Der Charakter der *Zustimmung* oder des *Verstehens* wird in der Regel durch nonverbalen Ausdruck (Nicken, Zulächeln) verdeutlicht.

Fehlt die nonverbale Unterstreichung, ist ein Mißverständnis nicht auszuschließen, weil der Gesprächspartner leicht verunsichert sein oder das Gefühl bekommen kann, seinen Partner im Gespräch nicht erreicht zu haben. Die rein vokale kurze Zustimmung innerhalb der Pause, z. B. durch „mhm", kann sehr nützlich sein, weil sie eine aktive verstehende Zuwendung signalisiert, nicht aber bereits Zustimmung einschließt. So einfach diese Reaktion erscheint, so nützlich kann sie sein, um einen Gesprächspartner durch die zustimmende Pause das eigene Interesse erkennen zu lassen und ihn dadurch zum Weitersprechen und zur thematischen Vertiefung zu motivieren.

Pausen durch Blockierung

Sie sind im engeren Sinne nicht natürliche Sprechpausen, sondern unerwünschte *Gesprächsunterbrechungen*. Sie haben meist *emotionale* Gründe, können daher quälenden Charakter bekommen und leicht ihrerseits emotionale Reaktionen auslösen. Für *Gesprächsblockierungen* gibt es eine ganze Reihe von *Gründen*:

Der Gesprächspartner kann *gehemmt* sein, weil der Gesprächsinhalt ihn belastet oder er Probleme hat, sich zu öffnen, bzw. weil noch keine tragfähige Vertrauensbasis im Gespräch entwickelt worden ist. Die Beachtung der Körpersprache des Gesprächspartners kann zur Erkennung und Aufschlüsselung von Hemmungen nützlich sein.

Es kann eine Situation der *Ablehnung* (Widerstand) bestehen. Der Patient ist *nicht gesprächsbereit*, entweder weil er das angeschnittene Thema meiden möchte oder weil er den Arzt als Gesprächspartner ablehnt. Liegen deutliche Zeichen der Ablehnung vor, so ist es wenig zweckmäßig, das Gespräch fortzusetzen. Es empfiehlt sich vielmehr, den Grund der Gesprächsunterbrechung klar anzusprechen (Metakommunikation) und mit einem späteren Gesprächsangebot zu verbinden. Beispiel: „Ich habe den Eindruck, daß Sie über diese Sache jetzt nicht sprechen möchten. Ich schlage vor, daß wir uns zu einem für Sie günstigeren Zeitpunkt noch einmal darüber unterhalten."

Die Gesprächspause kann ihre Ursache auch darin haben, daß das Gespräch einen Punkt erreicht hat, in dem eine *Konfliktsituation* deutlich wird. Das gleiche gilt für Situationen, in denen ein Gespräch den sogenannten *kritischen Punkt* erreicht hat. Um ein emotionales Aufschaukeln oder Überborden zu vermeiden, wird die Gesprächspause als stabilisierendes Moment benutzt. Die Pause signalisiert dann sozusagen die *„Ruhe vor dem Sturm"*.

In solchen Fällen tritt nur verbal Ruhe ein, während die Körpersprache sehr deutlich die drohende „Explosion" im Gespräch ankündigt. Hier ist im übrigen eine typische Situation des Auseinanderklaffens von verbaler und nonverbaler Kommunikation gegeben.

Schließlich kann der Arzt beim Patienten Gesprächspausen auslösen, weil dieser ihn *nicht versteht* oder — besser gesagt — weil der Arzt ihn *überfordert*. Das *Nichtverstehen* kann sich auf rein sachlicher Ebene, aber auch im Emotionalen abspielen. Auch die *Überforderung* kann sowohl die kognitiven Funktionen als auch die emotionale Tragfähigkeit betreffen.

Die emotional bedingte Pause im Sinne der Blockierung führt häufig zur *Unterbrechung des Blickkontakts* und auch zum Abwenden des Gesichts. Die Abwendung weist in der Regel auf Ablehnung, Hemmung oder Konflikt hin, während Überforderung und Nichtverstehen mimisch mehr mit dem Ausdruck des Hilfesuchens verbunden sind.

Es gibt eine Reihe von *gesprächstechnischen Möglichkeiten*, derartige *Blockierungen zu lösen*. Auf sie wird später ausführlich eingegangen.

Gesprächspausen durch Unterbrechung

Sie können vielfältige Gründe haben. *Erinnerungsschwierigkeiten* oder *Gedächtnisprobleme* sind gerade beim älteren Menschen eine häufige Ursache von Gesprächsunterbrechungen. Die Körpersprache verrät dabei die innere Unruhe und Anspannung des Gesprächspartners. Besonders unliebsame Unterbrechungen resultieren aus *rein äußeren ungünstigen Umständen,* wie Lärmbelästigung, Telefongeklingel, Unterbrechungen durch andere. Unterschiedliche individuelle *Störschwellen* bewirken, daß für den einen Gesprächspartner der Grund der Unterbrechung offensichtlich, für den anderen weniger deutlich ist. Meist wird der Gesprächspartner, der ein besonders dringliches Anliegen schildert, durch derartige äußere Störfaktoren weniger beeinflußt als der aktiv Zuhörende.

Bei Visiten im Krankenhaus fällt es beispielsweise auf, daß Patienten das Weiterlaufen des Radios nicht als störend empfinden, während der zuhörende Arzt sich deutlich gestört fühlt. Gerade bei Gesprächen mit Kranken werden natürlich Faktoren wie *Müdigkeit, Erschöpfung* oder *Schmerzen* Gesprächspausen erzwingen, die selbstverständlich respektiert werden müssen.

Der Satz: „Ein Gespräch lebt von seinen Pausen" (WEISBACH und Mitarbeiter) ist ebenso richtig wie die Erkenntnis: „Pausen können der Tod eines Gesprächs sein." Der *Grund* für die Pause im Gespräch ist ausschlaggebend für die *Bedeutung*.

Die *Vorteile* der *bewußt eingesetzten Gesprächspause* liegen auf der Hand:

- Möglichkeit zum Überlegen, Nachdenken und Aufarbeiten,
- Beruhigung des Sprechflusses,
- Förderung der Intensität und Menge der Botschaften,
- Signalisieren von Themawechsel oder -ende,
- Möglichkeit zum emotionalen Ausklingen,
- Senken des Aggressionspegels beim Gesprächspartner.

Mögliche *Nachteile* der Gesprächspause bzw. -unterbrechung sind:

- Bruch in der Gesprächslinie,
- Mißverständnisse (Fehldeutung als Desinteresse, mangelnde Zuwendung oder Überheblichkeit),
- Gefühl der Frustration (Gesprächspartner fühlt sich alleingelassen),
- emotionale Belastung (besonders bei langen Pausen und wenn der Gesprächspartner sich über den Grund der Pause unklar ist),
- Erzeugen von Angst, wenn die Ursache der Gesprächspause unklar bleibt.

Die *Reaktion* auf Gesprächspausen ist von großer Bedeutung für den Fortgang des Gesprächs. Wichtig ist zunächst die Unterscheidung, ob es sich um *natürliche Sprechpausen* (Entscheidungspause, kommunikative Pause) handelt oder um Pausen durch *Blockierung* oder unerwünschte Unterbrechung.

Die Beobachtung *nonverbaler Botschaften* des Gesprächspartners erleichtert die Einordnung in natürliche Sprechpausen oder Gesprächsunterbrechungen. Von den natürlichen Sprechpausen „lebt das Gespräch" tatsächlich, während Blockierungen und Unterbrechungen auf einen Gesprächspartner ausgesprochen quälend wirken können, was in der Regel durch Körpersprache signalisiert wird. Die Überwindung von Blockierungen und Unterbrechungen im Gespräch kann eine ausgesprochen entlastende und lösende Wirkung auf den Gesprächspartner ausüben. Gesprächspausen sind daher keineswegs „Gesprächslücken", die unter allen Umständen und krampfhaft überwunden werden müssen. Der weniger Geübte neigt eher zu einem solchen Verhalten als der erfahrene Gesprächspartner, der Pausen taktisch bewußt einsetzen kann und ihre Vorteile kennt. Überspielen, Weiterreden oder Wiederholungen sind in den meisten Fällen wenig geeignet, das Gespräch trotz Unterbrechung wieder in Gang zu bringen oder zu halten.

Die Pause im Gespräch erfordert eine *adäquate Reaktion:*

- Analyse der Ursache,
- Fähigkeit, Pausen anzunehmen,
- Hilfen anbieten,
- Pausenbedürfnis respektieren.

Die Fähigkeit, zum richtigen Zeitpunkt Pausen im Gespräch einzulegen, ist an die Fähigkeit, geduldig zuhören zu können, gebunden.

Die richtige Pausentechnik

Zum *Erlernen der richtigen Pausentechnik* empfiehlt R. LAY: „Sprechen Sie erst, wenn der andere wenigstens 3 Sekunden schweigt." Dieses Verhalten ist allerdings nur für das Training geeignet. LAY führt aus, daß eine Pause von mindestens 3 Sekunden im Training scheinbar leicht zu proben ist, wenn man sich über die Dauer von 3 Sekunden klar wäre. Zahlreiche Tests haben ergeben, daß eine Sprechpause von etwa 1,8—2,2 Sekunden kaum mehr emotional toleriert wird (mitunter auch nicht von dem, der bislang sprach), so daß einer der Partner unter Sprechzwang vorzeitig die Pause beendet.

Gesprächspausen		
	1. Gesprächsfördernde Pausen	
	Entscheidungspausen:	nachdenken überlegen verarbeiten Thema wechseln/beenden
	Kommunikative Pause:	Verständnis Zustimmung
	2. Gesprächshemmende Pausen	
	Blockierungen: (Ursachen)	Hemmung Ablehnung Konfliktsituation emotionale Überwältigung nicht Verstehen Überforderung
	Unterbrechungen:	äußere Störfaktoren Müdigkeit, Erschöpfung Schmerz

Dieses Training zeigt sehr bald, wie häufig wir geneigt sind, unsere Gesprächspartner zu unterbrechen, und nicht die Fähigkeit besitzen, notwendige Gesprächspausen einzulegen. *Unterbrechen* oder *Nicht-aussprechen-Lassen* ist das Gegenstück zur bewußt eingesetzten Gesprächspause. Besonders der vielredende Gesprächspartner („Dauerredner") provoziert leicht die Gesprächsunterbrechung. Eine Gesprächsunterbrechung lohnt in aller Regel *nicht,* weil nur Ausredenlassen die Chance bietet, die aktuellen Anliegen des Partners erfassen zu können.

Das Einlegen von *Pausen* ist vor allem dann *dringend zu empfehlen,* wenn der Gesprächspartner „emotional überwältigt" ist. Die Pausentechnik eignet sich ferner gut, wenn Konflikte im Gespräch zum allmählichen wechselseitigen „emotionalen Aufschaukeln" der Gesprächspartner führen. Der Aggressionspegel eines Gesprächspartners läßt sich durch Ausredenlassen und zusätzliche Pausen deutlich senken.

Die *günstigste Länge der Pause* im Gespräch muß intuitiv erfaßt werden, weil die zu lange Pause ebenfalls frustrierend wirken, zu Mißverständnissen und Ängsten führen und ihrerseits wieder aggressionsfördernd wirken kann.

Hilfe bei Gesprächsunterbrechungen

Pausen oder Unterbrechungen, die emotional quälend wirken, den Gesprächsfluß übermäßig hemmen oder drohen, zum völligen Gesprächsabbruch zu führen, können durch verschiedene Hilfen des Gesprächsführenden überwunden werden:

Der Gesprächspartner darf nicht das Gefühl bekommen, daß die Gesprächspause, die er einlegt, für den anderen belastend ist, weil dies seine Blockierung noch verstärkt. Der Arzt muß also dem Patienten *zeigen,* daß er die *Pause akzeptiert,* daß sie ihn selbst nicht belastet und daß er weiterhin gesprächsbereit ist. Gleichzeitig kann er den Patienten anregen, weiterzusprechen.

Beispiele:
„Überlegen Sie in aller Ruhe",
„Sie haben genügend Zeit, darüber nachzudenken",
„Es macht nichts, wenn Sie sich die Sache überlegen wollen",
„Wir können gerne weitersprechen, sobald Sie sich diesen Punkt überlegt haben."

Mit dem letzten Satz wird dem Patienten nicht nur Gelegenheit gegeben, nachzudenken, sondern auch ein Anstoß gesetzt, das Gespräch weiterzuführen. Dies kann auch mit anderen Wendungen erfolgen:
„Sollen wir jetzt über diesen Punkt weitersprechen?",
„Sprechen Sie ruhig darüber, wenn Sie diesen Punkt jetzt für wichtig halten."

Wenn wir uns nicht im klaren sind, worauf die Gesprächsunterbrechung durch den Partner zurückzuführen ist, können wir ihm durch *Wiederholung* anbieten, das vorherige Gesprächsthema wieder aufzugreifen. Seine Reaktion zeigt uns dann, ob die Gesprächspause eine natürliche Pause war oder ob ihr eine Blockierung zugrundeliegt, zum Beispiel:

„Sie sprachen gerade über die Probleme, die Sie mit Ihrem Sohn haben."

„Sie haben mir gerade erzählt, daß Sie sich wegen des Kältegefühls in den Beinen etwas Sorgen machen. Welche Befürchtungen haben Sie konkret?"

Ergeben sich aus dem zuvor Gesagten und dem nonverbalen Ausdruck Zeichen der *Hilflosigkeit* beim Gesprächspartner, so kann durch *Brückenbauen* der Dialog wieder aufgenommen werden.

„Ich sehe, daß Sie das Ganze verständlicherweise sehr belastet. Erzählen Sie mir einfach, wo Sie die größten Schwierigkeiten sehen."
„Je genauer Sie mir erzählen, wo Ihre Schwierigkeiten liegen, um so leichter wird es uns fallen, das Problem zu lösen."

Den Effekt einer *Blockierung* kann man aufzuheben versuchen, indem man sie im Sinne der Metakommunikation *direkt anspricht*.

Hilfe bei Gesprächspausen durch Blockierung

1. Pause *erkennbar akzeptieren*.
2. Pause als *Entscheidungspause* anbieten.
3. Gesprächsthema durch *Wiederholung* wieder aufgreifen.
4. Bei Zeichen der Hilflosigkeit *Brückenbauen*.
5. *Blockierung* direkt *ansprechen* (Metakommunikation).
6. Bei drohendem Gesprächsabbruch *Gesprächsverschiebung* anbieten.

Das befreit den Gesprächspartner vom Druck der unerwünschten Pause und bietet ihm die Möglichkeit, ohne „Gesichtsverlust" das Gespräch wieder aufzunehmen.

Beispiele:
„Es fällt Ihnen jetzt schwer, darüber zu sprechen."
„Kostet es Sie Überwindung, über diesen Punkt zu reden?"
„Ich kann gut verstehen, daß Sie jetzt zögern, weiterzusprechen."

Der Patient, der zu weinen droht oder emotional überwältigt wird, ist fast immer blockiert und unfähig, weiterzusprechen. Hier müssen sehr behutsame Worte gewählt werden, um die Situation nicht emotional noch weiter aufzuschaukeln. Sätze wie: „Weinen Sie sich ruhig aus!" oder „Der Tod Ihres Mannes geht Ihnen doch sehr nahe", führen mit größter Sicherheit zu einer Verstärkung des emotionalen Drucks oder zum Tränenausbruch.

Wenn also der *Gesprächsabbruch droht,* ist es eine Frage der Einschätzung des Gesprächsklimas, ob eine Pause oder eine Verschiebung des Gesprächs angeboten wird.

Beispiele:
„Vielleicht möchten Sie sich etwas beruhigen; danach können wir weitersprechen."
„Vielleicht hilft es Ihnen, wenn wir jetzt eine kurze Pause einlegen und danach versuchen, über das Problem weiterzusprechen."

Ist klar erkennbar, daß der Patient nicht in der Lage ist, das Gespräch fortzuführen, sollte vom *Arzt* das *Angebot zur Verschiebung des Gesprächs* ausgehen, um den Patienten nicht zusätzlich zu belasten. Am besten ist es, den Vorschlag ganz offen zu unterbreiten:

„Ich habe den Eindruck, daß es am besten ist, wenn wir das Thema beim nächsten Mal besprechen."
„Heute sollten wir über dieses Problem nicht mehr sprechen, beim nächsten Mal können wir uns in Ruhe wieder darüber unterhalten."

Das Thema muß beim nächsten Gespräch aber wirklich wieder aufgegriffen werden.

Natürliche Gesprächspausen sind unerläßliche Zäsuren im Gespräch. Sie dienen der Aufarbeitung von Botschaften während des Gesprächs, sie fördern den Gesprächsfluß, modulieren emotionale Störeinflüsse und bilden eine nonverbale Ergänzung des Gesprächs. Das Gespräch „lebt von seinen Pausen" auch deshalb, weil sie die natürliche Eigendynamik des Gesprächs mitbestimmen. Es ist also keineswegs so, daß in den Gesprächspausen „nichts geschieht", im Gegenteil. Unter Umständen kann die Gesprächspause mehr bewirken und mehr ausdrücken als das gesprochene Wort.

Nicht-Sprechen durch Sprechen

oder: Die Hohe Schule der kommunikativen Unverbindlichkeiten

Schweigen kann sehr beredt sein — und Reden ohne Aussage. Mit anderen Worten: Durch Sprechen wird manchmal weniger gesagt als durch Nicht-Sprechen. Diese Art, miteinander zu reden, ist in der Alltagssprache weit verbreitet. Es sind die Techniken

- der *kommunikativen Unverbindlichkeiten* („Fast könnte man annehmen, daß...");
- der *Man-Appelle* („Möglicherweise sollte man da härter durchgreifen...");
- der *unbestimmten Einschränkungen* („im großen und ganzen, gewissermaßen...");
- der *Verallgemeinerungen* („Im allgemeinen wirken die Tabletten aber doch gut");
- des Operierens mit *Möglichkeitsformen* („Es wäre vorstellbar, daß...");
- der *„Killerphrasen"* („Ich sehe gar nicht, wieso das für Sie ein Problem darstellt");
- der *„trojanischen Pferde"* im Gespräch, d.h. Scheininformationen, in deren „Bauch" Appelle oder Selbstdarstellungen eingeschleust werden.

Alle diese sprachlichen Unarten und weitverbreiteten Kommunikationstechniken, die für das ärztliche Gespräch tabu sein sollten, weisen folgende *gemeinsame Merkmale* auf:

- Sachliche Festlegungen werden vermieden,
- die Sprache wird gebraucht bzw. mißbraucht, um die wahren Sachverhalte zu verdecken, und
- die Scheu vor der persönlichen Identifizierung mit einer Aussage führt zum Ausweichen in scheinbar „allgemeingültige" Formulierungen.

Diese Sprache wimmelt von Wendungen wie „eigentlich", „an und für sich", „gewissermaßen", „sozusagen", „vielleicht", „und so weiter". Das Verführerische an dieser Gesprächstechnik besteht darin, daß sie es dem Gesprächsführenden ganz gut ermöglicht, im Gespräch über die Runden zu kommen, weil der Gesprächsverlauf äußerlich geglättet wird. In Wirklichkeit kommt das Gespräch jedoch nicht voran. Daher zählen diese kommunikativen Unverbindlichkeiten zu den starken Kommunikationsstörern.

Häufig gebrauchte „Kommunikationsstörer"

Man-Aussagen

Man-Aussagen sind eine beliebte sprachliche Technik der *Selbstverbergung*. Im Alltagsleben gibt es dafür zahllose Beispiele:

„Man sollte gut darüber nachdenken, wofür man sein Geld ausgibt" (statt: „Ich rate dir, darüber nachzudenken, was du mit deinem Geld machst."), „Man kann nicht alles haben" (statt: „Meiner Meinung nach verlangst du zu viel.").

Diese Man-sollte-, Man-müßte-, Man-könnte-Wendungen sind Appelle mit halbem Herzen. Ihre Überzeugungskraft ist daher gering, denn der Ratschlaggebende wählt die Tarnkleidung der Man-Formulierung, um sich selbst möglichst nicht zu exponieren.

In Patrick SÜSKINDS Roman „Die Taube" findet sich ein klassisches Beispiel der *Selbstverbergung durch eine Man-Aussage*. Die Concierge Madame Rocard wünscht, daß die Hauptfigur des Romans, Jonathan, eine Taube, die sich auf den Gang verflogen hat, verjagt. Sie wagt es aber nicht, Jonathan direkt aufzufordern: „Natürlich, Monsieur", sagte Madame Rocard, „der Gang muß saubergemacht werden. Aber als erstes muß man die Taube verjagen." „Ja", sagte Jonathan, „ja, ja...", und er dachte: Was meint sie? Warum sagt sie: M a n muß die Taube verjagen? Meint sie vielleicht, i c h sollte die Taube verjagen?

Es-Sätze

Es-Sätze stellen ebenfalls eine Methode der Selbstverbergung dar, sie anonymisieren eine rein persönliche Meinung und versuchen zudem, ihr den Charakter der Allgemeinverbindlichkeit zu verleihen:

„Es steht außer Zweifel, daß die jetzige Regierung unfähig ist."
„Es ist zu erwarten, daß dieses Bühnenstück literarisch kaum Bestand haben wird."

Die Es-Technik wird auch dazu angewandt, Kritik zu üben, ohne sich persönlich zu exponieren: „Es ist halsstarrig, nie von einer Meinung abzuweichen" (statt: „Ich halte dich jetzt für halsstarrig.").

Es-Aussagen werden auch benutzt, wenn der Sprechende Ansichten, Meinungen und Wertungen anderer (Partner, Eltern, Gesellschaft) wiedergibt, ohne sich tatsächlich mit ihnen zu identifizieren. Oft handelt es sich dann um zwar „geschluckte", aber nicht wirklich „verdaute" Meinungen. Mit Es-Aussagen im ärztlichen Gespräch wird der Patient häufig gar nicht erreicht, weil sie zwar den Charakter der Allgemeingültigkeit aufweisen, aber gerade dadurch auch unverbindlich und unpersönlich wirken. Es handelt sich um „freischwebende Informationen" zwischen den Gesprächspartnern, deren Appellwirkung sehr gering ist.

Übertreibungen und Verallgemeinerungen

Ein typisches Beispiel aus dem klinischen Alltag ist der Satz: „Sie werden *immer* mit Ihrem Magen Probleme haben, wenn Sie die Tabletten *nie* regelmäßig einnehmen."

Übertreibungen und Verallgemeinerungen zählen zu den klassischen „Gesprächsstörern", weil die Aussagen sachlich nicht richtig und meist ohne Überzeugungskraft sind. Der Argumentation wird ein Gewicht beigemessen, das sie in der Realität nicht besitzt. Der Gesprächspartner fühlt sich dadurch erdrückt oder reagiert mit überzogener Gegenwehr.

Die Verallgemeinerung ist eine typische Gesprächstechnik, die zur *Asymmetrie* führt, weil sie ein Autoritätsgefälle aufbaut. Sie ist ein beliebtes Sprachmittel bei Eltern-Kind-Auseinandersetzungen oder „Gesprächen" zwischen Vorgesetzten und Untergebenen. *Immer* und *nie* sind häufige Bestandteile sogenannter Killerphrasen. Sie erdrosseln das Gespräch, weil sie eine vernünftige Argumentation unmöglich machen.

Unbestimmte Einschränkungen

Es lohnt sich, bewußt darauf zu achten, wie häufig in der Umgangssprache unbestimmte Einschränkungen benutzt werden:

„unter Umständen", „gewissermaßen", „im großen und ganzen", „an und für sich", „irgendwie", „eigentlich", „und so weiter" ...

Wir benutzen diese Worte, wenn wir etwas (noch) nicht mit Bestimmtheit sagen können oder wollen. Insofern sind unbestimmte Einschränkungen ein nicht verzichtbarer Bestandteil unserer Sprache. Ihre ständige Verwendung eröffnet jedoch sprachliche Schlupfwinkel und Fluchtwege, um sich vor klaren Aussagen zu drücken. Auf dem Verschiebebahnhof der eigenen Unsicherheit werden mit diesen Wörtern Aussagen, Entscheidungen und Wertungen sozusagen auf Abstellgleise geschoben.

Unbestimmte Einschränkungen, die in der Umgangssprache akzeptabel sein und dort eine gewisse Schutzfunktion entfalten können, bilden im Gespräch zwischen Arzt und Patient eine häufige Quelle von Mißverständnissen, Beunruhigungen und Ängsten. Der Patient, der hört, daß seine Operation „im großen und ganzen" erfolgreich war, kann leicht verstehen, daß sie doch nicht ganz erfolgreich war. Ein Patient, der erfährt, daß „eigentlich" ein solcher Anfall nicht mehr auftreten kann, wird kaum beruhigt sein, weil diese Formulierung nicht ausschließt, daß die Gefahr eines neuen Anfalls doch besteht. Und wenn „unter Umständen" eine Untersuchung wiederholt werden muß, wird sich der Patient beunruhigt fragen: unter welchen Umständen?

Unbestimmte Einschränkungen verstoßen auch gegen die Grundforderung der erfolgreichen und verständlichen Sprache, die einfach, kurz, anschaulich und geordnet ist. Natürlich bedeutet dies nicht, daß unbestimmte Einschränkungen im ärztlichen Gespräch absolut zu vermeiden sind. Gezielt und sparsam eingesetzt, können sie eine Überbrückungshilfe in wirklich unklaren und noch nicht ganz überschaubaren Situationen sein. Entscheidend ist jedoch, daß der Arzt darauf achtet, wie diese Einschränkungen beim Patienten „ankommen". Wird damit erreicht, daß ein vorläufig noch nicht geklärter Punkt in gegenseitigem Einverständnis „vertagt" werden kann, bedarf es keiner weiteren Erläuterungen. Erscheint der Patient jedoch unbefriedigt oder verängstigt, oder bauen sich Mißverständnisse auf, muß eine weitere Klärung folgen.

Wir-Aussagen

Wir-Aussagen haben einen *ambivalenten* Charakter, weil sie aus sehr unterschiedlichen Gründen und mit unterschiedlichen Intentionen verwendet werden. Ein Politiker, der in seiner Rede sagt: „Wir sind überzeugt, daß eine Verbesserung der Arbeitsmarktlage in absehbarer Zeit eintreten wird", verwendet die Wir-Aussage als *Stärkung* der eigenen Person. Der Vater, der zum Sohn sagt: „Wir machen uns Sorgen um deine schlechten Zeugnisnoten", übt verstärkten Druck aus, weil er stellvertretend für andere, hier für den anderen Elternteil, mitspricht. Wenn in einer Diskussionsbemerkung gesagt wird: „Wir sollten die Tatsache nicht außer acht lassen, daß die Arbeitsmoral von Gastarbeitern öfter zu wünschen übrig läßt", dann wird hier eine persönliche Meinung hinter dem unbestimmten „Wir" versteckt. Der Krankenpfleger, der zu dem Patienten sagt: „Jetzt nehmen wir schön diese Tablette ein, damit wir heute nacht besser schlafen", versucht durch die Wir-Aussage ein Gefühl von Gemeinsamkeit und Verständnis auszudrücken.

Mit Wir-Aussagen kann die eigene Person aus der Schußlinie genommen werden, um unbequeme Dinge mit der Stimme einer zwar nicht genau definierten, aber anscheinend großen Mehrheit zu artikulieren, eine Technik, die besonders häufig in politischen Fernsehinterviews, Wahlreden oder öffentlichen Erklärungen anzutreffen ist. Wir-Aussagen können also eine Methode darstellen, um die eigene Position unbemerkt zu stärken, eigene Meinungen und Wünsche durch eine anonyme Autorität zu verkünden und sich trotz einer gegensätzlichen Position unangreifbar zu machen.

Wir-Aussagen erfüllen aber auch eine *Harmonisierungsfunktion,* die jedoch 2 Seiten aufweist:

Zielt das Harmoniebestreben darauf ab, Gemeinsamkeiten zu fördern oder zu betonen, kann diese Technik im Gespräch nutzbringend eingesetzt werden. Die Wir-Aussage kann aber auch mißbraucht werden, um nur scheinbar eine Harmonie zu erzeugen, obwohl in Wirklichkeit eine gegenteilige Ansicht hinter einem sprachlichen Schutzwall verborgen wird: „Wir sollten das Ganze nicht dramatisieren..."

Gegensätzliche Übereinstimmung

Gibt es eine „gegensätzliche Übereinstimmung"? Natürlich nicht. Um so erstaunlicher ist es, wie häufig im Gespräch formal mit der Technik des „Gegensatzes in der Übereinstimmung" operiert wird.

Ein hübsches Beispiel dafür ist die Anekdote, in der ein Neurochirurg auf die Frage, ob Subarachnoidalblutungen grundsätzlich sofort operiert werden sollten, antwortet: „Ja, aber nicht am Wochenende."

Die häufigste Form, Übereinstimmung auszudrücken, obwohl man gegensätzlicher Ansicht ist, sind Ja-aber-Formulierungen. Es gibt eine ganze Reihe von Variationen dieser Technik:

„Sicher, doch..."
„Das stimmt schon, aber..."
„Völlig richtig, jedoch..."
„Ganz genau, dennoch..."
„Völlig einer Meinung, aber..."
„Richtig, bloß..."

Eine Ja-aber-Formulierung kann zulässig sein, wenn grundsätzlich eine Übereinstimmung zwischen den Gesprächspartnern besteht, der eine Partner jedoch auf eine sinnvolle Einschränkung hinweisen oder darauf aufmerksam machen möchte, daß es begründete andere Ansichten gibt.

Beispiel:
Frage: „Halten Sie die Einführung einer Geschwindigkeitsbeschränkung für zweckmäßig?" Antwort: „Ja, aber mehr unter dem Gesichtspunkt der Verkehrssicherheit als der Umweltfreundlichkeit."

Ja-aber-Formulierungen werden jedoch viel häufiger eingesetzt, um den Gesprächspartner durch die scheinbare Zustimmung „ruhigzustellen" oder „mundtot" zu machen oder eine konträre Ansicht auszudrücken, ohne sich in den „argumentativen Clinch" zu begeben.

Wer das erste Knopfloch verfehlt, kommt mit dem Zuknöpfen nicht zurande . . .

Johann Wolfgang VON GOETHE,
Maximen und Reflexionen

Das Gespräch beginnt

Der Gesprächsanfang, wenn Arzt und Patient sich zum erstenmal begegnen, ist häufig die schwierigste Phase ihrer Gesprächsbeziehung und richtungweisend für alle weiteren Gespräche. Ähnlich wie der „erste Eindruck" bestimmend für den weiteren Verlauf zwischenmenschlicher Begegnungen sein kann, kann die Wirkung des „ersten Wortes" richtungweisend für die Entwicklung des Arzt-Patienten-Verhältnisses werden.

Die Kommunikation zwischen Arzt und Patient hat keine wirkliche Parallele. Beim Arzt setzt sie umfassendes Einfühlungsvermögen, Kompetenz und hohe Belastbarkeit voraus. Der Patient wiederum muß sich bis zu einem Grade mit seinen Problemen, Beschwerden und Ängsten offenbaren, wie dies gegenüber einem zunächst Fremden in kaum einer anderen Situation der Fall ist. Die Beziehung zwischen Arzt und Patient ist keine „gesellschaftliche Beziehung im gewöhnlichen Sinne" (FROEHLICH und BISHOP) und auch keine klassische Geschäftsverbindung, obwohl sie für beide Teile mit weitreichenden juristischen Implikationen verbunden ist.

Was geschieht, wenn Arzt und Patient sich zum erstenmal begegnen? Die Antwort auf diese Frage enthält zugleich den Schlüssel zum richtigen Gesprächsbeginn:

- Es begegnen sich zwei zunächst *Fremde,* die aber möglichst rasch eine gemeinsame Vertrauensbasis finden sollen, welche die Lösung zum Teil sehr persönlicher Probleme ermöglicht.
- Die Situation ist nicht ohne *Spannung:* Der Patient fragt sich, ob und welche Hilfe es für ihn gibt, der Arzt, welche Aufgabe sich für ihn stellt.
- Der Patient kommt mit bestimmten *Erwartungen;* diese können realistisch, aber auch völlig irrational sein.
- Häufig bestimmen *Ängste* und *Hemmungen* den Gesprächsanfang: Die Angst des Patienten vor dem, was auf ihn zukommen wird; Hemmungen, wenn es sich um sehr persönliche, schwierige oder tabuisierte Probleme handelt; der Zweifel des Arztes, ob er seiner Aufgabe gewachsen ist.

- Eine *Beziehung* beginnt sich zu entwickeln, deren Bedeutung noch nicht absehbar ist. Zwischen einer kurzen und bald vergessenen Begegnung und einer Arzt-Patienten-Beziehung von schicksalhafter Reichweite sind alle Möglichkeiten offen.

Die obigen Antworten zeigen, worauf es beim Gesprächsbeginn ankommt:

- Das Gefühl der *Fremdheit* muß *rasch überwunden* werden. Der Patient soll das Gefühl haben, daß er willkommen ist. Eine Anwärmphase und verbale „Eisbrecher" erleichtern den ersten Kontakt.
- Der Patient muß *Zeit* bekommen, sich zu öffnen.
- Von Anfang an muß das Verhalten des Arztes durch *Zuwendung, Interesse* und *Freundlichkeit* geprägt sein.
- Der Patient muß *gesichert* und *aufgeschlossen* werden.
- *Mißverständnisse*, z. B. über die Rolle des Gesprächspartners oder das Gesprächsziel, müssen *ausgeräumt* werden.
- *Nonverbale Zeichen* von *Angst* und *Hemmung* müssen erkannt und möglichst rasch abgebaut werden.

Die *Devise* des Gesprächsbeginns ist der „konstruktive Anfang" (R. BANG). Abgesehen von Notfallsituationen ist *nicht* die Gewinnung von Informationen oder die Problemlösung die vorrangige Aufgabe am Gesprächsbeginn, sondern die Herstellung einer stabilen Beziehung zwischen Arzt und Patient. Sie bildet auch die Basis für das *Im-Gespräch-Bleiben*. Die Bedeutung des Im-Gespräch-Bleibens darf nicht unterschätzt werden. Dies gilt für alle dialektischen Situationen. So ist beispielsweise die sogenannte große Politik ohne das Phänomen des Im-Gespräch-Bleibens undenkbar: Dort sind sich die Gesprächspartner im klaren, daß Abrüstungsverhandlungen, auch wenn sie sich über Monate und Jahre ergebnislos hinziehen sollten, immer noch besser sind als das schweigende Verharren in der Position „kalter Krieger". Dies steht nicht im Widerspruch zu dem Postulat, daß die originäre Aufgabe des Gesprächs zwischen Arzt und Patient die Problemlösung ist.

Das Gespräch zwischen Arzt und Patient wird um so ergiebiger sein, je besser der Arzt in der Lage ist, die *freie Aussage* des Patienten zu fördern. Wie kann dies erreicht werden? Die Antwort lautet: Beistand und Beruhigung — Empathie — emotionales Angebot.

Beistand stellt ein Verhalten dar, das dem Patienten Interesse, Teilnahme und Verständnis für sich und sein Problem signalisiert. *Beruhigung* erhöht die Sicherheit des Patienten und damit sein Selbstwertgefühl. *Empathie* bedeutet Anerkennung der Empfindungen und Gefühle des Patienten ohne Kritik, selbst wenn der Arzt sie nicht teilt (s. Seite 46). Durch das *emotionale Angebot* läßt der Arzt eine sachliche und zugleich warmherzige Anteilnahme erkennen. Sie ist nicht zu verwechseln mit Sentimentalität, Sympathie oder Mitleid. Der gelegentlich benutzte Begriff der „professionellen Nächstenliebe" sollte für das emotionale Angebot nicht benutzt werden, da er letztlich einen Widerspruch in sich selbst darstellt (so wenig wie professionelle Liebe etwas mit wahrer Liebe zu tun hat).

Das emotionale Angebot kann verbal und nonverbal erfolgen. Die einfachste nonverbale Form des emotionalen Angebots ist das *Lächeln*. Lächeln ist das Gegenteil von „Pokerface" und „Betongesicht". Es zählt zu den zuverlässigsten Eisbrechern und Gesprächsöffnern. Im Lächeln steckt eine schöpferische Kraft. Lächeln entspannt den Lächelnden selbst, Lächeln antagonisiert Hektik. Lächeln hat einen ausgeprägten ansteckenden Effekt, und es ist emotional überzeugend: „Man lächelt niemandem zu, den man gefühlsmäßig ablehnt oder verachtet, den man nicht in seiner menschlichen Würde anerkennt oder in dem man einen unsympathischen Versager sieht. Man glaubt dem Helfer, der einem zulächelt, sein Interesse und Besorgtsein selbst dann, wenn er über beides nicht spricht" (R. BANG). Sich der Wirkung des Lächelns zu bedienen, bedeutet nicht, den Arztberuf als „Lächelberuf" abzuqualifizieren.

Empathie entgegenzubringen und Verständnis zu signalisieren, bedeuten nicht, dem Patienten *sachlich* zuzustimmen. Bemerkungen wie: „Ich verstehe Sie völlig" können beim Patienten den Eindruck einer Zustimmung erwecken, die in Wirklichkeit nicht vorhanden ist. Dennoch sind emotionales Angebot und Deutlichmachen von Verständnis auch in diesen Fällen möglich, beispielsweise durch Wendungen wie: „Aus Ihrer Sicht kann ich verstehen, daß Sie so darauf reagiert haben." Oder: „So wie Sie den Vorfall schildern, erscheint mir Ihr Verhalten durchaus begreiflich."

Eine der wichtigsten Regeln für den Gesprächsanfang stammt von Ruth BANG: „Anfangen, wo der andere steht!" Dies bedeutet zweierlei:

1. Nicht anfangen, wo ich selbst stehe.
2. Den *Standort* des Gesprächspartners erkennen und akzeptieren.

Neben der Ermittlung des *äußeren* Standorts (sozialer Status, Bildungsniveau usw.) ist die Bestimmung des *inneren* Standorts wesentlich: Welches sind die Wünsche, Erwartungen, Gedanken, Gefühle und Wertvorstellungen des Patienten? Wie erlebt er seine Krankheit? Wie sieht er sie retro- und prospektiv? Welche Lebensbereiche werden von seiner Erkrankung tangiert?

Je deutlicher der innere Standort des Patienten auszumachen ist, um so weniger besteht die Gefahr, sich im Gespräch quasi im Blindflug zu bewegen. Natürlich können nicht unerhebliche Widerstände von seiten des Patienten, wie Tarnung, Mangel an Selbstverständnis und konventionelle Klischees, die Bestimmung des inneren Standorts erheblich erschweren.

Ein 2. wichtiges Prinzip der Gesprächseröffnung besteht darin, dem *Patienten* von Anfang an eine *aktive Rolle* zu erlauben. Dies wird erleichtert durch die Methode des „offenen Anfangs".

Voraussetzung für den *offenen Anfang* ist eine überwiegend offene Fragetechnik, wobei sparsam eingesetzte geschlossene Fragen mehr der Steuerung der großen Linie dienen. Ein Bombardement mit geschlossenen Fragen kann rasch zu Verhärtung, innerlichem Rückzug oder Steckenbleiben in Oberflächlichkeiten führen. Ein derartiges „Fragenkorsett" (L. R. SCHMIDT) engt den Patienten ein und nimmt ihm die Möglichkeit, seine eigene Perspektive deutlich zu machen. Durch die freie Schilderung mit eigenen Worten wird die Gefahr verringert, daß der Patient dem Arzt statt eines patientenspezifischen ein sogenanntes „arztgerechtes" Beschwerdebild von fragwürdigem Informationswert liefert. Hinzu kommt, daß die freie Form der Problemdarstellung eine deutliche Entlastungsfunktion besitzt.

Praktische Aspekte der Gesprächseröffnung

Regeln zur Praxis der Gesprächseröffnung können nur mit großer Vorsicht aufgestellt werden, weil der Arzt gerade beim Gesprächsbeginn über einen weiten persönlichen Spielraum verfügen muß und die individuelle Situation des Gesprächsanfangs außerordentlich variabel ist. Es ist daher durchaus legitim und in bestimmten Fällen sogar notwendig, von den folgenden Empfehlungen abzuweichen.

Händedruck

Der Arzt sollte seinen Patienten mit Handschlag begrüßen. Dies gilt ganz besonders — im Gegensatz zu den angelsächsischen Ländern — für den deutschsprachigen Raum, wo eine Begegnung ohne Händedruck als distanziert und unterkühlt empfunden wird. Verbieten hygienische Bedenken den Händedruck, sollte der Arzt sein Verhalten dem Patienten gegenüber kurz begründen („Ich würde Ihnen gern die Hand geben, aber wegen der Gefahr der Ansteckung ist dies leider nicht möglich."). Beim Händedruck begeben sich die Gesprächspartner in die sogenannte „persönliche Distanz" (s. Kapitel „Die richtige Distanz"). Engländer hingegen, die nicht viel vom Händeschütteln halten, nehmen bei der Begrüßung häufig von vornherein einen Abstand ein, der einen Handschlag sehr unbequem machen würde.

Der Handschlag ist eine Form des *nonverbalen Angstabbaus* bei der Begegnung von Menschen, die sich noch nicht kennen. Wer einem Menschen die Hand reicht, erlaubt ihm, in sein Individualrevier einzudringen, und läßt erkennen, daß er ihm nicht feindlich gesonnen ist. Dabei ist die Hand „offen". Die Begrüßungsrituale unterscheiden sich in verschiedenen Kulturkreisen beträchtlich, umfassen aber alle die „Geste der offenen Hand". Sie signalisiert die friedliche Absicht und läßt im übertragenen Sinne erkennen, daß man keine Waffe trägt.

Der Händedruck besitzt im übrigen auch eine *diagnostische Bedeutung*. Ein schlaffer Händedruck bei lascher Körperhaltung und vermindertem Blickkontakt kann Ausdruck reduzierter Vitalität oder einer Depression sein. Der betont starke Handgriff ist häufig nur der Versuch, eine unsichere Haltung zu überdecken. Der Partner, der beim Händedruck die Hand nur schwach zwischen Finger und Daumen nimmt oder aber den Handteller so krümmt, daß kein voller Kontakt der Hände möglich ist, leidet wahrscheinlich ganz allgemein unter Kommunikationsproblemen. Wird der Oberarm beim Händegeben nicht vom Körper gelöst, so kann dies auf eine Gefühlshemmung hinweisen oder den unbewußten Wunsch nach nahem Kontakt ausdrücken, weil dadurch die Distanz zwischen den sich Begrüßenden verringert wird. Begrüßt uns jemand mit ausgestrecktem Arm und kommt auf uns zu, so kann dieser oberflächliche Eindruck des „Entgegenkommens" täuschen: In Wirklichkeit wird unsere freie Bewegung dadurch blockiert, und wir selbst werden zur Zurückhaltung gezwungen (S. MOLCHO).

Vorstellung

Ist es für den Patienten nicht zweifelsfrei klar, wer sein Arzt ist und welche Funktion er ausübt, sollte sich der Arzt deutlich mit seinem Namen und seiner Funktion vorstellen. Dies gilt ganz besonders im Krankenhaus, wo der Patient meistens mit verschiedenen Ärzten konfrontiert wird. Untersuchungen haben gezeigt, daß Krankenhauspatienten sehr häufig weder wissen, wie ihr Arzt heißt, noch welche Aufgabe er erfüllt.

Die Beschreibung der Funktion sollte so einfach wie möglich erfolgen, also z. B.: „Frau Schneider, mein Name ist Dr. ..., meine Aufgabe ist es, bei Ihnen morgen die Narkose durchzuführen." „..., ich bin der Röntgenarzt und möchte jetzt Herz und Lungen durchleuchten...". Also nicht: „Ich bin der Anästhesist, Radiologe..." usw. Der Arzt, der in der Klinik den Patienten in erster Linie betreuen wird, sollte dies gleich bei der Begrüßung zum Ausdruck bringen: „Herr Müller, ich bin Dr. X.Y., der Stationsarzt dieser Männerstation und der Ansprechpartner für Sie... für Sie zuständig... der Arzt, der Sie in erster Linie betreuen wird."

Empfang

Wie soll der Arzt den Patienten in der Sprechstunde empfangen? Die Antwort lautet: keineswegs, indem er am Schreibtisch sitzen bleibt, noch Eintragungen über den letzten Patienten macht und ohne Blickkontakt sagt: „Sie können sich schon mal setzen." Der Arzt sollte zumindest aus seinem Sessel aufstehen, den Patienten freundlich ansehen und ihn mit einer einladenden Handbewegung (offene Hand) zu sich bitten. Bleibt er hinter dem Schreibtisch, so kann das Gefühl einer Barriere zwischen Arzt und Patient entstehen. Der Empfang wirkt persönlicher, wenn man sein „persönliches Revier" verläßt und neben den Schreibtisch tritt. Noch einladender wirkt es, wenn man dem Patienten ein paar Schritte entgegen geht. Als nächstes sollte man dann dem Patienten Platz anbieten und ihn sich als Ersten setzen lassen.

Einleitende Worte

Ist uns der Patient noch unbekannt, und wissen wir auch nicht, weswegen er zu uns kommt, kann das Gespräch mit den allgemein gebräuchlichen Fragen, die gleichzeitig *Gesprächsbereitschaft* und *Zuwendung* unterstreichen sollen, eingeleitet werden, wie z. B.:

„Was kann ich für Sie tun?"
„Was führt Sie zu mir?"
„Was für ein Anliegen haben Sie?"
„Wie kann ich Ihnen helfen?"

Hier sind viele individuelle Modifikationen möglich. Die einleitende Frage: „Wo fehlt es denn?" ist nicht besonders glücklich. Patienten reagieren darauf gelegentlich verständlicherweise mit der Gegenfrage: „Ich dachte, das werden Sie mir sagen, Herr Doktor."

Die Wendung: „Welches Problem führt Sie zu mir?" ist ebenfalls nicht günstig. Viele Patienten sind sich gar nicht bewußt, daß es tatsächlich Probleme sind, die sie zum Arzt führen und ihre Beschwerden sozusagen nur die „Verpackung" darstellen. Für andere ist der Begriff „Problem" ein Reizwort, das Abwehrhaltungen auslöst.

Manchmal haben Patienten bereits am Telefon angedeutet, worum es geht, oder mit der Sprechstundenhilfe über ihre Beschwerden gesprochen. Hier empfiehlt sich dennoch ein vorsichtiger Einstieg, weil man nicht sicher sein kann, ob die geklagten Beschwerden der wirkliche Konsultationsgrund sind oder nur als „Eintrittskarte" für die Sprechstunde gewählt wurden (FROEHLICH und BISHOP).

Hemmungen, über die eigentlichen Probleme zu sprechen, oder auch nur die Schwierigkeit, in Kürze das Wesentliche auszudrücken, können gerade am Gesprächsanfang zu sehr allgemeinen Formulierungen führen. In diesem Fall muß der Arzt durch Ermunterung und offene Zuwendung versuchen, die Konkretisierung des Anliegens voranzubringen.

Beispiel:
Arzt: „Was führt Sie zu mir, Frau Schneider?"
Patientin: „Ich kann einfach nicht mehr."
Arzt: „Das hört sich schlimm an. Können Sie mir mehr darüber erzählen?"
oder
„Erzählen Sie mir bitte doch genau, was Sie damit meinen."

Mögliche andere beruhigende und ermunternde Wendungen sind:

„Auch wenn es Ihnen schwerfällt, wir können in Ruhe über alles sprechen."
„Erzählen Sie mir einfach, was Ihnen als das Wichtigste erscheint."

"Versuchen Sie, mir in Ruhe zu erzählen, warum Sie gekommen sind — ich höre einfach zu."

Der *richtige Blickkontakt* zählt ebenfalls zu den ermunternden nonverbalen Ausdruckszeichen und ist gleichzeitig Ausdruck offener Zuwendung. Die richtige *Blickhöhe* ist die Augenhöhe. Wer beim Sprechen auf den Boden blickt, wirkt abweisend und undurchsichtig. Die Blickwendung nach oben (ein häufiges Phänomen bei schlechten Rednern, insbesondere Politikern) erweckt den Eindruck der Arroganz: Der Gesprächspartner fühlt sich „übersehen". Man soll den *Gesprächspartner ansehen*, während *er* spricht. Spricht man *selbst*, würde ein zu langer Blickkontakt beunruhigend

---

Checkliste: Ursachen des mißglückten Gesprächsanfangs

Äußere Umstände:

- kein *Händedruck,* ungenügender *Blickkontakt*
- *Vorstellung* unterlassen (falsche Vorstellung über Rolle/Funktion des Arztes)
- ungünstiges *Empfangsritual*
- *falsche Sitzordnung* oder *Distanz*
- inadäquate *Einleitungsfrage*
- geschlossene *Fragetechnik* (Fragenkorsett?)
- falsches *Sprachniveau*
- *Hemmungen* nicht ausreichend abgebaut
- *nonverbale Zeichen* nicht beachtet
- *störende Umgebungsfaktoren* (Lärm, Mitarbeiter, Telefon, Zeitdruck)
- *Lächeln* und *Freundlichkeit* vergessen?

Gesprächstechnische und kommunikative Aspekte:

- das „erste Knopfloch" verfehlt?
- *nicht dort begonnen,* wo der *Patient* steht?
- *inneren Standort* des Patienten nicht ermittelt?
- ungenügendes *Sichern* und *Aufschließen* des Patienten?
- mangelhaftes *emotionales Angebot?*
- Induktion von *Angst?*
- Erkennenlassen der *eigenen* Angst?
- ungenügender *Beistand?*

wirken. Es ist besser, den Blick am Partner vorbeizulenken, z. B. auf die Hände oder den Schreibtisch.

Die Frage, ob sich der Arzt gleich zu Anfang des Gesprächs *Notizen* machen soll, muß differenziert beantwortet werden. Der Patient, der in der Initialphase besonderer Ermunterung und Unterstützung bedarf, könnte den Eindruck gewinnen, daß der Arzt, der Eintragungen in die Ambulanzkarte oder das Krankenblatt macht, nicht voll auf ihn eingestellt ist. Ganz allgemein wird es am Gesprächsbeginn günstiger sein, sich *nicht gleich* Notizen zu machen, sondern sich voll dem Patienten zuzuwenden. Andererseits kann man dem Patienten, der gerade eine innere Hemmschwelle überwinden muß oder emotional zu entgleisen droht, die Möglichkeit geben, sich kurz zu stabilisieren, indem man das Gespräch und den Blickkontakt unterbricht und einige Eintragungen macht (sog. kommunikative Pause).

Ein „gutes" Interview beinhaltet immer auch ein Stück Therapie.

Rolf ADLER

Die Anamnese

Da die Anamnese meistens am Gesprächsanfang steht, wird sie hier abgehandelt. In ihrer Monographie „Praxis und Theorie der Anamnese" bezeichnen Rolf ADLER und Willi HEMMELER die Anamneseerhebung als die „unmögliche" Aufgabe. Dies geschieht in Anlehnung an den Aufsatz von R. R. GREENSON „The Impossible Profession" für Psychoanalytiker, in dem er ausführt, daß die Eigenschaften, sich einerseits in den Patienten zu versetzen und seine Gefühle mitzuempfinden und sich andererseits zu präzisem, logischem Denken zurückzuziehen, diametral entgegengesetzt und schwer zu vereinigen sind.

Im Folgenden geht es *nicht* um das *äußere Schema* der anamnestischen Erhebung mit Gliederung in jetzige Anamnese, frühere Anamnese, Familienanamnese usw., die jedem Arzt geläufig ist. Vielmehr soll der Versuch unternommen werden, ein *inneres Schema* der Anamneseerhebung zu entwerfen, das eine möglichst ganzheitliche Erfassung des Patienten erlaubt und in etwa dem „bio-psycho-sozialen Konzept" entspricht, wie es von ADLER und HEMMELER konzipiert wurde.

ADLER und HEMMELER haben die *grundsätzlichen Schwierigkeiten* einer umfassenden Anamneseerhebung, die Daten der individuellen Wirklichkeit des Patienten wiedergeben soll, folgendermaßen beschrieben: „Während der Erhebung der Anamnese muß er (Arzt) sich Daten zuwenden, die er in Zusammenhang mit anatomischen, pathophysiologischen und biochemischen Vorstellungen bringen soll. Diesen Rahmen hat er sich durch logisches Denken im Studium erarbeitet. Andererseits muß er sich Daten widmen, die menschliches Verhalten betreffen, ... und verbalen Äußerungen, die er nicht nur nach dem Wortlaut aufnehmen darf, sondern nach verdeckten und verborgenen Bedeutungen erfassen sollte. Die Eigenschaften liegen diametral auseinander, einerseits logisch, abstrakt und distanziert zu denken und andererseits mitzufühlen, sich mit dem Patienten zu identifizieren und das Gesagte in Szenen und ganze Bilder zu übersetzen. Ihre Integration in einem einzelnen Menschen und während eines Arbeitsganges ist eine schwere

Aufgabe, die nie endgültig gelöst ist und die sich bei jeder einzelnen Anamneseerhebung von neuem stellt."

Das Konzept der Autoren umfaßt *10 Interviewschritte:*

1. Vorstellen, Begrüßen
2. Schaffen einer günstigen Situation
3. Landkarte der Beschwerden
4. jetziges Leiden
   a) zeitliches Auftreten
   b) Qualität
   c) Intensität
   d) Lokalisation und Ausstrahlung
   e) Begleitzeichen
   f) intensivierende/lindernde Faktoren
   g) Umstände

   } vorläufige Diagnose

5. persönliche Anamnese
6. Familienanamnese
7. psychische Entwicklung
8. Soziales
9. Systemanamnese
10. Fragen und Pläne

    } Gesamtbild des Patienten

In vielen Fällen erlauben die Interviewschritte 1—4 bereits eine vorläufige Diagnose. Die Schritte 5—8 sollen ein Gesamtbild des Patienten wiedergeben. Das *Ziel* der umfassenden Anamneseerhebung ist es nicht nur, Daten zu sammeln, die eine Diagnose ermöglichen, sondern die *individuelle Wirklichkeit* des Patienten zu erfassen. Jedes „Schema" ist nur eine Leitlinie. Je unerfahrener der Interviewer ist, um so günstiger ist es, sich möglichst konsequent an vorgegebene Schritte zu halten. Der erfahrene Arzt kann es sich eher leisten, vom Schema abzuweichen.

Grundlagen

Unter Anamneseerhebung wird hier mehr verstanden als eine Gesprächstechnik, die es dem Arzt erlaubt, in möglichst kurzer Zeit möglichst viel Informationen über den Kranken zu gewinnen, um so möglichst rasch zur Diagnose einer (körperlichen) Erkrankung zu kommen.

Zweifelsohne gibt es im klinischen Alltag viele Situationen, für die diese Form der Anamneseerhebung ausreicht. Der ärztliche Blick reduziert sich im wesentlichen auf das Körperliche des Patienten. Sein Körper wird zum „Untersuchungsobjekt". Es besteht, wie J. RICKMAN es nennt, eine *einpersonale Situation*. Dieser Explorationsstil wird häufig durch das verständliche Bedürfnis fast jedes Arztes nach größtmöglicher Arbeitsökonomie bestimmt.

Sie muß ihre Grenzen jedoch dort finden, wo die *psychosoziale Situation des Kranken* dies fordert. Ob und inwieweit diese Notwendigkeit besteht, ist häufig erst durch das ärztliche Gespräch selbst erfahrbar. Ärztliches Gespräch in diesem Sinne ist in erster Linie „verstehendes Gespräch" (F. MEERWEIN). Diese Gesprächsform zielt darauf ab, einen zusätzlichen, über das Körperliche hinausgehenden Blick auf den Kranken und seine mögliche „Konfliktlage" zu erhalten.

Immer dann, wenn die Notwendigkeit besteht, im ärztlichen Gespräch mehr zu erreichen als eine Symptomanalyse, die eine somatische Diagnose erlaubt, ist die Beschränkung auf eine reine Anamneseerhebung nicht mehr ausreichend. Bei der hier gemeinten Befragungsform, die auch die Lebensgeschichte des Patienten und seine Innenbefindlichkeiten mit einschließt, handelt es sich um ein *strukturiertes Interview*. Seine *Zielsetzungen* sind:

- der *Gewinn von Informationen,* um *positive Reaktionen* auszulösen, wobei dies gebunden ist an
- die *Erfassung der individuellen Wirklichkeit* des Patienten und ihrer Entstehungsgeschichte.

Der Kranke tritt seinem Arzt mit einem *Krankheitsangebot* entgegen. Dieser von BALINT geprägte Begriff besagt, daß in den körperlichen Krankheitssymptomen und der Art und Weise, wie sie vorgebracht werden, ein Anliegen des Kranken zur Mitteilung kommen kann. Dieser Vorgang ist jedoch ambivalent, weil sich im Symptom ein Anliegen mitteilt, aber gleichzeitig auch verhüllt wird, das heißt *nicht* zur Sprache kommt. Es ist Aufgabe des Arztes, dieses Angebot so, wie es vorgebracht wird, anzunehmen, sich aber gleichzeitig zu bemühen, durch die Umhüllung hindurchzusehen und so die sprachliche Formulierung des Anliegens zu ermöglichen. VON WEIZSÄCKER hat diese vom Arzt zu fordernde Haltung die Haltung des „ja, aber nicht so" genannt.

Die erweiterte Anamnese in Form des strukturierten Interviews soll keine Anregung darstellen, sich als Nichtfacharzt psychotherapeutisch zu betätigen. Zu Recht weisen BELLAK und SMALL darauf hin, daß die sogenannte „kleine Psychotherapie" oft schwieriger als die „große" ist und keineswegs unverbindlicher. Das strukturierte Interview ist auch nicht als Gesprächsform zu verstehen, die mit den zeitlichen Ressourcen des Arztes im klinischen Alltag kollidiert. Sie fordert, wie BALLY es ausdrückt, den Arzt nicht in erster Linie dazu auf, „dem Kranken mehr Zeit zu widmen, aber dem Kranken so zuzuhören, daß schließlich Zeit gespart wird". Dies gelingt am besten durch *aktives,* verstehendes *Zuhören* in Verbindung mit sparsamer, *gezielter Intervention.*

Die zweipersonale Situation

Auch in der einpersonalen Situation redet der Arzt mit dem Patienten. Dieses „Reden" dient aber dort vor allem der gegenseitigen Information über Sachverhalte, die zur Orientierung in der ärztlichen Sachwelt führen sollen (F. MEERWEIN). In der zweipersonalen Situation besteht das Gesprächsziel darin, die Beziehung zwischen Arzt und Patient zum *therapeutischen Instrument* zu entwickeln. Arzt und Patient bewegen sich dann im Gespräch nicht mehr emotional in einer Art Niemandsland, sondern befinden sich in einem psychischen Feld. Dieses psychische Feld hängt von bestimmten Voraussetzungen ab, die bei der Einrichtung des Sprechzimmers beginnen und bis zur Fähigkeit des Arztes reichen, dem Patienten emotionale Wärme entgegenzubringen. Auch die Einstellung des Kranken zu der des Arztes geht mit ein. Das heißt, das psychische Feld wird durch die Persönlichkeiten des Arztes *und* des Kranken sowie durch deren Zielsetzung bestimmt. Jede zweipersonale Gesprächssituation ist nur in einem derartigen psychischen Feld möglich.

Ein erfolgreiches ärztliches Gespräch kann sich nur entwickeln, wenn dieses psychische Feld zwischen Arzt und Patient für beide Seiten günstig erscheint. Entwickeln sich tiefgreifende Störungen — weil der Arzt zum Beispiel nicht in der Lage ist, emotionale Wärme entgegenzubringen oder sich empathisch zu verhalten —, ist der Erfolg des Gesprächs in hohem Maße in Frage gestellt. Im übrigen hat es sich gezeigt, daß es für diese Wärme und das wirkliche Verstehen des Arztes keinen *wirklichen Ersatz* gibt. Die meisten Patienten erfassen intuitiv, daß eine in dieser Situation entgegengebrachte „aufgesetzte Freundlichkeit" eine Maske darstellt. Derartige Störungen in der Arzt-Patienten-Beziehung lassen sich auch nicht verbal korrigieren, allenfalls übertünchen.

Dynamik des ärztlichen Gesprächs

Das strukturierte ärztliche Gespräch folgt im günstigen Falle einer regelhaften *Dynamik* (s. Abb.): In vielen Fällen hat das Gespräch eine *Vorgeschichte*. In einer *Erwartungssituation* läuft die Gesprächseröffnung als der meist schwierigste Teil ab. Es folgt dann eine *Adaptationsphase* der Gesprächspartner. Das eigentliche Gesprächs*ziel* ist die *Thematisierung*. Das Gespräch endet mit der *Terminierung*. Der Gesprächsverlauf ist das Resultat der Interaktion der Gesprächspartner. Dem *Arzt* fällt die Aufgabe zu, in einer empathischen Haltung *Fragen zu stellen, aktiv zuzuhören* und alle nonverbalen Äußerungen des Patienten zu *beobachten*. Seine Fragen verfolgen das Ziel, Informationen zu gewinnen, sich die individuelle Wirklichkeit des Patienten zu erschließen und, falls notwendig, im Sinne der *Intervention* das Gespräch zu lenken.

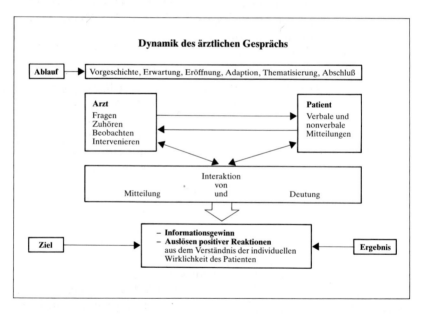

Der *Patient* agiert oder reagiert im Gespräch durch seine verbalen und nonverbalen *Mitteilungen,* aber auch beispielsweise dadurch, daß er mit *Schweigen* „antwortet". Die Mitteilungen des Patienten *deutet* der Arzt als teilnehmender Beobachter („participant observer"). So erhält er ein Bild über den Kranken, dessen Persönlichkeit, die möglichen bewußten und unbewußten Motive seiner Konfliktsituation.

MITSCHERLICH bezeichnete das ärztliche Gespräch als „Interaktion von Mitteilung und Deutung". Diese Deutung vermittelt dem Patienten das Erlebnis: „Hier ist einer, der mich erkannt hat und der sich nicht scheut, mit mir die Wahrheit zu entdecken."

Vorgeschichte des (Erst-)Gesprächs

Arzt und Patient beginnen das Erstgespräch in der Regel nicht am „Punkt Null". Bereits die Modalitäten des Zustandekommens des Gesprächs (Sprechstundengespräch, Visite, Hausbesuch, Notfall) sind für das Erstgespräch bestimmend. Der Arzt verfügt über Vorinformationen vom Patienten selbst, von Angehörigen oder von Voruntersuchern. Insofern ist bereits *vor* dem Gespräch eine gewisse Urteilsbildung möglich, die allerdings alle Gefahren des Vor-Urteils in sich birgt. Auch die Tatsache, daß der Patient diesen und keinen anderen Arzt als Gesprächspartner gewählt hat, ist nicht ohne Bedeutung. Die Motive für die Arztwahl können sehr unterschiedlich sein: frühere Erfahrungen, besondere fachliche Kompetenz, der Ruf des Arztes, sein Lebensalter oder einfach nur das Faktum der leichteren Erreichbarkeit. Es spielt ferner eine Rolle, ob der Patient überwiesen wurde, von sich aus zum Arzt kommt, ob er allein erscheint oder von Angehörigen begleitet wird.

Eröffnungsphase

Nach einer *Erwartungsphase* beginnt die Gesprächseröffnung. Im Kapitel „Das Gespräch beginnt" wurde ausführlich dargelegt, wie wichtig eine gute Gesprächseröffnung ist. Untersuchungen haben gezeigt, daß häufig bereits durch das Erstinterview die Beziehung zwischen Arzt und Patient eindeutig strukturiert wird und damit auch den Ablauf weiterer Gespräche wesentlich bestimmt.

Adaptationsphase/Thematisierung

In der Adaptationsphase stimmen sich die Gesprächspartner sozusagen aufeinander ein und entwickeln ein gemeinsames psychisches Feld.

Erst jetzt ist die eigentliche *Thematisierung* möglich. Dabei fallen dem Arzt zwei wesentliche Aufgaben zu: einmal zu erkennen, was das *wirkliche Thema* des Gesprächs ist, und zweitens das Gespräch so zu lenken, daß die *thematische Aufarbeitung* möglichst optimal gelingt.

> Beide Aufgaben sind praktisch ohne die Erfassung der individuellen Wirklichkeit des Patienten nicht möglich.

Abschluß (Terminierung)

Das ärztliche Gespräch soll nicht irgendwie, sondern entsprechend der Eigendynamik des Gesprächsablaufs beendet werden. Die *Gesprächsdauer* wird von der Akuität der Situation, der Thematik, der Belastbarkeit von Arzt und Patient, vom Gesprächsverlauf und Ergebnis und auch von den zeitlichen Möglichkeiten bestimmt. Sie kann daher in weiten Grenzen variieren. Eine Gesprächsdauer über 45 Minuten wird nur in Ausnahmefällen möglich und sinnvoll sein.

Im Idealfall wird das Gespräch beendet, wenn es (vorerst) thematisch abgeschlossen oder weit genug vorangebracht worden ist. Zeigt der Patient Zeichen der Ermüdung oder Überforderung, bauen sich akut nicht überwindbare Widerstände auf, und gerät das Gespräch in eine Sackgasse, so sollte es beendet werden. Am Gesprächsende sollte immer eine (Zwischen-)Bilanz stehen. Auch sollte der Patient immer Gelegenheit haben, abschließend Fragen zu stellen. Schließlich sollte die Form des weiteren Kontakts zwischen Arzt und Patient vereinbart werden.

Auf ein Phänomen am Gesprächsende muß besonders hingewiesen werden: Nicht selten sind Patienten erst in der Lage, wenn der Arzt das Gesprächsende signalisiert, das für sie eigentlich bedeutungsvolle Thema anzusprechen. Die Erklärung liegt darin, daß der Patient während des Gesprächs zu starke Abwehrtendenzen entwickelt, die er erst überwinden kann, wenn er durch das nahende Gesprächsende befürchten muß, sein Anliegen überhaupt nicht mehr zur Sprache bringen zu können. Derartige, beiläufig am Gesprächsende gestellte Fragen oder hingeworfene Bemerkungen können in Wirklichkeit besonders große Bedeutung besitzen.

Gesprächstechnische Aspekte

Damit ein Gespräch beginnen kann, ist es Voraussetzung, daß der Patient *gesprächsfähig* und *gesprächsbereit* ist und die *Gesprächsumstände* nicht gegen das Gespräch gerichtet sind.

Im Gegensatz zum Patienten, der in die Sprechstunde kommt und dadurch seine Gesprächsbereitschaft bekundet, spielt sich für den Krankenhauspatienten das *Visitengespräch* zu einem Zeitpunkt ab, der vorwiegend durch *ärztliche* Belange diktiert wird. Darum muß geprüft werden, ob der Patient zum geplanten Gesprächszeitpunkt wegen Beschwerden, Schmerzen, Hunger und Durst (Untersuchungsvorbereitung), Erschöpfung oder einer unbequemen Lage eventuell gar nicht imstande ist, sich ernsthaft an einem Gespräch zu beteiligen. Problematisch sind auch Gespräche *während einer Untersuchung*. Gelegentlich kann der nähere körperliche Kontakt während einer Untersuchung (z. B. Sonographie) die Gesprächsbereitschaft allerdings fördern. Ganz ungünstig ist es, wenn ein gut angelaufenes Gespräch durch eine dazwischengeschaltete körperliche Untersuchung unterbrochen wird und der Patient noch dazu im ungewissen bleibt, ob er später Gelegenheit erhält, das Thema noch einmal aufzugreifen.

Die *Intervieweröffnung* und weitere Gesprächsführung sollte nach der sogenannten *Trichtertechnik* (s. Abb.) erfolgen. Für den Ge-

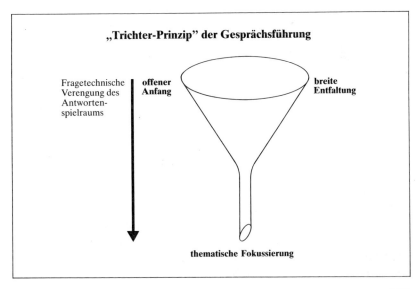

sprächsbeginn gilt die Devise: offener Anfang — breite Entfaltung. Die weitere Befragung läuft nach dem *Sequenzierungsprinzip* ab: Zunächst erhält der Patient den größtmöglichen Spielraum zur Gestaltung seiner Antworten. Im weiteren Gesprächsverlauf werden die von ihm eingebrachten Inhalte durch zunehmende Verengung des Antwortenspielraums immer genauer geklärt und verdeutlicht. Damit wird schließlich die *thematische Fokussierung* erreicht.

Fragetechnisch wird der Gesprächsbeginn mit offenen Fragen eingeleitet („Wie fühlen Sie sich — wie ist Ihnen zumute"). Auf die offene Frage „Wie geht es Ihnen?" ist eine breitere Antwort möglich als auf die geschlossene Frage „Geht es Ihnen gut?". Die so gewonnenen Informationen werden durch geschlossene Fragen weiter analysiert. Bei der Sequenzierungstechnik folgen den vorwiegend offenen Fragen am Gesprächsanfang zunehmend geschlossene Fragen. Auf diesem Weg erfolgt schließlich die *thematische Eingrenzung*. Dazwischen können *direktive Fragen* eingeschaltet werden, die sich zur Vertiefung bestimmter Punkte eignen („Können Sie mir noch etwas genauer schildern, wie der erste Anfall abgelaufen ist?").

Der Arzt sollte die *Erzähltendenzen* des Patienten möglichst vorhersehen. Sie werden einerseits durch die Thematik und ihre subjektive Wichtigkeit für den Patienten, andererseits durch seine Persönlichkeitsstruktur und seine Eigenheiten bestimmt. Wenn lebensgeschichtliche Daten des Patienten zum Gesprächsthema werden sollen, muß dafür auch genügend Zeit zur Verfügung stehen.

Ein besonderes Problem kann der sogenannte *Dauerredner* darstellen. Um hier intervenieren zu können, muß der Arzt klären, *warum* der Patient sich so verhält. Hierfür gibt es im wesentlichen 2 Gründe: Manche Patienten neigen von Natur aus zum assoziativen Reden (s. Seite 74). Das heißt, sie haben Schwierigkeiten, thematisch bei der Stange zu bleiben, und sprechen je nach augenblicklichem Einfall und Stichwort immer weiter. In diesem Fall ist eine Intervention durch direktive und geschlossene Fragen meistens relativ gut möglich.

Problematischer ist der Dauerredner, der sein Thema weitschweifig immer wieder von neuem wiederholt. Hinter diesem Verhalten verbirgt sich oft die Furcht, nicht verstanden zu werden. Der Patient bemüht sich daher, durch immer neue Wiederholungen Verständnis zu finden. In diesem Fall empfiehlt sich folgende Interventionsmöglichkeit: Zunächst sollte dem Patienten eindeutig signalisiert werden, daß man sein Anliegen verstanden hat. Dies kann dadurch geschehen, daß man ihm dies verbal klarzumachen versucht („Ich bin sicher, daß ich Ihr Problem jetzt völlig richtig sehe"), daß er durch Gegenfragen den Eindruck gewinnt, verstanden worden zu sein, oder daß sein Anliegen in Form einer Echofrage („Diese Leibschmerzen treten immer nur dann auf, wenn Sie Hülsenfrüchte gegessen haben?") angenommen wird. Eine andere Möglichkeit besteht darin, möglichst früh einen Punkt herauszugreifen und ins Detail zu gehen, weil in der „Tiefe" meist weniger Gesprächssubstanz vorhanden ist als in der Breite und Länge.

Daß *aktives Zuhören* zu den wichtigsten und schwierigsten Fähigkeiten der Gesprächsführung gehört, wurde ausführlich dargelegt (s. Kap. „Aktives Zuhören"). Die Kunst des aktiven Zuhörens besteht darin, nicht nur zu erfassen, *was* der Gesprächspartner mitteilt, sondern auch das *Wie* der Mitteilung und das *Nicht-Mitgeteilte*. MEERWEIN weist darauf hin, daß sich der Arzt auch beim Zuhören Fragen stellen sollte, die *ihn selbst* betreffen:

- In welche Stimmung versetzt mich der Kranke?
- Spreche ich zu viel, zu wenig, zu rasch?
- Fühle ich mich dem Kranken gegenüber frei oder gehemmt?
- Wünsche ich selbst, den Kranken wiederzusehen, oder hoffe ich, daß er nicht mehr erscheint?

Mit anderen Worten, der Arzt muß nicht nur in der Lage sein, während des Gesprächs dem Patienten zuzuhören, sondern *auch sich* selbst.

Die Gesprächsführung kann sich nicht nur auf Zuhören und Fragen beschränken. Es wird immer wieder notwendig sein, daß der Arzt im Gespräch interveniert. Ein Grund zur *Intervention* kann sein, daß sich das Gesprächsmuster unerwünscht entwickelt oder der Gesprächsverlauf aussichtslos erscheint. Hier kann es hilfreich sein, eine neue attraktive Thematik in das Gespräch einzuführen, um so zu einem neuen interaktiven Muster zu kommen.

Ein weiterer Grund zur Intervention kann aufkommende *Angst* beim Patienten sein (s. Kapitel „Gespräche gegen die Angst").

Schweigen eines Patienten kann ein deutliches *Widerstandssymptom* sein, das ebenfalls der Intervention bedarf. Zunächst muß aber geklärt werden, ob das Schweigen des Patienten tatsächlich Abwehrcharakter besitzt, d.h. als Gesprächsblockade bzw. als „Verschweigen" zu interpretieren ist, oder ob es sich um eine Entscheidungs- bzw. Verarbeitungspause im Gespräch handelt (s. „Die Pause im Gespräch").

Wird aus dem „Krankheitsangebot" und dem bisherigen Gesprächsverlauf deutlich, daß hinter der körperlichen Symptomatik eine Konfliktsituation steht, so dienen bestimmte *Schlüsselfragen* der Aufdeckung des Problems. Dabei ist von der Grundtatsache auszugehen, daß eine *spontane* Konfliktdarstellung und Bearbeitung im üblichen ärztlichen Gespräch viel zu kurz kommt. Die Gründe dafür sind darin zu sehen, daß sowohl das Konfliktbewußtsein von Patienten, als auch die Bereitschaft von Ärzten, auf Konflikte einzugehen, gering sind. Untersuchungen an der Heidelberger psychosomatischen Klinik ergaben, daß von 100 dieser Klinik zugewiesenen Kranken nur 2—5 ein echtes Bewußtsein ihrer Konflikte entwickelt hatten (DE BOOR und KÜNZLER). Auf der anderen Seite hat GUYOTAT in seiner Abhandlung „Praktischer Arzt und Patientenangst" zeigen können, daß von 75 Ärzten nur 10 auf die Konflikte ihrer Patienten aktiv eingehen.

Eine wichtige Schlüsselfrage zum *Bewußtmachen* innerer *Konflikte* ist es, den Patienten zu fragen, welches *er selbst* als die Gründe seiner Krankheit ansieht. VON WEIZSÄCKER formulierte diese Frage folgendermaßen: „Was halten Sie selbst für die Ursache Ihrer Krankheit?". MEERWEIN empfiehlt folgende Fragestellung: „Warum glauben Sie selbst denn, daß Sie krank sind?". Eine weitere Hilfe kann darin bestehen, den Patienten nach den eigenen Behandlungsvorschlägen für seine Krankheit zu fragen.

Wichtig kann es auch sein, nachzufragen, wenn die Darstellung des Kranken „Lücken und Schäden" (FREUD) aufweist. FREUD weist darauf hin, man müsse „hinter diesen schwachen Stellen den Zugang zu dem Material der tieferen Schichten suchen". Solche Lücken und Auslassungen können beispielsweise bestimmte Personen aus dem Lebenskreis des Patienten oder sein Sexualleben betreffen.

Es ist ein unter Umständen verhängnisvoller *Fehler,* sich abzeichnende Konflikte *zu früh* anzusprechen und die körperliche Symptomatik zu früh zu deuten. Der Kranke kommt in der Regel weder mit dem echten Bewußtsein innerer Konflikte zum Arzt noch mit der Bereitschaft, Konflikte im Gespräch zu bewältigen. Bei einer Umfrage (DELAY und PICHOT) antworteten Patienten auf die

Frage „Würden Sie selbst mit Ihrem Arzt über Ihre persönlichen Probleme sprechen, wenn diese nichts mit Ihrem Gesundheitszustand zu tun haben?" in 73% mit „Nein" und nur in 22% mit „Ja".

Die *Grundregel der Strukturierung* und *des Eingreifens* im ärztlichen Gespräch bringt MEERWEIN auf folgende Formel: „Alle diese Hinweise auf Möglichkeiten des Eingreifens in den Ablauf des Gesprächs dürfen jedoch nicht vom Grundsatz wegführen, daß im ärztlichen Gespräch vor allem die Assoziationen des Kranken und nicht die Fragen des Arztes dessen Gang bestimmen. Die Fragen und Interventionen des Arztes gehen lediglich darauf aus, dann, wenn Rationalisierungen, Auslassungen, Widersprüche, Äußerungen von Angst und Abwehr, widerständiges Verhalten gegenüber dem Arzt und ähnliche Verhaltensweisen die Entwicklung des Gespräches prägen oder beeinträchtigen, diese Schwierigkeit in ihrem Wesen zu erkennen und dem erweiterten Krankheitsverständnis nutzbar zu machen."

Der letzte Schritt des ärztlichen Interviews ist die *Diagnose* und gegebenenfalls die *Deutung*. In der Deutung wird die „Bedeutung" des Krankheitsgeschehens angesprochen. Von HOFSTÄTTER stammt die Formulierung: „Deuten heißt, Bedeutung verleihen." In der Deutung „artikuliert sich die Krankheit nicht als ein bloßes körperliches Phänomen, sondern als eine mitmenschliche Krise, eben als Konflikt. Ist sie zutreffend und für den Kranken in der vorgebrachten Form annehmbar, so führt sie zur Einsicht und zum Gewinn" (MEERWEIN). Die Deutung erlaubt es, das Beunruhigende und Ungewisse aufzuzeigen und in Worte zu fassen. Dadurch wird *Angst abgebaut*, „weil wir darüber, wofür wir Worte haben, auch schon hinaus sind" (NIETZSCHE).

Diagnosen zu stellen kann schwierig sein, eine *Deutung* zu geben, ist meist noch schwieriger. MEERWEIN nennt in seiner Monographie „Das ärztliche Gespräch" eine Reihe von *Regeln,* die für jedes Gespräch zwischen Arzt und Patient gelten, in dem nicht nur eine Diagnose, sondern die *Deutung der Krankheit* gefordert ist:

- Die Deutung soll aus den von Patienten *selbst* gegebenen Angaben ableitbar sein. Dementsprechend soll sie in der *Sprache* des *Patienten* und nicht im Fachjargon erfolgen.
- Deutungen, die den Patienten unter Umständen *kränken* können, sind zu *vermeiden*.

- Die *Deutung äußerer Konflikte* muß der Deutung innerer Konflikte *vorangehen*. Im ärztlichen Gespräch kommt der innere Konflikt in der Regel nicht zur Verbalisierung, wenn er nicht vom Kranken selbst zum Ausdruck gebracht wird.
- Die Deutung bildet die *Leistung* des Arztes, mit der er den Kranken für dessen Gesprächsbereitschaft entschädigt. Sie *fördert* und *festigt* das *Selbstverständnis des Kranken*. Durch sie fühlt sich der Kranke verstanden und unterstützt. Darin liegt ihre *therapeutische Funktion*.

Der Gesprächsabschluß

Viele Gespräche im ärztlichen Alltag enden so, wie sie begonnen haben: unstrukturiert und ohne Systematik. Das Gesprächsende wird sehr viel mehr von äußeren Faktoren (Gesprächssituation, Zeitdruck) bestimmt als durch seine logische und psychologische Dynamik. Der Gesprächsabschluß ist aber ein ebenso *essentieller Gesprächsbestandteil* wie die übrigen Gesprächsphasen. Im Wirtschaftsleben würde niemand ein Verkaufs- und Vertragsgespräch ohne klaren Gesprächsabschluß beenden. Für viele Gespräche, insbesondere für schwierige Gesprächssituationen, bildet der Abschluß die wirkliche „Krönung" des Gesprächs.

Formal läßt sich der Gesprächsabschluß in *3 Phasen* unterteilen:

1. die *Schlußbesprechung,*
2. der *konstruktive Plan,*
3. die *Verabschiedung.*

Die *Schlußbesprechung* hat mehrere Funktionen: Zunächst wird eine *Bilanz* gezogen. Sie soll für beide Gesprächspartner deutlich machen, was im Gespräch erreicht wurde. Nicht weniger wichtig ist es aber auch, herauszustellen, was *nicht* erreicht wurde, weil die Defizite die weiteren Gespräche und das notwendige Vorgehen bestimmen. Ähnlich wie am Gesprächsanfang eine innere und äußere *Standortbestimmung* des Gesprächspartners notwendig ist, sollte auch am Gesprächsende der Standort neu bestimmt werden. Die Bilanz am Gesprächsende besitzt eine wichtige Kontrollfunktion: Sie zeigt, ob das Gespräch in einer gemeinsamen Wirklichkeit der Gesprächspartner abgelaufen ist. Ein Ziel des Gesprächsresümees ist eine psychologische Abrundung des Gesprächs. Gespräche, die offen, d.h. ohne erkennbares Resultat und ohne weitere Zielsetzung enden, hinterlassen bei den Gesprächspartnern häufig ein Gefühl der Leere und Unbestimmtheit. Das Gespräch hingegen, bei dem sich eine Bilanz ziehen läßt, gibt den Gesprächspartnern das Gefühl, daß sie sich mit einem meßbaren Erfolg um ein Problem bemüht haben, daß das Arbeitsbündnis zwischen ihnen funktioniert und daß es sich lohnt, zu sprechen. Das Erlebnis, ein konstruktives und produktives Gespräch geführt zu haben, ist die beste Motivation für weitere Gespräche zwischen Arzt und Patient.

Die Gesprächsbilanz ist die Voraussetzung für den sog. *konstruktiven Plan,* der folgende Punkte umfaßt:

- Verordnungen, Ratschläge, Empfehlungen, Anregungen für den Patienten,
- Hinweise und Hilfen, wie die Anordnungen realisiert werden können,
- eventuell weitere Gesprächsterminierungen.

Natürlich läßt sich das Konzept des Gesprächs als geschlossenes Ganzes nicht in allen Situationen des medizinischen Alltags verwirklichen (Notfallsituationen, Gespräche mit nicht voll kontaktfähigen Patienten). Aber immer dann, wenn das Gespräch als das entscheidende Instrument zur Erfassung und Lösung von Problemen und Konflikten dient, ist das Höchstmaß an Effizienz gebunden an eine *formale, strukturelle, inhaltliche* und *thematische Geschlossenheit* des Gesprächs.

Der Körper lügt nicht.
J. FAST

Körpersprache — ein Exkurs

Die Körpersprache macht einen wesentlichen Teil der *nonverbalen Kommunikation* aus. Die Feststellung von WATZLAWICK: „Man kann nicht nicht kommunizieren" trifft auch für die Körpersprache zu. J. FAST über den *Kommunikationszwang* der Körpersprache: „Ein Mensch kann zwar aufhören zu sprechen, er kann aber nicht gleichzeitig aufhören, durch seine Körpersprache zu kommunizieren. Er muß mit seinem Körper etwas sagen, etwas Falsches oder Richtiges — aber es ist ihm unmöglich, nichts zu sagen." So haben beispielsweise Videorecorderanalysen gezeigt, daß praktisch *jeder* Mensch mit den Händen redet und fast niemand in der Lage ist, 15 Sekunden im Gespräch ohne eine Bewegung von Hand oder Fingern zu verbringen (S. MOLCHO). Wird Körpersprache bewußt unterdrückt und damit eine gewollte Sprachlosigkeit des Körpers erzeugt, wirkt das Verhalten meist unnatürlich oder gekünstelt. Ein typisches Beispiel dafür ist die mimische Starre und unnatürliche Haltung des Mannequins in der Haute Couture in ihrem Bemühen, möglichst keine emotional Signale auszustrahlen, oder die betont statische Schauspieltechnik von Sean Connery in den James-Bond-Filmen (J. FAST).

Ebenso wie es den Zwang gibt, sich auch durch Körperbewegungen zu artikulieren, ist es andererseits nicht möglich, sich den Signalen der Körpersprache zu entziehen. Manche Menschen sind in der Lage, vom Körper ausgesandte Signale intuitiv richtig zu interpretieren, für viele ist die Körpersprache jedoch eine Fremdsprache, die zumindest in den Grundzügen erlernt werden muß, wenn auch die nonverbalen Botschaften des Gesprächspartners miterfaßt werden sollen. Hier muß jedoch deutlich auf eine *Grundgefahr* der Interpretation von Körpersprache hingewiesen werden. BIRDWHISTELL, von dem grundlegende Arbeiten der Kinesik stammen, warnt eindringlich, daß „keine Körperhaltung oder -bewegung an sich schon eine bestimmte Bedeutung besitzt". Er weist darauf hin, daß die Interpretationen der Kinesik nur stimmen, wenn sie im *Zusammenhang* mit dem *gesamten Verhaltensmuster* ei-

nes Menschen gesehen werden. BIRDWHISTELL: „Aus der gesprochenen Sprache allein erkennen wir nie die volle Bedeutung dessen, was eine Person sagen will. Aber auch die Körpersprache alleine wird uns nie die volle Bedeutung einer Aussage vermitteln. Wenn wir bei einem Gespräch nur auf die Worte achten, erhalten wir unter Umständen einen ebenso unzutreffenden Eindruck, als würden wir lediglich auf die Körpersprache achten."
Obwohl die Körpersprache der Ursprung jeder Sprache ist, wurde sie erst relativ spät, insbesondere in den USA, erforscht. Die *Kinesik* als Teilbereich der Ausdruckspsychologie ist nicht unumstritten, da sie wissenschaftlich nicht durchgängig faßbar ist. Sie wurde von dem Philosophen und Psychologen Philipp LERSCH (1893—1969) entwickelt. Der Begriff *Ausdruck* umfaßt als übergeordnete Bezeichnung *Körpersprache, emotionalen Ausdruck* und *stimmlichen Ausdruck*. Der stimmliche Ausdruck stellt eine unmittelbare und nicht trennbare Durchdringung von verbaler und nichtverbaler Kommunikation dar: Stimme und Sprechen bilden quasi ein „Tandem" (PLOOG).

Durch Körpersprache kann die verbale Information unterstrichen, verdeutlicht und verstärkt werden. Sie kann gestisch „ausmalen" und der Bedeutung des Gesprochenen ein besonderes Gewicht beimessen. Körpersprache kann aber auch das Gesagte abschwächen, relativieren und die Bedeutung verwischen. Schließlich kann Körpersprache als Ausdrucksmittel für Inhalte gelten, die sprachlich nicht formuliert werden können, entweder weil dem Sprechenden das notwendige Vokabular nicht zur Verfügung steht, oder weil die Information an sich schwer anschaulich zu beschreiben ist. Dies gilt beispielsweise für den Versuch, bestimmte Mißempfindungen deutlich zu machen. Ein typisches Beispiel dafür ist das sogenannte Levine-Zeichen: Bei der Schilderung eines Angina-pectoris-Anfalls „beschreibt" der Patient den schnürenden, drückenden oder pressenden Charakter des ischämischen Schmerzes, indem er beim Reden die geballte Faust ans untere Ende des Sternums legt. Das „Zeigefingerzeichen" beim Schildern von Herzbeschwerden ist wiederum typisch für funktionelle Herzbeschwerden, die meist als stechend und punktförmig linksthorakal lokalisiert empfunden werden.

Bei der Interpretation körpersprachlicher Signale sind *ethnische Unterschiede* zu berücksichtigen. Andernfalls kann es zu erheblichen Mißverständnissen kommen. So wunderten sich beispielsweise die russischen Soldaten bei ihrem Einmarsch in Bulgarien, daß die Bulgaren bei allen Befehlen, die sie von ihnen erhielten, mit Kopfschütteln reagierten. Erst später erfuhren sie, daß für den Bulgaren Kopfschütteln „ja" bedeutet. Die folgenden Interpretationen der Körpersprache stützen sich im wesentlichen auf J. FAST und S. MOLCHO.

Augen und Blick
Von allen Teilen des menschlichen Körpers, die zum Aussenden von Informationen benutzt werden, sind die Augen die wichtigsten. Sie können die subtilsten Nuancen übermitteln. Die offensichtliche Wahrnehmung eines anderen Menschen geschieht immer durch *Blickkontakt*. Der „leere Blick" macht den anderen zur Nichtperson. Jedes Gespräch beginnt in der Regel mit einem Blickkontakt, dem je nach Aussage und Situation weitere kurze Blickkontakte folgen. Am Ende des Satzes oder einer Satzfolge steht wieder ein „Ritualblick". In der westlichen Zivilisation dauert der Ritualblick zwischen Leuten, die sich nicht kennen, zwischen 2 und 4 Sekunden. Bei Menschen, die miteinander vertraut sind, kann er je nach Situation erheblich kürzer oder länger sein. Das Nichteinhalten des Blickkontakts kann kränkend wirken, weil der genetisch programmierte Ritualblick, der den anderen als Person anerkennt, verweigert wird (typisches Beispiel: Der Ehemann, der beim Frühstück zeitunglesend die Fragen seiner Frau wortkarg beantwortet, ohne die Augen zu heben).
Im Mittelmeerraum und in arabischen Ländern ist der Blickkontakt sehr viel länger, bei Asiaten hingegen nur sehr kurz, während beispielsweise Afrikaner während des Gesprächs überhaupt wegsehen oder erst zum Schluß Blickkontakt aufnehmen. *Dauer und Intensität des Blicks* können Ausdruck dafür sein, ob ein Territorialkampf stattfindet: Wer als erster die Augen niederschlägt, hat verloren. Blicke können den Gesprächsablauf wesentlich beeinflussen und stark stören. Starkes Fixieren, das den Gesprächspartner zwingen soll, sich auf uns zu konzentrieren, führt meist zum Gegenteil: Der Partner kann nicht mehr zuhören. Gerade bei intensiven Gesprächen muß der Partner immer wieder die Möglichkeit bekommen, wegzusehen. Auf der anderen Seite kann ein langes Abreißen des Blickkontakts die Fortsetzung des Gesprächs ebenfalls gefährden. Die Informationsabgabe wird dann zum einseitigen Vorgang, weil der Empfänger innerlich schon die „Flucht angetreten" hat. Dies gilt besonders für Gespräche, die für den Partner unangenehm oder peinlich sind; da er nicht mit den Beinen davonrennen kann, flieht er wenigstens mit den Augen.

Mund

Das Zusammenpressen von Mund und Lippen drückt Ablehnung aus und signalisiert das Nicht-sprechen-Wollen. Das Herabziehen der Mundwinkel soll Mißfallen oder Nichtwissen zum Ausdruck bringen.

Hände

Nach den Augen sind die Hände das wichtigste Instrument der Körpersprache. Hier spielen die engen Wechselbeziehungen zwischen Gehirn und Hand (Denken und Handeln) eine große Rolle. Bekanntlich beanspruchen Daumen und Zeigefinger allein einen 10fach größeren Hirnrindenanteil als der Fuß. Den einzelnen *Fingern* werden bestimmte Bedeutungen zugeschrieben:

Der *Daumen* gilt als Dominanzfinger, der gleichzeitig der motorisch stärkste Finger ist. Mit dem ausgestreckten Daumen entschieden die römischen Kaiser über Leben oder Tod der Gladiatoren. Im Flugverkehr bedeutet der nach oben gestreckte Daumen: o.k., startklar! Wird der Daumen mit den anderen Fingern umklammert und verborgen, so kann dies ein Zeichen von Angst und Sich-verkriechen-Wollen sein.

Der *Zeigefinger* ist der sensibelste Finger. S. MOLCHO bezeichnet ihn als den „Besserwisser" unter den Fingern. Der Zeigefinger belehrt, der gestreckte Zeigefinger droht. „Zeigefingermenschen" lösen nicht selten unangenehme. Gefühle beim Gesprächspartner aus. Menschen mit sogenannter guter Erziehung verwenden statt des Zeigefingers ersatzweise Kugelschreiber, Pfeifen oder die zwischen Daumen und Zeigefinger genommene Brille.

Der *Mittelfinger* gilt als sogenannter „Selbstgestaltungsfinger", während der *Ringfinger* der Gefühlsfinger ist. Er kann sich ohne den Mittelfinger nur schwer bewegen und übt eine passive Rolle aus. Der *kleine Finger* wird gelegentlich als Gesellschaftsfinger bezeichnet. Das Abspreizen des kleinen Fingers war früher in den sogenannten feinen Kreisen üblich.

Die *Handhaltung* hat eine offenkundige Ausdrucksbedeutung. Bei der *offenen Hand* wird dem Gesprächspartner die Innenfläche, die doppelt so sensibel wie der Handrücken ist, zugekehrt. Wer die sensible Seite der Hand offenlegt, schenkt seinem Gegenüber Vertrauen, ist friedfertig und wohlgesonnen. Die Geste des freien Gebens und Nehmens geschieht mit der offenen Hand (Ikonographie der Heiligenbilder, Motiv des Segnens, der Fürbitte und Darreichung). Die offene Hand signalisiert die Achtung vor dem anderen und ist gleichzeitig Angebot für eine symmetrische Wechselbeziehung. Umgekehrt wird bei der Geste der *zudeckenden Hand* die sensible Innenseite nach unten und der Handrücken nach oben gekehrt. Der Mensch steckt seine empfindliche Seite gegenüber der Außenwelt ab. Menschen, die im Gespräch dauernd den Handrücken zum Partner richten, schirmen sich aus Unsicherheit oder weil sie etwas verbergen wollen ab: häufig sind sie schwierige Verhandlungspartner.

Hände, die auf dem Tisch, der Sessellehne, den Schenkeln oder unter den Tisch gehalten werden, können *Verdeckungstendenzen* signalisieren. Gespräche, die mit ausgestrecktem Zeigefinger erfolgen, geschehen meist aus einer Dominanzposition heraus. Eine *geballte Faust* signalisiert bekanntlich Aggressionen oder die Bereitschaft zu kämpfen, erstaunlich oft steht dies im Gegensatz zu den verständnisvoll und entgegenkommend klingenden Worten des Gesprächspartners. Wer die offenen Hände von sich wegschiebt, drückt aus, daß er sich etwas vom Leib halten möchte. S. MOLCHO nennt dafür ein historisches Beispiel: Während des Vietnamkriegs hielt Präsident Nixon eine Fernsehansprache, in der er versuchte, die protestierende Jugend mit großen Versprechungen zu beschwichtigen. Während er sagte: „I promise you, you will get everything you want!", schob er sichtbar seine Hände nach vorne.

Die *linke Hand* wird häufig als *Gefühlshand,* die *rechte Hand* als *Vernunftshand* gedeutet. Das Bewegen *beider* Hände soll die Aussagen der offenen oder verdeckten Hand verstärken. Werden z. B. die Arme auf die Ellenbogen aufgestützt und die Faust in die andere Hand gelegt, so symbolisiert dies den Aufbau einer inneren Schutzmauer. Beim Stachelschwein-Zeigen" werden die ineinanderverschränkten Finger beider Hände gespreizt und damit abwehrend die Spitzen gezeigt. Das Halten der beiden Hände in Pyramidenform kann Abwägen gemeinsamer Interessen und Bereitschaft zur Einigung bedeuten. Händereiben kann Verschiedenes ausdrücken: zur Tat schreiten, zufrieden sein, evtl. auch Schadenfreude. Das Ineinanderverflechten der Hände mit hochgereckten Daumen ist Symbol einer dominanten Stellung.

Schließlich kann auch durch das *Berühren des eigenen Körpers* mit den Händen etwas ausgedrückt werden: Die Hand, die zum Mund fährt, blockiert möglicherweise eine voreilige Äußerung. Die

Hand, die den Nacken reibt, kann Ausdruck einer unbehaglichen Situation sein. Zupfen der Nasenspitze kann peinliche oder unrichtige Aussagen begleiten. Wird der Kopf an der Nasenwurzel zwischen Daumen und Zeigefinger abgestützt, kann dies ein Zeichen der Ermüdung oder Erschöpfung sein. Wird das Ohrläppchen zwischen Daumen und Zeigefinger genommen, kann dies den Versuch bedeuten, die Beobachtungsschärfe zu erhöhen (Stimulierung des aus der Akupunktur bekannten Augenpunktes?). Auf *Körperhaltung, Sitzarten und Beinhaltung* im Sitzen wurde im Kapitel „Die richtige Sitzordnung" eingegangen.

So sehr Interpretationen der Körpersprache einleuchtend sind, so sehr muß noch einmal betont werden, daß die *körpersprachlichen Aussagen* grundsätzlich *mehrdeutig* sind und eine einigermaßen zuverlässige Interpretation nur im Kontext mit anderen nonverbalen Ausdrucksformen und sprachlichen Äußerungen möglich ist. Die Treffsicherheit der Deutung wird wesentlich erhöht, wenn zwei körpersprachliche Aussagen gleichgerichtet sind. Es ist daher sicher richtig, sich das Postulat von R. H. RUHLEDER vor Augen zu halten: „Nonverbale Aussagen sind verbal zu überprüfen."

Spezieller Teil

> *Bedenkt man das menschliche Dasein, so ist es viel erklärungsbedürftiger, daß der Mensch meist keine Angst hat, als daß er manchmal Angst hat.*
>
> SCHNEIDER, 1967

Gespräche gegen die Angst

Quellen der Angst

Die moderne Medizin ist eine nahezu unerschöpfliche Quelle von Ängsten:

- Ängste, die durch ein gigantisches Potential an *Technik* induziert werden;
- Ängste, die aus *Gesprächsdefiziten* oder der *Mißverständlichkeit* der *Sprache* resultieren;
- die atmosphärische Angst, die vom modernen *Krankenhaus* ausgeht;
- Ängste, die die Helfer verbreiten, indem sie Kranke in einem Klima der *Unpersönlichkeit* und *Hektik* versorgen;
- *Krebsangst* und die Angst vor der *Intensivmedizin;*
- Ängste, in eine nicht mehr durchschaubare, nicht mehr selbst beeinflußbare „Mühle oder Apparatur" zu geraten;
- Ängste durch *negative medizinische Erfahrungen;*
- *Ängste, die die eigenen Ängste des Arztes* reflektieren;
- Ängste, die von den *Medien* geschürt werden;
- *Fundamentalängste* vor dem Verlust des Habens oder Seins.

Hinzu kommen vielfältige *Verlustängste,* die aus dem Kranksein selbst resultieren: die Angst vor dem Verlust körperlicher Integrität, sozialer Geborgenheit, wirtschaftlicher Absicherung, schließlich die Angst vor dem Verlust des eigenen Daseins.

Neueste Untersuchungen zeigen, daß die Zahl der Angst-Patienten in der Praxis des niedergelassenen Arztes zunimmt (H. RIEBELING). Vielfach handelt es sich um Patienten mit relativ unklarer Symptomatik. Die klassischen neurotischen Ängste, wie die Herzangst oder die Kanzerophobien, scheinen eher seltener zu werden. ENGELHARDT und Mitarbeiter haben analysiert, wie häufig Ängste bei *Krankenhauspatienten* auftreten. Die Interviewer beurteilten die Angstreaktion von Krankenhauspatienten einer Inneren Abteilung nach den Kategorien „gefaßt", „ängstlich", „große Angst". Als „gefaßt" wurden die Patienten eingestuft, die wußten, daß sie eine benigne Erkrankung hatten und die die geringen Auswirkungen deshalb gut beurteilen konnten. Auch Patienten, die erfolgreich unangenehme und bedrohliche Krankheitssymptome abgewehrt hatten, wurden in diese Kategorie eingereiht. Unter einer „ängstlichen" Reaktion wurde verstanden, daß Patienten bedrohliche Folgen ihrer Krankheit befürchteten, sie aber bewältigen konnten. „Große Angst" wurde bei Patienten angenommen, die ihre Existenz gefährdet sahen oder bei denen die Krankheit zu heftiger, frei flottierender Angst führte. Die Untersuchung zeigte, daß nur jeder 5. (21%) der untersuchten Patienten seine Krankheit gefaßt aufnahm. Ungefähr die Hälfte der Patienten (47%) zeigten ein ängstliches Verhalten, und bei mehr als einem Viertel (30%) ließ sich große Angst, die mit Verzweiflung oder Todesangst einher-

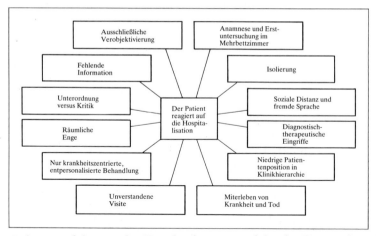

Belastungsfaktoren des Krankenhauses, auf die der Patient (mit Angst) reagiert (nach K. ENGELHARDT und Mitarbeitern)

ging, konstatieren. Untersuchungen von DUFF und HOLLINGSHEAD (1968) bei chirurgischen Patienten ergaben ein noch ungünstigeres Bild: 10% zeigten geringe (minor), 30% mäßige (moderate) und 60% heftige (severe) Angst.

Die *Induktion von Angst* durch die moderne Medizin resultiert auch aus der ihr eigenen Anonymität. Sie prägt einerseits die Architektur ihrer Kliniken, Krankenhäuser und Praxen und das Design ihrer Technik, andererseits auch den „Betrieb", der dort abläuft. Die Medizin von heute ist kaum mehr in der Lage, das Gefühl der Geborgenheit zu vermitteln. Der Patient wird zwar *ver*sorgt, aber nicht *um*sorgt. Die *Unwirtlichkeit* wird zum Charakteristikum unserer Hospitäler, Ambulanzen und Praxen.

Die Angst, mit der ein Patient auf seine Krankheit, die ihn versorgende Institution und die ihn Betreuenden reagiert, muß nicht immer eine adäquate Reaktion sein. Es kann sich um den Ausdruck eines unbewußt motivierten Konflikts handeln, dessen Ursprung in der Vergangenheit liegt und für den die Krankheit nur als auslösendes Moment zu betrachten ist. In diesen Fällen erscheint die Angstreaktion dann übergroß und im Vergleich zu ihrer Ursache vernunftwidrig. Ob bei einem Patienten Angst vorliegt und wie schwer sie wirklich ist, kann schwierig zu erfassen sein, denn wieviel von der Angst nach außen dringt, wird auch von der Angstabwehr des Patienten bestimmt. *Typische Abwehrformen* sind Verdrängung, Verleugnung, Regression, Rationalisierung und Projektion. Dabei handelt es sich keineswegs um Mechanismen, die nur bei Neurotikern, sondern durchaus auch bei „normal" strukturierten Patienten nachweisbar sind (s. a. Kapitel „Gespräche mit Todkranken und Sterbenden").

Zur Historie der Angst

Die Ängste des Patienten können nicht losgelöst von zeitgeschichtlichen Strömungen gesehen werden. Der Begriff „Zeitalter der Angst" ist zweifelsohne plakativ. Präzise Zahlen über die Häufigkeit der Angstverbreitung sind naturgemäß schwer zu erhalten. So streuen die Angaben über gelegentliche Angstzustände in der klinisch gesunden Bevölkerung zwischen 10 und 40% bei Erwachsenen (V. FAUST).

Die Historie der Angst zeigt, daß Angst in den verschiedenen Epochen und Kulturen sehr unterschiedlich erlebt und verarbeitet wurde. Die Phänomene *Furcht* und *Angst* sind bereits im Altertum bei den Griechen anzutreffen. Dort sind sie an bestimmte Situationen, Haltungen und Verarbeitungen gebunden und können als „Teil der Ethik im Rahmen einer sozusagen als kosmisch geordnet interpretierten Welt" gesehen werden (L. BEYER). Die universalisierte, viel schwerer faßbare Angst in Gestalt einer „Weltangst" taucht später im Hellenismus und dann im Christentum auf. Bei KIERKEGAARD, HEIDEGGER, SARTRE und JASPERS wird Angst zum zentralen philosophischen Schlüssel. Angst wird als Bestandteil des menschlichen Handelns, als ein Grundzug des menschlichen Daseins begriffen. Sie ist ein Grundphänomen menschlicher Gemütsbewegung. Die Dichotomie in *Angst* (unbestimmt, gegenstandslos, anonym, unmotiviert) und *Furcht* (bestimmt, auf einen bedrohlichen Gegenstand oder eine bedrohliche Situation gerichtet, entsprechend motiviert) wurde von KIERKEGAARD eingeleitet. Die „Weltbezogenheit" besteht darin, daß sich der Mensch vor bestimmten Objekten *fürchtet,* aber vor dem Nichts *ängstigt.*

Sterbens- und Todesängste haben in unserer Zeit ein besonderes Gewicht. Im Denken der Neuzeit gewinnt die These von der Unvorstellbarkeit des persönlichen Todes ein immer größeres Gewicht. J. AMÈRY formuliert sie mit folgenden Worten: „Daß er aber da ist und durchaus eine Welt ohne Dasein, nicht aber sein eigenes Nichtdasein denken kann, ist die Grundbewandtnis seiner Existenz." Diese These von der *Unvorstellbarkeit des persönlichen Todes* zählt zu den zentralen Problemen des Menschen der Gegenwart (J. E. MEYER). Die Kompensation durch immer weiter steigenden Konsum als die wichtigste Form des „Habens", kann nicht gelingen. Denn Konsumieren besitzt ja etwas Zweideutiges: Es vermindert die Angst, weil das Konsumierte nicht mehr weggenommen werden kann, aber es zwingt auch, immer mehr zu konsumieren, denn das einmal Konsumierte hört bald auf, zu befriedigen. Der moderne Konsument könnte sich mit der Formel identifizieren: „Ich bin, was ich habe und was ich konsumiere" (E. FROMM).

Dem modernen Menschen fällt es sehr schwer, seine Haben-Orientierung aufzugeben. Tiefe Angst und das Gefühl, auf jegliche Sicherheit verzichten zu müssen, wären die Folgen. Dieses Phänomen der *Haben-Orientiertheit* — im Gegensatz zur Existenzweise des *Seins* — als Quelle vielfacher Ängste beschreibt FROMM wie folgt: „Wer bin ich, wenn ich bin, was ich habe, und dann verliere, was ich habe? Nichts als ein besiegter, gebrochener, erbarmenswerter Mensch, Zeugnis einer falschen Lebensweise. Weil ich verlieren kann, was ich habe, mache ich mir natürlich ständig Sorgen, daß ich verlieren werde, was ich habe. Ich fürchte mich vor diesem Verlust, vor wirtschaftlichen Veränderungen, vor Revolution, vor Krankheit, vor dem Tod, und ich habe Angst zu lieben, Angst vor der Freiheit, vor dem Wachsen, vor der Veränderung, vor dem Unbekannten. So lebe ich in ständiger Sorge und leide an chronischer Hypochondrie, nicht nur in bezug auf Krankheiten, sondern hinsichtlich jeglichen Verlustes, der mich treffen könnte..."

Möglicherweise wird das allgemeine Angstpotential unserer Zeit noch dadurch verstärkt, daß Angst im gewissen Sinne ein *Modesymptom* ist. So stellt V. FAUST die Frage: „Gibt es nicht Anzeichen dafür, daß wir die Angst *brauchen,* ja, daß wir sie *suchen,* weil es uns an natürlichen Angstauslösungen zu mangeln beginnt? Haben wir nicht eine heimliche Schwäche für das ... schaurige Behagen — Koketterie mit der Angst?" Und ALEWYN (1971) schreibt: „Im Zeitalter der Angst sind viele weit davon entfernt, Angst als eine Not zu meiden und Befreiung von ihr zu begrüßen. Im Gegenteil: Es scheint, als ob die Angst als unentbehrliches Bedürfnis empfunden wird: Die Lust an der Angst als Koketterie mit der Angst..."

Formen der Angst

Die *Definition* des Zustands Angst hängt vom Standort des Betrachters ab (Psychologie, Philosophie, Psychopathologie, Theologie). Eine Definition aus ärztlicher Sicht stammt von FAUST: „Angst ist ein unangenehmer emotionaler Zustand mit zumeist physiologischen Begleiterscheinungen, hervorgegangen aus einem Gefühl der Bedrohung, entweder konkret oder nicht objektivierbar."

Die *Alltagsangst* bezeichnet Angstzustände, die jeder Mensch aus seinem eigenen Erleben kennt. Es sind nachvollziehbare sinnvolle, durch Dinge, Umstände, Gefahren, Gedanken oder Glaubensinhalte des täglichen Lebens ausgelöste Ängste (Angst vor Krankheit, Alleinsein, Dunkelheit, Menschen, der Zukunft oder dem Sterben). Die Abgrenzung zur *neurotischen Angst* ist schwierig, da es sich nicht um quantitative Unterschiede handelt und ein Konflikt als tieferliegende Angstquelle nicht immer eruierbar ist. Der heutige Mensch neigt zu *Somatisierungstendenzen* seiner Angst, wahrscheinlich auch, weil die Organkrankheit einen höheren „Prestigewert" besitzt als seelische Störungen.

Der Begriff der *frei flottierenden Angst* wurde von FREUD eingeführt. Es handelt sich um eine „zwischen Normalität und Krankheit hin- und herdiffundierende Bereitschaft, jederzeit Bedrohliches zu erwarten und sich mit skrupulösen Gewissensängsten abzuquälen, eine generelle Ängstlichkeit, die von spezifischen Auslösesituationen unabhängig ist, ihr Objekt jeweils findet oder auch frei phantasiert" (VON BAEYER, 1971).

Umschriebene, bei bestimmten Neurosen auftretende Ängste werden als *phobische Ängste* bezeichnet. Am bekanntesten sind Klaustrophobie, Platzangst, Krebsangst oder Angst vor Erröten. Phobische Ängste können scharf auf den eigenen Körper fokussiert werden und sich dann beispielsweise als Herzneurose manifestieren.

Die *psychotische Angst,* wie sie vor allem bei Patienten mit Schizophrenie oder manisch depressiven Erkrankungen auftritt, zählt zu den schwersten Angstzuständen. Es besteht eine Angst vor etwas Grauenhaftem, Unfaßbarem, oder es treten befremdende, nicht nachvollziehbare Ängste in Art einer Weltuntergangsstimmung auf. Angstzustände bilden ein zentrales Symptom vor allem der endogenen Depression.

Körperlich begründbare Angstzustände werden beispielsweise im Alkoholdelir oder beim Durchgangssyndrom auf der Intensivstation beobachtet. Die Patienten sind zeitlich und räumlich desorientiert, verwirrt und von intensiven Ängsten erfüllt, die u.a. zu erheblichen Aggressionen führen können.

Strategien gegen die Angst

Der „Feldzug" gegen die Angst in der Medizin ist ein Mehrfrontenunternehmen, das sich auf 3 *Hauptstrategien* stützt:

1. Ängste *vermeiden,* statt Ängste auslösen.
2. Ängste *erkennen* und *differenzieren.*
3. Ängste *annehmen* und *abbauen.*

Kranksein geht schon an sich mit zahlreichen Ängsten einher. Eine der wichtigsten Aufgaben des Arztes und seiner Mitarbeiter muß es daher sein, das Angstpotential nicht noch durch vermeidbare Ängste zu erhöhen. Wer imstande ist, sich in die Wirklichkeit eines Patienten einzufühlen, der zum ersten Mal in ein Krankenhaus eingeliefert wird, wird sich rasch ein plastisches Bild von dem Szenario seiner Ängste machen können: Die ersten Ängste werden möglicherweise schon durch den Transport mit heulenden Sirenen zum Hospital induziert. Dort trifft der Patient auf lauter Unbe-

Strategien gegen die Angst

I. Ängste vermeiden!
1. *keine Angst induzierende,* sondern verstehende und erklärende *Sprache*
2. *Anonymität, Undurchschaubarkeit* vermeiden
3. keine *Verobjektivierung* oder *Isolation* des Patienten
4. *Kommunikationsbarrieren* beseitigen
5. *eigene Ängste erkennen* und reflektieren

II. Ängste erkennen und differenzieren
1. „Masken" der Angst erkennen:
   — „schwieriges" Verhalten
   — Compliance-Probleme
   — Abwehrmechanismen (Verleugnung, Rationalisierung, Vermeidung usw.)
   — Alkohol- und Medikamentenabusus
2. *Angst differenzieren:*
   — „normale" Angst?
   — organisch bedingte Angst?
   — Phobie?
   — neurotische Angst?
   — psychotische Angst?

III. Angst abbauen
1. die *Angst annehmen*
2. die *Angst aussprechen* (nicht „ausreden")
3. die *Angst erklären*
4. *Ängste zu Ende denken lassen*
5. *Metakommunikation*
6. Abwehrmechanismen *nicht* unterbrechen
7. verbale und nonverbale *Kommunikationsmöglichkeiten ausschöpfen*

kannte, deren Namen er nicht kennt und deren Funktionen schwer zu durchschauen sind. Vielleicht spricht man ihn mit seinem Namen an, vielleicht aber auch nicht, oder sein Name wird verstümmelt. Was um ihn herum geredet wird, geschieht in einer fremden Sprache, noch dazu in verkürzter Form. Er erlebt rasch, daß er sich eher in der unteren als der oberen Position der Krankenhaushierarchie befindet. Es werden Untersuchungen mit ihm angestellt, die zum Teil belästigend, zum Teil schmerzhaft sind und deren Sinn für ihn schwer erkennbar ist. Viele Fragen drängen sich ihm auf, aber er bekommt meist nur wenige oder abweisende Antworten. Er erlebt sich als Objekt und muß sich einem strengen Krankenhausreglement unterwerfen. Er liegt mit anderen Kranken zusammen, die für ihn ebenfalls Fremde sind, und erlebt deren Krankheit, evtl. sogar ihren Tod mit.

Natürlich ist es eine Illusion anzunehmen, daß sich das Konzept einer angstfreien Medizin lückenlos verwirklichen läßt. Die totale Angstfreiheit in der Begegnung zwischen Patient, Arzt und Helfern wird wahrscheinlich bei noch so gutem Willen nicht realisierbar sein. Es stellt sich sogar die Frage, ob nicht ein bestimmtes Quantum an „natürlicher Angst" zur besseren Adaptation in bestimmten Situationen erforderlich ist. So hat JANIS gezeigt, daß eine mittelgradige präoperative Furcht die bestmögliche postoperative Anpassung erlaubt. Neuere Untersuchungen haben jedoch auch ergeben (MATHEWS und RIDGEWAY, 1981), daß Patienten mit hochgradigen präoperativen Befürchtungen postoperativ im Durchschnitt mehr Schwierigkeiten haben als Patienten mit einer „gesunden" Portion präoperativer Angst. Ärztliches Handeln muß als ein wesentliches Ziel die *Verringerung des Angstpotentials* in der Medizin beinhalten. Denn erst der Mensch ohne übertriebene Angst ist in der Lage, sich zu öffnen, zu verstehen, zu kooperieren, seine Krankheit richtig zu verarbeiten und seine Identität wiederzufinden.

Angst, ihre Abwehr durch den Patienten und ihre Bekämpfung durch den Arzt in speziellen Situationen wird in verschiedenen Kapiteln dieses Buchs behandelt, auf die hier hingewiesen werden soll („Das ärztliche Gespräch vor und während belastender Maßnahmen", „Das Gespräch mit dem sogenannten schwierigen Patienten", „Gespräche in der Intensivmedizin", „Gespräche mit Todkranken und Sterbenden").

Ängste vermeiden

Ängste lassen sich am ehesten vermeiden, wenn alles, worüber mit dem Patienten gesprochen wird und was mit ihm geschieht, *durchschaubar* und möglichst *unmißverständlich* ist. Ein erster Schritt dazu ist die *Beseitigung der Anonymität* in Praxen, Ambulanzen und

Krankenhäusern: Ärzte und Helfer sollen sich mit ihrem Namen vorstellen und ihre Funktion nennen. Der Patient soll möglichst oft mit seinem (korrekten!) Namen angesprochen werden. Besonders dem älteren Menschen sollen zeitliche und örtliche *Orientierungshilfen* zur Verfügung stehen. Wichtig ist eine feste Bezugsperson innerhalb des Ärzteteams oder des Pflegepersonals. Alles, was mit dem Patienten geplant ist oder mit ihm unternommen wird, sollte ihm in groben Zügen *erklärt* werden. Tagtäglich wird gegen die einfachsten Regeln verstoßen: Nicht den Patienten nur gelegentlich *ansehen,* sondern den EKG-Schreiber, das Sonographiebild oder den Praxiscomputer. Es ist erstaunlich, wie dankbar Patienten reagieren, wenn sie im Krankenhausflur von einem Arzt oder einer Schwester *gegrüßt* werden, die nicht zu ihrem Behandlungsteam gehören.

Ganz entscheidend ist es, eine möglichst *wenig angstinduzierende Sprache* zu benutzen. R. S. BLACHER und H. L. LEVINE haben in einer schönen Übersicht (The Language of the Heart) gezeigt, wieviel Ängste alleine durch Begriffe, die das Herz betreffen, induziert werden können: Die Bezeichnung „Herzfehler" induziert nicht selten die Vorstellung eines terminalen Herzversagens, der Begriff „Herzblock" löst die Vorstellung aus, daß der Blutkreislauf verstopft ist, unter „Vorhofflimmern" versteht der Laie möglicherweise ein vollkommen unkoordiniertes Arbeiten des Herzmuskels, der Terminus „gespaltener Herzton" kann dramatische Vorstellungen von Rissen im Herzmuskel erwecken, und ein Patient, der etwas von einem Loch im Herzen hört, sieht möglicherweise das Blut aus diesem lebenswichtigen Organ in die Körperhöhlen entweichen. Unsicherheit und Mißverständnisse können durch die häufige Verwendung von Abkürzungen (ZVD, TIA, PRIND usw.) ausgelöst werden. Undurchschaubar wird die Situation für den Patienten, dessen Ärzte bei der Visite nicht *zu* ihm, sondern *über* ihn oder sogar mit anderen Patienten sprechen.

Der Patient, der nicht *fragen* darf, dessen Fragen nicht beantwortet werden, dem Information verweigert wird, der auf Kommunikationshemmnisse nach allen Seiten stößt, wird zwangsläufig mit Angst reagieren. Untersuchungen haben gezeigt, daß beispielsweise die stärkste Belastung in der Intensivmedizin nicht durch den technischen Aufwand, sondern durch *Kommunikationsdefizite* zustande kommt. Dies begründet eine großzügige Besuchsregelung und ein Miteinbeziehen der Angehörigen in die Betreuung des

Kranken. So war beispielsweise der Anstoß, 1977 das Wiener Modell „Psychische Betreuung Schwerstkranker" zu entwickeln, eine 17jährige Patientin mit hoher Querschnittslähmung nach einem Kopfsprung in niedriges Wasser: Trotz eines maximalen technischen Aufwandes von einem Lungenschrittmacher bis zum automatisierten Schreibsystem erlebten sich Ärzte und Pflegepersonal hilf- und ratlos und empfanden ein Gefühl passiver Ohnmacht. Als wichtigste positive Maßnahme erwies sich der gezielt organisierte Besuch der Eltern. Diese durften nicht nur regelmäßig kommen, sondern wurden von den Pflegekräften immer dann, wenn es der Patientin besonders schlecht ging, auch nachts verständigt. Erst dadurch gelang es, die Patientin in einen weitgehend angstfreien Zustand zu versetzen (H. BENZER).

Alles, was die *äußere und innere Isolierung* des Patienten verstärkt, was ihm das Gefühl der *Verobjektivierung* gibt, wirkt angstinduzierend und sollte soweit als möglich vermieden werden. Moderne Medizin läßt sich nicht ohne einen großen technischen Aufwand betreiben. Die Angst vor der „Apparatemedizin" ist weit verbreitet. Der juristische Druck, eine sehr rigide Aufklärungstechnik zu betreiben, induziert weitere Ängste. Das optimal geführte *Aufklärungsgespräch* und das einfühlende *Vorbereitungsgespräch* vor belastenden diagnostischen und therapeutischen Maßnahmen können ein starkes Gegengewicht zu diesen weitverbreiteten Quellen der Angst darstellen. *Nonverbale Signale* (Lächeln, Berührung, Hautkontakt) sind einfache, im Prinzip stets verfügbare und sehr wirksame Instrumente der Angstverhütung. Eine ungezwungene Heiterkeit und sparsam dosierter Humor wirken ebenfalls angstmindernd. Der Witz hingegen ist eine zweischneidige Sache, da er immer ein „Opfer" hat, das auf keinen Fall der Patient sein sollte. Offene Zuwendung, Dasein, Empathie und die Fähigkeit, die individuelle Wirklichkeit des Kranken zu erfassen, sind die besten Garanten einer möglichst angstarmen Medizin. Schließlich sollte der *Arzt* auch versuchen, seine *eigenen Ängste* zu erkennen und zu reflektieren. Denn gar nicht so selten ist die Angst des Patienten nichts anderes als das Echo auf die Angst des Arztes.

Ängste erkennen und differenzieren

Obwohl die heutige Medizin reich an vielfältigen Ängsten ist, treten diese nur in der Minderzahl *offen* zutage. Angst ist immer noch mit dem Etikett des Makels oder der Schande versehen. Daher fällt es manchem Patienten sehr viel leichter, die *körperlichen* Begleitsymptome seiner Angst zu schildern, als offen zu sagen: „Ich habe Angst". Gerade viele nachts auftretende unangenehme Zustände (Beklemmungen, Luftnot, Herzrasen) sind körperlicher Ausdruck von Angstzuständen. In der Regel werden jedoch die somatischen Symptome in den Vordergrund gestellt. Die behutsam gestellte Frage im weiteren Gesprächsverlauf, ob bei den Erscheinungen auch etwas Angst dabei war, wird dann überraschend oft bejaht. Als nächstes sollte weiter gefragt werden, was *wirklich* am Anfang der Attacke stand, die Angst oder die körperlichen Erscheinungen.

Ängste kommen sehr häufig eher durch das *Verhalten* eines Patienten zum Ausdruck als durch seine *Worte*. Das Ablehnen von diagnostischen oder therapeutischen Maßnahmen ist in einem wesentlich höheren Prozentsatz auf emotionale (Angst) als auf rationale Gründe zurückzuführen. Begünstigt wird ein solches Verhalten durch eine mangelhafte Aufklärungstechnik und die unzureichende Fähigkeit zu motivieren. Viele Complianceprobleme sind in Ängsten (z. B. vor Nebenwirkungen oder der Gewöhnung an das Medikament) begründet. Der sogenannte „schwierige" Patient ist ein typisches Exempel für hintergründige und damit häufig unerkannte Ängste: der „abhängige" Kranke, der unter Vernachlässigungs- und Trennungsängsten leidet, der „Fordernde", der seine Wertlosigkeitsangst zu kompensieren versucht. Andere *Masken der Angst* können Alkohol- oder Tablettenabhängigkeit (Tranquilizer) sein. Immer, wenn ein Patient sich scheinbar uneinfühlbar, irrational, ablehnend, „unbequem" verhält, sollte die erste Überlegung dahingehen, ob sein Verhalten nicht durch unausgesprochene oder unbewußte Ängste bestimmt ist.

Der nächste Schritt muß eine *Differenzierung* der Angst sein: Handelt es sich um Ängste, die eher im Sinne der Furcht eine verständliche und angemessene, das heißt „normale" Angst bedeuten? Ist die Angst organisch bedingt? Beruhen die Ängste auf Mißverständnissen? Sind sie eine Reaktion auf die Krankheit selbst, das Verhalten des Arztes oder der Umgebung? Handelt es sich um neurotische oder psychotische Ängste? Ist die Angst Ausdruck einer Depression? Eine Differenzierungshilfe bei den klinischen Angstsyndromen bietet das folgende diagnostische Flußdiagramm von F. STRIAN.

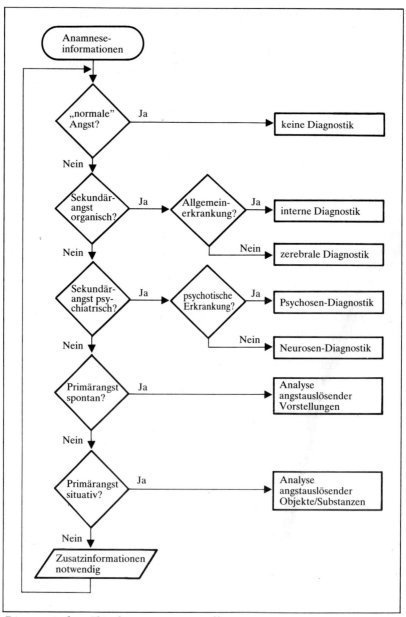

Diagnostisches Flußdiagramm zur Differenzierung von Angstsyndromen (F. STRIAN)

Ängste annehmen und abbauen

Zunächst ist es ganz entscheidend, den Patienten mit seiner Angst *anzunehmen*. Übersehen, Beiseiteschieben oder Herunterspielen seiner Ängste führt in einem Circulus vitiosus zu einer weiteren Verstärkung der Angst. Der Patient muß wissen, daß er Angst haben *darf* und daß seine Angst nicht mit Schwäche, Versagen oder Schande gleichzusetzen ist. Dazu ist es notwendig, die Angst behutsam, aber offen anzusprechen. Durch das *Aussprechen der Angst* erkennt der Patient, daß der Arzt seine Angst registriert hat und bereit ist, auf sie einzugehen, und daß er mit seiner Angst nicht alleine dasteht. Es ist im allgemeinen wenig aussichtsreich, zu versuchen, jemandem seine Angst „auszureden" („Sie brauchen aber wirklich keine Angst zu haben"). Zunächst kann es bereits hilfreich sein, im Sinne der *Metakommunikation* darüber zu sprechen, welche Ängste den Patienten bewegen. Ein wirksames Vorgehen besteht ferner darin, dem Patienten die *Entstehung* der Angst zu erklären und ihm zu versichern, daß unter den gegebenen Umständen seine Angst eine verständliche und adäquate Empfindung darstellt („Ich kann durchaus verstehen, daß Sie bei dem Gedanken an ... Angst verspüren müssen"). Es ist auch günstiger, Ängste und Befürchtungen *zu Ende denken* zu lassen, als sie vorzeitig abzublocken. Angstinhalte, die *verbalisiert* sind, sind einer rationalen Bewältigung eher zugänglich. Besonders wichtig ist es, in Situationen, die mit starker Angst besetzt sind und gleichzeitig erhebliche Kommunikationsbarrieren beinhalten (Intensivstation!), *alle* verbalen und nonverbalen *Möglichkeiten der Kommunikation* auszuschöpfen.

Beim todkranken und sterbenden Patienten kann die Erkennung der Angst besonders schwierig sein. Vielfach dringt sie nur in Gestalt ihrer *Abwehrmechanismen* nach außen, so daß der Arzt mit der Angst seines Patienten sehr viel mehr durch das ganze Spektrum der Abwehrphänomene (Verleugnung, Rationalisierung, Vermeidung, Projektion usw.) konfrontiert wird als durch das offene Angst-Eingeständnis. Da die Abwehrmechanismen eine gewisse Kontrolle und Bewältigung der Angst ermöglichen, sollten sie zwar als Signale der Angst erfaßt, *nicht* aber durchbrochen werden. Allerdings gelingt eine vollkommene Kontrolle der Angst in der Regel nicht, so daß ein Anteil an unkontrollierter *frei flottierender Angst* übrig bleibt, die dann in den Behandlungsplan einbezogen werden sollte. Die teilweise schweren Ängste des Depressiven bedürfen natürlich ebenfalls der Annahme im Gespräch, sind aber durch Gespräche selbst kaum zu bewältigen, sondern am wirksamsten durch eine antidepressive Pharmakotherapie zu dämpfen. Neurotische, insbesondere aber psychotische Ängste erfordern in der Regel eine psychiatrische Behandlung.

Die letzten Ängste, die den Menschen bewegen können, wenn ihn seine Krankheit unausweichlich seinem Tode näherbringt, werden allerdings vielleicht nur aus der Zuversicht zu bewältigen sein, daß es nach dem Tode jene wirklich „Neue Welt" gibt, wo „ich ohne Angst ich selber sein darf..." (H. KÜNG).

Wenn Du ein Schiff bauen willst, dann trommle nicht Männer zusammen, um Holz zu beschaffen, Aufgaben zu vergeben und die Arbeit einzuteilen, sondern lehre die Männer die Sehnsucht nach dem weiten, endlosen Meer.

Antoine DE SAINT EXUPÉRY

Motivation

Ein Schlüssel zur Patientenführung

Motivieren bedeutet, Menschen durch *Überzeugung* zu bestimmten Handlungen oder Verhaltensweisen zu bewegen. In der Medizin gilt:

1. Erfolgreiche *Medizin ohne Motivation* ist *undenkbar*.
2. *Motivation* ist die *Grundlage* jeder *Patientenführung*.
3. Das *Gespräch* ist das Motivationsinstrument Nummer 1.

Der Arzt muß heute in weiten Bereichen *gesundheitsedukatorische Aufgaben* erfüllen, die ohne die Fähigkeit, Patienten zu motivieren, nicht zu lösen sind. Er muß es verstehen, Patienten dazu zu bewegen, über lange Zeit bestimmte Medikamente einzunehmen, eine Diät einzuhalten, Lebensgewohnheiten zu ändern, sich körperlich zu betätigen usw. Die Erfahrung zeigt, daß die Kunst der Motivation schwierig und nicht sehr weit verbreitet ist.

Ein prominentes Beispiel unzureichender Motivation und Patientenführung ist die Krankheit Jean-Paul SARTRES. Seine Lebensgefährtin Simone DE BEAUVOIR schildert in ihrem Buch „Die Zeremonie des Abschieds" den etwa 10 Jahre währenden körperlichen und geistigen Verfall von Jean-Paul SARTRE, dessen Krankheit durch eine schwere, schlecht kontrollierte Hypertonie und rezidivierende Schlaganfälle geprägt war. Es ist keine Frage, daß die Berühmtheit des Patienten es seinen Ärzten besonders schwer gemacht hat, ihn angemessen zu betreuen. Es wurde aber offenbar niemals ein wirklich ernsthafter Versuch unternommen, den enormen Verbrauch an Alkohol, Zigaretten, Kaffee, Tee und Aufputschmitteln zu drosseln. Während seines Schlaganfalls im Mai 1971 fiel SARTRE „die Zigarette dauernd von den gelähmten Lippen". In ihrem Buch schildert Simone DE BEAUVOIR, daß Ärzte nur aus *akutem* Anlaß geholt oder verständigt wurden und daß diese den prominenten Patienten wiederum oft zu einem „noch zuständigeren Kollegen" überwiesen. Man erfährt, daß ihm die Zigaretten immer wieder verboten worden sind.

M. J. HALHUBER stellt in seinem Essay „Der Fall Jean-Paul SARTRE — prominent und alleingelassen?" Fragen, die die Grundlagen der Motivation und Patientenführung berühren: „Bereits 1954 hatte Sartre seine erste Hochdruckkrise. Warum ist es seit damals nicht zu einem dauerhaften tragfähigen Arbeitsbündnis zwischen *einem* erfahrenen Arzt seines Vertrauens und ihm und Simone DE BEAUVOIR gekommen? Im Tagebuch tauchen viele, immer neue Spezialisten auf, die dann überwiegend diagnostisch tätig werden ... ... Mit wieviel therapeutischem Engagement sind welche Methoden zur Änderung seiner Verhaltensweisen ernsthaft und auch konsequent eingesetzt worden? Nach den Tagebuchaufzeichnungen von Simone DE BEAUVOIR sind immer nur wieder im Sprechzimmer und am Krankenbett Einzelverbote und die üblichen Pauschalratschläge ausgesprochen worden, von deren Nutzlosigkeit wir uns doch täglich überzeugen können."

Am Anfang jeder Bemühung, Patienten zu motivieren, müssen *4 Grundüberlegungen* stehen:

1. Ist der Patient überhaupt *motivierbar*?
2. Wie wichtig ist das *Ziel der Motivation*?
3. Wo liegen die größten *Widerstände*?
4. Bin ich als *Arzt selbst genügend motiviert*?

Motivation ist in erster Linie eine *dialektische Aufgabe*. Dialektik als Kunst der Gesprächsführung aus zunächst gegensätzlichen Positionen ist letzten Endes die *Kunst zu überzeugen*. Motivation darf nicht mit Manipulation verwechselt werden. Bei der *Manipulation* werden unerlaubte Techniken, zweifelhafte Kunstgriffe oder Intrigen bewußt als Instrument der Beeinflussung eingesetzt. Voraussetzung für erfolgreiches dialektisches Vorgehen sind Logik, Psychologie und rhetorische Grundkenntnisse.

Ein schönes Beispiel (unfairer) Dialektik ist die Geschichte von dem rauchenden Mönch: Ein Mönch, der für sein Leben gern rauchte und am liebsten Tag und Nacht, das heißt auch während des Betens, ständig geraucht hätte, überlegte sich, wie er seinen Abt dazu bewegen könnte, ihm das Rauchen zu jeder Zeit zu gestatten. Dabei wurde ihm klar, daß es wohl kaum erfolgreich wäre, den Abt zu fragen: „Darf ich während des Betens rauchen?" Er ging dialektisch anders vor und war mit folgender Frage an seinen Abt erfolgreich: „Darf ich während des Rauchens beten?"

Der Mensch *handelt nicht ohne Grund,* und er *unterläßt* auch eine Handlung *nicht ohne* Grund. Dabei müssen ihm die Gründe seines Verhaltens keineswegs bewußt sein, meistens sind sie es auch nicht. Die Kenntnis der Gründe ermöglicht es aber erst, Menschen zum Handeln oder Nichthandeln zu bewegen, das heißt zu motivieren. Folgende *Gründe* können für die *Handlungsweise* eines Menschen ausschlaggebend sein:

- *Bedürfnisse*

- *Emotionale Gründe:*
  Ängste
  Scham
  Schuldgefühle
  Minderwertigkeitsgefühle

- *Rationale Gründe:*
  Interessen
  Berechnung
  Erfahrungen

- *Wertbesetzte Gründe:*
  Ideale
  Einstellungen
  Wertorientierung

- *Erwartungen:*
  Hoffnungen
  Wünsche

- *Gewohnheiten*
- *Vorurteile*

Aus diesem Spektrum von Handlungsgründen eignen sich bestimmte Gründe zur Motivation, wie z. B. Hoffnungen, Ideale oder Bedürfnisse, während andere Gründe (Gewohnheiten, Vorurteile oder Ängste) das Gegenteil bewirken und zur Demotivation führen.

> Eine *Grundregel* der Motivationstechnik lautet daher: „Durch Erzeugen von Angst, Wecken von Schuldgefühlen oder Beschämen ist Motivation ebensowenig möglich wie gegen den Widerstand von Vorurteilen, festgefahrenen Gewohnheiten und sogenannten Glaubenssätzen."

So sind beispielsweise folgende Aussagen kaum geeignet, zu motivieren:

„Jede Packung Zigaretten verkürzt Ihr Leben um 10 Minuten."
„Die meisten Patienten halten sich viel besser als Sie an ihre Diät."
„Wenn Ihr Blutdruck nicht heruntergeht, ist Ihr Herzinfarkt vorprogrammiert."

Bestimmte Grundhaltungen, Pseudoargumente und sogenannte Lebensweisheiten von Patienten sind ebenfalls häufige Motivationshindernisse:

„10 Jahre gut gelebt ist besser als alt geworden."
„Wer weiß schon, was morgen ist?"
„Mein Vater hat täglich 30 Zigaretten geraucht und ist erst mit 87 Jahren gestorben."

Erfolgreiche Motivation ist an folgende *Bedingungen* gebunden:

1. *Der Patient muß überhaupt motivierbar sein.*

   Kognitive, intellektuelle, emotionale und situative Faktoren dürfen der Motivation nicht von vornherein entgegenstehen. Der antriebslose Depressive, der Patient mit fortgeschrittener Hirnleistungsschwäche, der Kranke aus einem Kulturkreis mit völlig anderen Wertvorstellungen wird einer Motivation zu bestimmten Verhaltensweisen (Langzeitmedikation, Diät) kaum genügend aufgeschlossen sein.

2. *Das Ziel muß eindeutig sein.*

   Im einzelnen bedeutet dies: Das *Ziel* muß für den Patienten *erkennbar, erreichbar, realistisch* und *wünschenswert* sein. Versteht der Patient überhaupt nicht, um was es geht, erscheint ihm die Zielvorgabe nicht erreichbar, und ist er an dem Ziel der Motivation nicht interessiert, so wird eine Motivation praktisch unmöglich sein.

3. *Der Arzt muß selbst motiviert sein.*

   Motivationserfolg des Arztes ist eng gekoppelt mit der eigenen Einstellung zu Ratschlägen und Therapieempfehlungen. Untersuchungen in verschiedensten Bereichen haben gezeigt, daß der Behandlungserfolg deutlich von dem Motivationsgrad des Therapeuten abhängt. Der *Arzt als Vorbild* stellt daher einen Motivationsfaktor (und Demotivationsfaktor!) ersten Ranges dar.

> Es ist noch nicht genug, eine Sache zu beweisen. Man muß die Menschen zu ihr auch noch verführen.
>
> Friedrich NIETZSCHE

Compliance

Was ist Compliance?

Compliance ist die Bereitschaft, eine medizinische Empfehlung zu befolgen. Ohne Compliance des Patienten können Medizin und Ärzte nichts bewegen. *Non-Compliance* ist der Tod jeder aktiven Medizin. Compliance ist kein neues Phänomen, sondern nur ein neuer Begriff für ein altes, zentrales Problem der Kooperation zwischen Arzt und Patient.

Der Begriff „Compliance" entstand zu Beginn der 70er Jahre, als erste systematische wissenschaftliche Untersuchungen gestartet wurden, die sich mit der Frage befaßten: Wieviel von dem, was Ärzte ihren Patienten raten, tun diese wirklich? Compliance ist kein sehr glücklicher Begriff, weil es im Deutschen keine inhaltlich kongruente Bezeichnung gibt; er ist jedoch inzwischen in der Fachterminologie fest verankert. Compliance darf nicht verwechselt werden mit Dressur, unreflektiertem Gehorsam oder Bevormundung des Patienten. Im weitesten Sinne bedeutet Compliance *Kooperation durch eine partnerschaftliche Arzt-Patienten-Beziehung.*

Compliance ist ganz wesentlich das Resultat einer erfolgreichen Kommunikation zwischen Arzt und Patient. Das Erzielen einer guten Compliance ist daher eine der *Kernaufgaben* des ärztlichen Gesprächs. Der führende amerikanische Compliance-Forscher A. R. JONSEN sagt ganz nüchtern: „In Wirklichkeit ist Compliance weniger ein Ergebnis der Ethik als vielmehr der Redekunst."

Das Problem der Non-Compliance

Viele Untersuchungen belegen, daß Non-Compliance eines der großen praktischen Probleme der Medizin ist. Die Compliance-Forschung hat gezeigt, daß Non-Compliance weiter verbreitet ist als allgemein angenommen:

- 35−40% aller verordneten Medikamente werden nicht eingenommen (geschätzter volkswirtschaftlicher Schaden in der Bundesrepublik Deutschland jährlich 5−7 Milliarden DM).

- Die regelmäßige Einnahme selbst lebensnotwendiger Medikamente liegt unter 50%.
- Die Non-Compliance bei Hypertonikern beträgt 50—80%.
- Diabetikerinnen essen täglich 100—200 kcal mehr als gleichaltrige stoffwechselgesunde Frauen.
- Die Non-Compliance für Schwangerschaftsgymnastik liegt bei 50%.

Warum ist Non-Compliance so weit verbreitet? Bei vordergründiger Betrachtungsweise könnte man zu dem Schluß kommen, daß Non-Compliance eigentlich nichts Ungewöhnliches, sondern eher selbstverständlich ist. Ist aber Non-Compliance wirklich nur die Folge dessen, daß der Mensch seiner Natur nach schwach ist, in jedem mehr oder weniger ein Schlendrian wohnt und daß Vergessen als natürliches Phänomen sein Übriges dazutut?

Bei näherem Hinsehen erweisen sich diese Erklärungen als nicht ohne weiteres befriedigend. Ein Mensch hat Beschwerden, er sucht einen Arzt auf mit dem Ziel, Hilfe zu erhalten, der Arzt bemüht sich um eine klare Diagnose und erteilt dem Patienten einen fundierten Rat — aber der Patient befolgt diesen Rat nicht. Wie kann dieses Verhalten erklärt werden?

Zunächst ein konkretes Beispiel: Ein 52jähriger leitender Angestellter fühlt sich seit Monaten abgespannt. Morgens wacht er mit etwas Kopfdruck und einem leichten Benommenheitsgefühl auf. Nur auf Drängen der Familie und weil in den nächsten Monaten ein großes Sonderprojekt der Firma bewältigt werden muß, sucht er den Arzt auf. Im Grunde erwartet er, daß die Untersuchung nichts Gefährliches ergibt. Bei mehrfachen Blutdruckmessungen werden Werte um 190/120 mm Hg gemessen. Die eingehende Diagnostik spricht für eine länger bestehende essentielle Hypertonie. Er erfährt vom Arzt, daß der Blutdruck „unbedingt behandelt werden muß", weil solche Blutdruckwerte „sehr ungesund" sind; schlimmstenfalls könnten Herzinfarkt, Schlaganfall und Durchblutungsstörungen die Folge sein. Eine medikamentöse Behandlung wird eingeleitet. Der Patient fühlt sich, obwohl die Blutdruckwerte nunmehr im Normbereich liegen, schlechter: verstärkte Müdigkeit, Schwindel beim Aufstehen, hinzu kommen Potenzstörungen. In der Sprechstunde wird ihm gesagt, daß er „trotzdem unbedingt weitermachen" muß. Die Erledigung seiner Aufgaben im Betrieb fällt ihm schwerer als zuvor. Er nimmt die Medikamente immer unregelmäßiger ein, setzt sie allmählich ab und fühlt sich im Grunde gar nicht so schlecht. Eines Tages ist das ganze Blutdruckproblem scheinbar vergessen.

Eine alltägliche Beobachtung in der Praxis. Warum aber hat dieser Patient sich so verhalten?

Ursachen der Non-Compliance

Das zitierte Beispiel läßt einige der wesentlichen Gründe für Non-Compliance erkennen:

- Die *Vorstellungen* und *Erwartungen* des Patienten gingen *nicht in Erfüllung*: Er erwartete zu hören, daß er eigentlich gesund ist. Statt dessen mußte er sich zahlreichen Untersuchungen unterziehen, eine Diagnose akzeptieren, mit der er nicht gerechnet hatte, und den Ratschlag hören, daß er für den „Rest des Lebens" Tabletten einzunehmen hat.
- Es bestand eine *deutliche Diskrepanz* zwischen der subjektiven Einschätzung der Schwere der Erkrankung und dem objektiven Befund.
- Der Patient hatte *nicht das Gefühl*, durch seine Krankheit wirklich *bedroht* zu sein.
- Es bestand *kein unmittelbarer Leidensdruck*.
- Ein *Vertrauensverhältnis* zwischen dem Patienten und seinem behandelnden Arzt entwickelte sich *nicht*.

Non-Compliance ist das Resultat von *Demotivation* im Sinne eines Motivationsmißerfolgs. Daß ein Patient einen Arzt aufsucht, weil er Hilfe erwartet, die Ratschläge aber nicht befolgt, hat mit einem psychologischen Phänomen zu tun, das als *kognitive Dissonanztheorie* (L. FESTINGER) beschrieben wird. Jeder Mensch ist bemüht, in seinem kognitiven System Widerspruchsfreiheit zu erzielen. Er strebt eine Konsistenz der kognitiven Elemente an. Haben jedoch zwei kognitive Elemente (Meinungen, Wahrnehmungen, Glaubenssätze) widersprüchliche Inhalte, so tritt eine kognitive Dissonanz auf, die einen innerlichen Druck erzeugt. Erst die Beseitigung des Widerspruchs zwischen den kognitiven Elementen reduziert die kognitive Dissonanz und setzt die innere Spannung herab.

Ist ein Patient also beispielsweise der Meinung, gar nicht krank zu sein, und erwartet, daß sein leichter Kopfdruck nur eine unbedeutende Befindensstörung darstellt, so werden bei ihm die Diagnose einer mittelschweren Hypertonie und die Empfehlung zu konsequenter lebenslanger Tabletteneinnahme zu einer kognitiven Dissonanz führen. Diesen inneren Widerspruch zwischen seiner Meinung und seinen Wahrnehmungen kann er einfach beseitigen: durch Non-Compliance. Der Bluthochdruck wird als unbedeutend eingestuft, womit der Widerspruch zur ursprünglichen Erwartung beseitigt ist und damit auch die Notwendigkeit, Arzneimittel einzunehmen, entfällt.

Faktoren, die ganz allgemein zur *Demotivation* führen können, spielen auch für die Non-Compliance die entscheidende Rolle. *Motivationsmißerfolge* können auf folgende Ursachen zurückgeführt werden:

- *unklare Zielformulierung* („Wir müssen den Blutdruck runterkriegen"),
- *unpersönliche, allgemein gehaltene Argumentation* („Übergewicht ist ungesund"),
- *hypothetische Argumente* („Es ist denkbar, daß Sie eines Tages durch die Zuckerkrankheit ein Bein verlieren"),
- *Operieren mit der Angst* („Wenn Sie mit dem Rauchen so weitermachen, gebe ich Ihnen keine zwei Jahre mehr"),
- *überzogene Zielsetzung* („Sie müssen von nun an ein Leben lang 3 × täglich — morgens, mittags und abends — diese Tablette einnehmen, wenn das Ganze einen Sinn haben soll"),
- *mangelnde Kompromißfähigkeit* („Entweder Sie halten sich an diese Diät oder..."),
- *Argumentation in verschiedenen Wirklichkeiten* (der Patient befindet sich in einer Lebenskrise, über die er sprechen möchte, und bekommt statt dessen wegen eines Nebenbefunds ein Medikamet verordnet).

Untersuchungen amerikanischer, österreichischer und deutscher Arbeitsgruppen der letzten Jahre haben gezeigt, daß sich *Non-Compliance-bestimmende Faktoren* in 5 Gruppen gliedern lassen:

1. Faktoren, die im *Verhalten* und der Person *des Arztes* begründet sind,
2. Faktoren, die vom *Patienten* abhängen,
3. Art und Inhalt der *ärztlichen Instruktion,*
4. Faktoren, die direkt oder indirekt mit der *Therapie* zusammenhängen,
5. Faktoren, die von der *Erkrankung* selbst bestimmt werden.

Der Arzt als Ursache von Non-Compliance

Die Voraussetzung, daß ein Patient die Empfehlung seines Arztes annimmt, ist die *Glaubwürdigkeit* des Ratschlags. Die Glaubwürdigkeit ist wiederum gebunden an die fachliche *Kompetenz*, die der Patient seinem Arzt zuschreibt. Aber auch eine fachlich fundierte Empfehlung wird erst akzeptiert, wenn ein bestimmtes *Vertrauen* zwischen Patient und behandelndem Arzt besteht. Der Grad der Compliance und das Ausmaß des Vertrauens des Patienten zum behandelnden Arzt weisen eine deutliche Korrelation auf. Ein aus der Sicht des Patienten *negatives Arztbild* wirkt sich auch auf die Compliance negativ aus.

Bestimmte *ärztliche Verhaltensweisen* sind besonders geeignet, Non-Compliance zu fördern:

- distanzierte und kühle Behandlung,
- routinemäßige Gesprächsführung,
- nicht auf Gegenfragen eingehen,
- autoritäre Haltung,
- nicht die Wichtigkeit einer Anordnung betonen.

Je mehr *Partnerschaftlichkeit* und je weniger *Autorität* der Arzt an den Tag legt, um so eher ist der Patient gewillt, Empfehlungen zu akzeptieren. Fragebogenuntersuchungen haben jedoch gezeigt, daß fast die Hälfte aller Ärzte eine autoritäre Beziehung bevorzugt (R. Schoberberger, M. Kunze).

Weitere wichtige *Gründe für Non-Compliance* sind:

- *fehlende* oder *mangelhafte Motivation* des *Arztes*,
- *nicht eindeutige* oder *mißverständliche Empfehlungen*,
- *Angriffe* auf das *Selbstwertgefühl* des Patienten („Andere schaffen das schneller als Sie"),
- *Einschüchterungstaktiken, Drohungen* oder *angsterzeugende* Strategien,
- den *Nutzen* einer Therapieform *überschätzen,*
- *ungenügendes* Miteinbeziehen von *Eigenverantwortlichkeit* und *Selbständigkeit* des Patienten,
- hoher *Autoritätsdruck,*
- kognitive oder emotionale *Überforderung* durch den Arzt.

Häufige Ursache einer kognitiven Überforderung ist das Überschätzen der *Verständlichkeit* von Empfehlungen oder der Merkfähigkeit des Patienten. Eigenen Angaben zufolge verstehen 7–53% der Patienten nicht, was ihnen vom Arzt gesagt wird. Testuntersuchungen sprechen jedoch dafür, daß der Prozentsatz mit 53—89% noch deutlich höher liegt, weil viele Patienten *glauben*, eine Empfehlung verstanden zu haben, obwohl dies tatsächlich nicht der Fall ist. In einem erschreckend hohen Prozentsatz (28—71%) werden ärztliche Instruktionen vergessen, wobei die Resultate um so ungünstiger sind, je höher die Zahl der angebotenen Informationen ist (LAY).

Patient und Non-Compliance

Ursachen einer mangelhaften Compliance sind häufig bestimmte *Einstellungen* und *Vorstellungen* von Patienten. Diese Barrieren sind

---

Non-Compliance begünstigende Faktoren

A) Faktoren, die in der Person oder im Verhalten des Arztes begründet sind:

1. autoritäre Grundhaltung des Arztes
2. Arzt erfüllt die an ihn gestellten Erwartungen nicht
3. negatives Arztbild
4. mangelhafte Motivation des Arztes
5. Überschätzung des therapeutischen Nutzens durch den Arzt
6. Mißachtung der Selbständigkeit und Eigenverantwortlichkeit des Patienten
7. Angriffe auf das Selbstwertgefühl des Patienten
8. emotionale oder kognitive Überforderung des Patienten
9. Motivationsversuch durch Angsterzeugung, Einschüchterung oder Drohungen
10. Instruktionen im Fachjargon

B) Faktoren, die in der Person oder im Verhalten des Patienten liegen:

1. negative allgemeine Gesundheitseinstellung
2. niedrige Selbsteinschätzung der gesundheitlichen Risiken
3. hoher Pegel an Vorurteilen und Glaubenssätzen
4. passive Grundhaltung
5. hypochondrische Einstellung
6. eingeschränkte kognitive Fähigkeiten
7. eingeschränkte Merkfähigkeit
8. Furcht vor Medikamentenabhängigkeit
9. ausgeprägte Erwartung von Nebenwirkungen

C) Faktoren, die in der Instruktion selbst begründet liegen:
1. unverständliche Instruktionen
2. überladene Instruktionen
3. unpräzise Instruktionen
4. Mehrfachinstruktionen
5. Instruktionen mit „erhobenem Zeigefinger"
6. illusionäre Instruktionen

D) Direkt oder indirekt mit der Therapie- oder Verhaltensempfehlung zusammenhängende Faktoren:
1. lästige oder umständliche Therapieformen
2. Einschränkungen der Lebensqualität
3. abschreckende Wirkung des Beipackzettels
4. Art und Umfang der Nebenwirkungen

E) Faktoren, die in der Art der Erkrankung begründet liegen:
1. „Image" der Krankheit
2. Ausmaß des Leidensdrucks
3. objektiver Schweregrad der Erkrankung

meist sehr schwierig zu überwinden und bedürfen einer besonders geduldigen und langfristigen Intervention. Das *Grundproblem* besteht darin, daß niemand auf die Dauer gegen seine Erwartungen und Bedürfnisse zu motivieren ist und Motivationsversuche gegen Prägungen, Vorurteile und Gewohnheiten auf größte Widerstände stoßen.

Die praktisch wichtigsten *Gründe für eine mangelhafte Compliance,* deren Ursachen beim *Patienten* liegen, sind:

- Eine *negative allgemeine Gesundheitseinstellung*: Je weiter unten in der persönlichen Werteskala Gesundheit rangiert, um so geringer sind die Chancen der Motivierbarkeit für medizinische Maßnahmen.
- Eine *Verharmlosung gesundheitlicher Risiken*: Sie beruht häufig auf Abwehrmechanismen. Gesundheitliche Risiken werden zwar *allgemein* akzeptiert, nicht jedoch auf die eigene Person bezogen. Diese Haltung ist im übrigen gerade bei Ärzten weit verbreitet.

- Ein *hoher Pegel an Vorurteilen und Glaubenssätzen*: Sie sind Kern vieler *Scheinargumentationen* wie:
  - „Bis jetzt ist alles gut gegangen..."
  - „Man kann nicht nur für die Gesundheit leben..."
  - „Warum soll ich mich mit den vielen Tabletten vergiften..."
  - „Ich gleiche das durch Sport aus..." usw.
- Eine *passive Grundhaltung*: Diese kann durch eine überzogene soziale Absicherung begünstigt werden. Das Verhalten solcher Patienten ist geprägt durch die Tendenz, nur Maßnahmen zu akzeptieren, die keine Eigenaktivität erfordern, notwendige Behandlungen hinauszuschieben und die Verantwortung für gesundheitliche Probleme in andere Hände zu legen.
- Eine *ausgeprägte Erwartung von Nebenwirkungen*: Sie wird bestimmt von der Art des verordneten Medikaments, vom Ausmaß der Abklärung, von den Bezugsgruppen des Patienten und nicht selten von der Angst, medikamentensüchtig oder -abhängig zu werden. Eine Repräsentativbefragung bei 12- bis 15jährigen hat ergeben, daß nahezu alle Jugendlichen dieser Altersgruppe glauben, daß jedes Medikament gefährliche Nebenwirkungen besitzt.

Instruktion und Non-Compliance

Mangelhafte Instruktionen sind eine der *Hauptursachen* von Non-Compliance. Der Erfolg einer Instruktion wird wesentlich durch Inhalt, Umfang, sprachliche Formulierung und Tendenz bestimmt. Zur Motivation *ungeeignet* sind folgende *Instruktionsformen*:

- Die *unverständliche (mißverständliche) Instruktion*: Je mehr Fachausdrücke gebraucht werden, je „wissenschaftlicher" der Arzt seine Anweisung formuliert und je mehr die sprachlichen Ebenen von Arzt und Patient voneinander abweichen, um so mehr leidet die Verständlichkeit einer Empfehlung. Mit Fachjargon sind nicht nur Termini technici im engeren Sinne, sondern der medizinische Umgangsjargon ganz allgemein gemeint. Viele Begriffe und Redewendungen, die Ärzte unter sich so selbstverständlich wie Ausdrücke der Alltagssprache verwenden, können für den Patienten völlig unverständlich sein („regelmäßige Applikation, prognostische Bedeutung, ubiquitäre Wirkung").
- Die *überladene Instruktion*: Je mehr Information eine Instruktion enthält, um so größer ist die Gefahr von Mißverständnissen und um so höher liegt die Quote des Vergessenen. Bei *Mehrfachinstruktionen* kann es für den Empfänger schwierig sein, die Wich-

tigkeit der einzelnen Empfehlungen zu unterscheiden. Auch die *Reihenfolge*, in der Ratschläge gegeben werden, spielt für das Behalten eine Rolle: Eine Empfehlung, die am Anfang gegeben wird, wird doppelt so gut behalten wie ein Ratschlag in der Mitte einer Reihenfolge.

- Die *unpräzise Instruktion*: Damit sind nicht nur die Ungenauigkeit einer Instruktion und das Fehlen quantitativer Angaben gemeint, sondern auch, daß aus der Sicht des Arztes scheinbar unmißverständliche Ratschläge aus der Sicht des Patienten vieldeutig sein können. Beispiele:
  „Bei Komplikationen sollten Sie mich sofort anrufen..." (statt: „Wenn der Stuhl schwarz ist...", „Wenn Sie Fieber haben...", „Wenn ein Hautausschlag auftritt...").
  „Legen Sie die Beine oft hoch." („Wie oft?", „Wie lange?", „Wie hoch?").
  „Wenn ein Infekt auftritt, müssen Sie die Dosis erhöhen..." (statt: „Wenn Sie Husten, Schnupfen, Fieber haben...").

- Die sogenannte *Breitbandinstruktion*: Bei dieser Instruktionsform werden Ratschläge so allgemein und unpräzise formuliert, daß ihre Umsetzung sehr in Frage gestellt ist. Beispielsweise:
  „Lassen Sie sich doch nicht durch alles aus der Ruhe bringen."
  „Streß ist Gift für Sie, meiden Sie daher möglichst jeden beruflichen und privaten Streß."
  „Versuchen Sie, sich nicht jede Kleinigkeit zu Herzen gehen zu lassen."

- *Instruktionen mit „erhobenem Zeigefinger"*: Pastoral-moralisierende Belehrungen (statt fundierter Empfehlungen) bleiben meist ohne nachhaltige Wirkung. Wie beim sogenannten „Kanzelsyndrom" besteht die Gefahr, daß die von oben gesprochenen Worte unten nicht ankommen oder nicht angenommen werden, auf jeden Fall wenig bewirken.

- *Die illusionäre Instruktion*: Sie verstößt gegen das Prinzip, daß das *Motivationsziel* nicht nur erkennbar und erstrebenswert, sondern *erreichbar* sein muß. Häufigste Ursachen sind Krankheitsbetrachtung aus verschiedenen Wirklichkeiten, Überschätzung der Nützlichkeit und Zumutbarkeit einer Maßnahme oder die einseitige Bevorzugung einer bestimmten Therapieform. Täglich 18 Tabletten einzunehmen kann durchaus eine pharmakologisch und pathophysiologisch begründbare Empfehlung sein, sie wird jedoch meistens an den Hürden der Realität zu Fall kommen.

Therapie- und Verhaltensempfehlungen als Ursachen von Non-Compliance

Die Art der empfohlenen Therapie- oder Verhaltensmaßnahmen ist ebenfalls wesentlich mitbestimmend für das Ausmaß der Compliance. Eine *hohe Non-Compliance* ist zu erwarten bei

- *lästigen* oder *umständlichen* Therapieformen. Beispiele: Eine große Zahl an verordneten Medikamenten, ungünstige Einnahmezeiten (z. B. um 8.00, 16.00 und 24.00 Uhr), ein Einnahmerhythmus, der der individuellen Situation des Patienten zuwiderläuft (Arbeitszeit, Reisen, Wechselschicht), Anwendungsformen, die im Alltagsleben ein Hindernis darstellen können (Dosieraerosole, Suppositorien, Tropfen). Eine weitere Rolle spielen Größe, Form, Geschmack und Geruch der verordneten Tabletten oder Medikamentenzubereitungen;

- Maßnahmen, die zu einer wesentlichen *Einschränkung der* sogenannten *Lebensqualität* führen: Hierzu zählen alle Maßnahmen, die einschneidend das Konsum- und Freizeitverhalten betreffen;

- abschreckend formulierten *Beipackzetteln:* Die detaillierte Auflistung aller möglichen Nebenwirkungen in Beipackzetteln hat einen hohen Abschreckungseffekt. Beiträge in den Medien, eine wachsende kritische Haltung der Patienten und der verstärkte Wunsch nach Information bewirken, daß Beipackzettel mehr und mehr zur Quelle der Verunsicherung werden und eine ablehnende Haltung gegenüber Arzneimitteln erzeugen. Entgegen einer landläufig weitverbreiteten Meinung spielen *tatsächlich* eingetretene Nebenwirkungen für die Non-Compliance eine relativ geringe Rolle. Bei Untersuchungen, in denen Patienten nach Gründen ihrer Non-Compliance befragt wurden, standen Nebenwirkungen mit 5–10% am Ende der Skala. Auch haben kontrollierte Studien ergeben, daß einnahmezuverlässige und -unzuverlässige Patienten etwa gleich häufig über Nebenwirkungen klagen.

Krankheit und Non-Compliance

Inwieweit die Patienten-Compliance vom objektiven Schweregrad einer Erkrankung abhängt, ist nicht sicher geklärt. Nur in 6 von 13 Studien wurde eine Korrelation zwischen Schwere der Erkrankung und Güte der Patienten-Compliance nachgewiesen. Ein geringer Leidensdruck scheint Non-Compliance zu fördern. Auffallend hoch ist die geringe Compliance bei psychiatrischen Patienten mit schizophrener Persönlichkeitsstruktur.

Beziehungen zwischen dem „Image" einer Erkrankung und Patienten-Compliance werden diskutiert. Krankheiten, die in der Allgemeinheit eine hohe Attraktivität besitzen (z. B. Herzinfarkt, multiple Sklerose), führen wahrscheinlich zu einer besseren Compliance als „unattraktive" Erkrankungen, auch wenn sie einen hohen sozialmedizinischen Rang besitzen (z. B. Hypertonie, Atemwegserkrankungen).

Compliancefördernde Maßnahmen

In einem Arzt-Patienten-Seminar über „Bluthochdruck im Arzt- und Patientenalltag" in Eltville 1985 hatten Patienten die Gelegenheit, ihre Vorstellungen vom „idealen Arzt" zu formulieren und darzulegen, was nach ihrer Ansicht compliant macht bzw. woran Compliance scheitern kann. Die Kernaussagen der weitgefächerten Wunschpalette lauteten: Der Arzt sollte

- kein Schulmeister sein, aber ein Machtwort sprechen können,
- den Patienten ergründen,
- ihm Vorbild sein,
- ihn loben,
- Hoffnung auf Therapieerfolge wecken können,
- Kraft geben, wenn der Patient nicht mehr weiter kann (Vertrauensperson, Retter, Psychologe),
- die Krankheit und die Therapie für den Patienten verständlich machen,
- dem Patienten Gelegenheit geben, seine Krankheit und seine Erlebnisse darzustellen.

Mit anderen Worten: *Patienten* sind am *ehesten geneigt*, einer *ärztlichen Empfehlung* zu folgen, wenn der Arzt
- *Empathie* zeigt,
- auf die *individuelle Situation* des Patienten eingeht,
- *verständliche* und *begründete Empfehlungen* gibt und
- ihm *zur Seite steht*.

Die Kunst, eine möglichst optimale Compliance zu erzielen, besteht letztlich darin, einerseits alle motivationsfördernden Maßnahmen auszuschöpfen (siehe Kapitel „Motivation"), andererseits Faktoren, die zur Non-Compliance führen, weitestgehend auszuschalten.

Verschiedene *flankierende Maßnahmen* können ebenfalls zu einer besseren Compliance beitragen. Eine große Rolle, insbesondere bei älteren oder behinderten Menschen, spielt die *Einbindung* eines *Partners* oder einer *Schlüsselperson* in den Therapieplan, weil soziale Isolation zu einer deutlichen Verschlechterung von Compliance führt. Als *Bezugsperson* eignet sich am besten jemand, der selbst an der gesundheitlichen Situation des Patienten interessiert ist und vom Patienten akzeptiert wird. Dabei kann es sich um den Ehepartner, andere Familienangehörige, Nachbarn oder eine Pfle-

---

Complianceverbessernde Maßnahmen

A) Grundregeln:

1. Das *Ziel* muß für den Patienten *erkennbar, erreichbar* und *erstrebenswert* sein.
2. *Positive Konsequenzen* herausstellen.
3. Leitmotiv: *Sieg* ist möglich!
4. *Risiken* und *Mißerfolge* einkalkulieren.

B) Die optimale Instruktion:

1. *Instruieren*: präzise, einfach, verständlich, patientengerecht.
2. *Standard* vorgeben.
3. *Eine* Empfehlung wird besser befolgt als mehrere.
4. Die *einfachste Maßnahme* ist die wirkungsvollste.
5. „Maßgeschneidert" beraten.
6. Politik der „kleinen Schritte".

C) Flankierende Maßnahmen:

1. schriftliche *Informationshilfen.*
2. *Selbstkontrolle* fördern.
3. *Bezugspersonen* einschalten.
4. *Selbständigkeit* und *Eigenverantwortung* anregen.
5. *Kompromißfähigkeit* zeigen.

gekraft handeln. Das Miteinbeziehen der Schlüsselperson in den Therapieplan bei nichtmedikamentösen Maßnahmen (Diät, körperliche Aktivität, Nikotinabstinenz) besitzt einen deutlich motivierenden Effekt.

Die Vereinbarung *fester Kontrolltermine* hat einen kumulativen Effekt: Sie bestärkt den Patienten in der Überzeugung, daß der Arzt sich wirklich um ihn kümmert und an ihm interessiert ist, dem Arzt bietet sich gleichzeitig die Möglichkeit der Compliance-Kontrolle.

Eine *Kontrolle der Compliance* ist außer durch den pharmakologischen Haupteffekt (z. B. Blutdruckverhalten) durch die Beachtung spezifischer Nebeneffekte (z. B. Pulsfrequenzsenkung unter Betablockertherapie) möglich. Kostspielig und nur begrenzt durchführbar sind Blutspiegelbestimmungen (Digoxin, Theophyllin, Phenytoin) oder Labortests (HbA$_1$). D. L. SACKETT, einer der führenden amerikanischen Compliance-Forscher, vertritt die Ansicht, daß *direktes Befragen* des Patienten die beste Methode der Compliance-Kontrolle ist. Fragen — wie beispielsweise: „Viele Menschen haben Schwierigkeiten, regelmäßig an die Einnahme ihrer Medikamente zu denken. Geht es Ihnen auch so, daß Sie manchmal die Tabletten vergessen?" — werden in der Regel offen beantwortet. So sehr optimale Compliance ein wesentliches Ziel ärztlicher Bemühungen ist, so wichtig ist auch die Erkenntnis, daß *Kompromißfähigkeit* ebenfalls zu den wirksamen Instrumenten der Patientenlenkung zählt.

> *Daß Aufklärung individuell gestaltet sein muß, daß man sich dieser ärztlichen Aufgabe nicht allein mit Standardprozeduren nach „Check-Liste" entledigen kann, ist ebenso selbstverständlich, wie daß man von der genannten Regel wird begründete Ausnahmen machen und zulassen müssen.*
>
> H.-H. RASPE

Das Aufklärungsgespräch

Das Aufklärungsgespräch unterscheidet sich von allen anderen Gesprächen zwischen Arzt und Patient durch einen wesentlichen Punkt: Form und Inhalt werden nicht nur von medizinischen Belangen und der Beziehung zwischen Arzt und Patient bestimmt, sondern von der geltenden Rechtsprechung*.

Die Aufklärungspflicht bestimmt wesentlich den Umfang, die Formulierung und den Zeitpunkt der medizinischen Information. Der *Zweck* des Aufklärungsgesprächs ist es, eine rechtswirksame Einwilligung des Patienten zu einer geplanten ärztlichen, diagnostischen oder therapeutischen Maßnahme aufgrund seines Selbstbestimmungsrechtes herbeizuführen. Im Prinzip handelt es sich demnach um einen *Motivationsvorgang*, der aber, wie der klinische Alltag zeigt, gerade durch den eng gesetzten Rahmen der Rechtsprechung in das Gegenteil, nämlich in Demotivierung umschlagen kann.

Jeder Arzt weiß aus eigener Erfahrung, daß die vom Gesetzgeber geforderten Details des Aufklärungsgesprächs immer wieder Patienten von relativ harmlosen diagnostischen Maßnahmen mit geringer Komplikationsdichte, aber hohem Aussagewert abhalten. Die wesentliche Kunst des Aufklärungsgesprächs besteht letztlich darin, zu einer notwendigen ärztlichen Maßnahme zu motivieren, gleichzeitig dem Gesetz Genüge zu tun, d. h., eine rechtswirksame Einwilligung zu erhalten und dennoch soweit wie möglich keine Ängste zu induzieren.

---

* Die folgenden Ausführungen orientieren sich an den Richtlinien zur Aufklärung der Krankenhauspatienten über vorgesehene ärztliche Maßnahmen, die von der Deutschen Krankenhausgesellschaft und der Bundesärztekammer herausgegeben wurden (Stand 1. 12. 1986).

Die Aufklärung am Krankenbett oder in der Sprechstunde kann nicht schematisch erfolgen, und zwar aus 2 Gründen:

1. Wie jedes Gespräch zwischen Arzt und Patient wird auch das Aufklärungsgespräch von dem einmaligen Verhältnis des Arztes zu seinem Patienten und dessen *Individualität* bestimmt.
2. Das Aufklärungsgespräch hängt von der inhaltlichen *Zielsetzung* ab, die wiederum sehr unterschiedlich sein kann: Verständlichmachen einer Erkrankung, Darstellung der Prognose, Schildern eines diagnostischen Vorgangs, Skizzierung einer therapeutischen Technik, Nennen von möglichen Risiken und Folgen und im Extremfall die Notwendigkeit, offenzulegen, daß es sich um eine zum Tode führende Erkrankung handeln könnte.

Eine befriedigende und wirksame Aufklärung wird daher manchmal nur durch wiederholte Gespräche zu erzielen sein.

Der Begriff „Aufklärung" ist wenig glücklich, da er strenggenommen Ansprüche beinhaltet, die nur im Idealfall zu befriedigen sind. Zutreffender und ehrlicher ist der im Anglo-Amerikanischen gebrauchte Ausdruck „informed consent" (Zustimmung nach Information).

Die *Rechtspflicht* zur Aufklärung ergibt sich in erster Linie daraus, daß nach ständiger Rechtsprechung jeder ärztliche Eingriff in die körperliche Unversehrtheit als tatbestandsmäßige Körperverletzung angesehen wird. Er ist grundsätzlich erst dann rechtmäßig, wenn:

- der Patient über den Eingriff *aufgeklärt* worden ist,
- nach erfolgter Aufklärung in den Eingriff *eingewilligt* hat und
- der Eingriff *fachgerecht* durchgeführt worden ist.

Eine *rechtswirksame Einwilligung* kann der Patient nur geben, wenn er über *Ziel, Tragweite, Notwendigkeit* und *Dringlichkeit, Art* und *Verlauf* einer ärztlichen Untersuchungs- oder Behandlungsmaßnahme und der damit verbundenen *Risiken* aufgeklärt ist. Eine Einwilligung ist *nicht* erforderlich, wenn der Eingriff zur Abwendung einer drohenden Gefahr für den Patienten sofort durchgeführt werden muß und eine vorherige Einwilligung wegen der körperlichen oder geistigen Verfassung des Patienten nicht zu erlangen ist.

Auf eine Aufklärung kann *verzichtet* werden, wenn der Patient eindeutig zu erkennen gibt, daß er die gesamte Behandlung vertrauensvoll in die Hände seines Arztes legt. „Wenn der Patient zweifelsfrei zu erkennen gibt, daß er unter allen Umständen von seinem Leiden befreit werden will und dem Arzt vertrauensvoll die Entscheidung überläßt, welche Maßnahme erforderlich ist, ohne daß der Patient den Wunsch hat, Näheres zu erfahren, kann davon ausgegangen werden, daß die Einwilligung zu allen objektiv erforderlichen Maßnahmen erteilt ist" (BGHZ 29/46).

Die Aufklärung muß durch den Arzt erfolgen und darf nicht an noch so geschulte nichtärztliche Mitarbeiter delegiert werden. Das Gespräch muß auf jeden Fall *individuell* erfolgen und kann nicht durch *Formulare* ersetzt werden. Formulare dienen der Vorbereitung und Dokumentation des Aufklärungsgesprächs. Die Rechtsprechung nimmt hier einen sehr rigiden Standpunkt ein. Einerseits wertet sie Formular und Merkblätter nicht als Ersatz für ein Aufklärungsgespräch, andererseits fordert sie schriftliche Aufzeichnungen zur *Dokumentation*: „Aushändigung und Unterzeichnung von Formularen und Merkblättern ersetzen nicht das erforderliche Aufklärungsgespräch, und erst recht kann ihnen nicht entnommen werden, daß der Patient über ein nicht ausdrücklich erwähntes Risiko informiert worden ist. Die Existenz einer unterschriebenen Einwilligungserklärung des Patienten kann nur ein Indiz dafür sein, daß vor der Untersuchung überhaupt ein Aufklärungsgespräch über die Operation und deren mögliche Folgen geführt worden ist." Schriftliche Aufzeichnungen im Krankenblatt über die Durchführung des Aufklärungsgesprächs und seinen wesentlichen Inhalt sind nützlich und dringend zu empfehlen. Der Gesetzgeber läßt auch hier nicht über die hohen Anforderungen im unklaren, die an den Arzt im Aufklärungsgespräch gestellt werden: „Allein entscheidend bleiben muß das vertrauensvolle Gespräch zwischen Arzt und Patienten. Es sollte möglichst von jedem bürokratischen Formalismus, zu dem auch das Beharren auf einer Unterschrift des Patienten gehören kann, frei bleiben" (BGH Urteil vom 18. 1. 1985 — VI ZR 15/83).

Der Arzt muß seinen Patienten über die *Grundzüge* der vorgesehenen Untersuchung oder Behandlung aufklären, nicht jedoch über alle Einzelheiten. Dabei hängt der *Umfang* der Aufklärung von der Dringlichkeit des Eingriffs sowie vom Bildungs- und Wissensstand des Patienten ab.

Inwieweit auf *Risiken* im Gespräch eingegangen werden muß, hängt davon ab, ob es sich um sog. typische oder atypische Risiken handelt. Risiken, die mit der Eigenart eines Eingriffs spezifisch verbunden sind, werden als *typische Risiken* bezeichnet; über sie muß unabhängig von der Komplikationsrate aufgeklärt werden. Der BGH nennt beispielsweise folgende typische Risiken; Läsion des Nervus recurrens bei Schilddrüsenoperationen, Schädigung des Nervus facialis bei Eingriffen am Mittelohr oder Hodenverlust durch Atrophie nach Leistenbruchoperationen. Über die spezifischen Risiken muß auch aufgeklärt werden, wenn die sogenannte Komplikationsdichte gering ist, z. B. über die Möglichkeit einer Darmperforation bei einer Rektoskopie, obwohl das Risiko 1:10 000 bzw. 1:20 000 beträgt.

Bei den anderen, den *atypischen Risiken* hingegen ist die Aufklärung wieder abhängig von der Komplikationsrate. Der BGH (VersR 1984, S. 465) sagt dazu: „Es ist ... nicht Aufgabe der Aufklärung, dem Patienten auch die entferntesten Möglichkeiten eines ungünstigen Behandlungsverlaufs im einzelnen so darzustellen, daß der Patient dem Behandlungsrisiko einen viel höheren Stellenwert beimißt, als dem Risiko in Wirklichkeit zukommt. Das würde im Ergebnis dem Patienten ebenfalls ein falsches Bild von der Bedeutung des Eingriffs vermitteln, das zu vermeiden gerade das Anliegen der Patientenaufklärung ist. Zwar darf der Arzt die möglichen Folgen des Eingriffs nicht beschönigen; er muß und darf sie aber nicht schlimmer darstellen, als sie sind."

Wenn *mehrere* wissenschaftlich anerkannte *Methoden* zur Verfügung stehen, muß der Arzt auch die alternativen Untersuchungs- und Behandlungsmöglichkeiten und deren Risiken im Aufklärungsgespräch nennen. Der Gesetzgeber fordert, daß das Aufklärungsgespräch zu einem *Zeitpunkt* erfolgen muß, in dem der Patient noch im vollen Besitz seiner Erkenntnis- und Entscheidungsfähigkeit ist. Wenn es die Dringlichkeit der Maßnahme zuläßt, muß ihm auch eine *Überlegungsfrist* eingeräumt werden.

Wenn Aufklärungsgespräch und geplante ärztliche Maßnahme zeitlich nicht unmittelbar aufeinander folgen, ist es notwendig, sich zu vergewissern, daß der Patient nach wie vor aufgeklärt ist und den Inhalt des Aufklärungsgesprächs nicht vergessen oder verdrängt hat. Nach F. ANSCHÜTZ ergaben Untersuchungen, daß 25% der Patienten, die über eine Herzkatheteruntersuchung und die daraus folgende Operation unterrichtet wurden, nach den Eingriffen angaben, nicht aufgeklärt worden zu sein, obwohl eine Tonbandaufnahme dies bestätigte.

Ist die Einwilligung eines Patienten in eine mit Gefahren verbundene Untersuchungs- oder Behandlungsmaßnahme nur dadurch zu erreichen, daß ihn der Arzt auf die Art und Bedeutung seiner Erkrankung hinweist, so darf der Arzt auch bei schweren, d. h. lebensgefährlichen Erkrankungen nicht darauf verzichten.

Er ist allerdings „nicht zu einer restlosen und schonungslosen Aufklärung über die Natur des Leidens verpflichtet, sondern muß die Gebote der Menschlichkeit beachten und das körperliche und seelische Befinden seines Patienten bei der Erteilung seiner Auskünfte berücksichtigen" (Richtlinien zur Aufklärung der Krankenhauspatienten über vorgesehene ärztliche Maßnahmen). In seiner Monographie „Ärztliches Handeln" weist ANSCHÜTZ Wege zu einer wirksamen und dennoch einfühlsamen Form der Aufklärung bei lebensbedrohlichen Erkrankungen: „Sie kann vorsichtig verklausuliert vorgenommen werden, sie kann schonend vorgetragen sein, sie sollte, wenn nötig, stufenweise erfolgen. Vielleicht ist die Aufklärung durch bedeutsames Schweigen auf eine mehr oder weniger deutliche Frage schon die entsprechende Antwort, nur selten wird man offen und brutal die Wahrheit sagen."

Im Aufklärungsgespräch wird der Arzt vor die Aufgabe gestellt, behutsam und dennoch klar, verständlich und ohne ausfernde Detailschilderungen mit seinem Patienten zu sprechen. Dabei muß er die Information dem individuellen Auffassungsvermögen sowie dem Wissensstand seines Patienten anpassen. Schließlich muß er sich davon überzeugen, daß der Patient ihn tatsächlich *verstanden* hat.

Arzt und Patient am Telefon

Sollen Patient und Arzt am Telefon über medizinische Fragen miteinander sprechen? Ist das Telefonieren vielleicht nur ein „Sprechstundenverschnitt", um Zeit zu sparen oder den direkten Kontakt zu vermeiden? Die Antwort lautet: Telefonieren mit dem Patienten kann durchaus eine sinnvolle Form des ärztlichen Gesprächs sein, wenn es als Ergänzung, Abrundung oder zum Aufrechterhalten notwendiger Kontakte eingesetzt und auf bestimmte Inhalte beschränkt wird.

Die *Vorteile* des Telefonierens liegen auf der Hand. Telefonieren kann eine erhebliche Zeitersparnis für Arzt und Patient bedeuten. Es ist nicht einzusehen, warum ein älterer gehbehinderter Mensch, der auf öffentliche Verkehrsmittel angewiesen ist, 2 Stunden Zeit aufwenden soll, um in der Praxis einen Befund zu erfahren, der ihm telefonisch in 3 Minuten mitgeteilt werden könnte. Der Patient kann rascher informiert werden. Dies spielt besonders dann eine Rolle, wenn das günstige Ergebnis eines Untersuchungsbefundes (z. B. histologische Untersuchung) von großer Tragweite sein könnte. Durch das Telefonat kann die meist sehr belastende Wartezeit erheblich abgekürzt und Erwartungsängste können abgebaut werden.

Aber auch das telefonische Mitteilen von Untersuchungsbefunden, die für den Patienten zwar interessant sind, jedoch keine sehr weitreichende Bedeutung besitzen, kann als persönliche Geste nicht unwesentlich zur Festigung des Arzt-Patienten-Verhältnisses beitragen. Wer dem Patienten sagt: „Sobald mir das Ergebnis dieser Untersuchung vorliegt, informiere ich Sie umgehend telefonisch", dokumentiert ein deutliches persönliches Interesse an dem Patienten und nimmt ihm das Gefühl, einer unter Hunderten in der Sprechstunde zu sein. Ein Ordinarius für Gynäkologie teilte seinen Patientinnen grundsätzlich die histologischen und zytologischen Befunde von Vorsorgeuntersuchungen oder Kürettagen umgehend telefonisch mit, was von der Mehrzahl der Frauen sehr positiv bewertet wurde.

Der Patient, der weiß, daß er bei bestimmten Nebenwirkungen, den Begleiterscheinungen einer Therapie oder speziellen Symptomen seinen Arzt unmittelbar anrufen kann, fühlt sich besser betreut und lebt in einem stärkeren Gefühl der Sicherheit. Insofern kann Telefonieren über Therapiefragen und -probleme zur *Compliance-Verbesserung* beitragen und dem Arzt die *Therapie-* und *Verlaufskontrolle* erleichtern. Schließlich können Patienten, die wegen einer chronischen Erkrankung eine Langzeitbetreuung brauchen und keine optimale Compliance aufweisen, durch gelegentliche Telefonate „am langen Zügel" geführt werden.

Telefonische Kommunikation mit dem Patienten hat aber auch eindeutige *Nachteile*: Da nur ein verbaler Kontakt möglich ist, entfällt die gesamte Skala nonverbaler Kommunikationsformen (Gestik, Mimik, Körpersprache). Der „klinische Blick", der auch im Zeitalter der High-Tech-Medizin nichts an Bedeutung verloren hat, ist nicht möglich. Telefonieren zwingt zu einer stärker gedrängten, mehr komprimierten Form der Mitteilung. Damit werden höhere Anforderungen an das Auffassungsvermögen gestellt, weil der redundante Anteil geringer wird. So können sich leichter Mißverständnisse einstellen. Die sprachlichen Verkürzungen beim Telefonieren können den Gesprächscharakter nüchterner und unpersönlicher erscheinen lassen.

Ein wesentlicher Nachteil des Telefonierens liegt in der deutlich *erschwerten Abschätzung der Reaktion des Patienten*, weil die meisten Menschen beim Telefonieren emotional zurückhaltender sind und Zusatzinformationen über nonverbale Signale entfallen. Man kann es immer wieder erleben, daß Patienten oder Angehörige, die einen schwerwiegenden Befund am Telefon scheinbar völlig gefaßt aufnehmen, später in der Sprechstunde berichten, wie tief betroffen sie in Wirklichkeit waren.

Beim Telefonieren gibt es eine Reihe *typischer Fehler und Mängel*, von denen natürlich auch das Telefonat zwischen Arzt und Patient nicht verschont bleibt. G. F. GROSS nennt in einer Übersicht über *fehlerhaftes Telefonieren* die wichtigsten Punkte:

- Der Anrufer *bereitet sich nicht* auf das Telefonat *vor*.
- Erst der Griff zum Telefon, der Sinn ergibt sich später.
- Zuerst wählen und dann Schreibmaterial und Unterlagen zusammensuchen.
- Weitschweifige, verwirrende Einleitungen und zeitraubende Vorreden.
- Unwichtiges Füllmaterial, umständliche Erklärungen, unnötige Wiederholungen.
- Wesentliches und Unwesentliches fließen zu sehr ineinander.

- Der Anrufer überfällt den Angerufenen mit einem Wortschwall und braucht eine Ewigkeit, um das Wenige zu sagen, das er wollte.

Für das *professionelle Telefonieren zwischen Arzt und Patient* sind folgende *Punkte wichtig*:

- Klären, *wann* der Patient, mit dem man häufiger telefonieren muß, am besten *erreichbar* ist.
- Klären, ob dieser Zeitpunkt *auch* für *Telefonate mit medizinischem Inhalt* geeignet ist. So kann der Patient beispielsweise an seinem Arbeitsplatz telefonisch besonders leicht erreichbar sein, aber nicht ungestört über Symptome oder Befunde sprechen.
- Das Problem der *Schweigepflicht* ist beim Telefonieren besonders zu berücksichtigen: Handelt es sich beim Angerufenen wirklich um den Patienten, mit dem man telefonieren möchte? Beim geringsten Zweifel sollte das Telefonat unterbleiben oder nicht fortgesetzt werden. Kann u. U. jemand mithören, ohne daß der Patient dies am Telefon zum Ausdruck bringen kann? Problematisch ist es ebenfalls, wenn man statt des Patienten *Angehörige* erreicht, ohne zu wissen, wie weit diese informiert sind und wie weit der Patient eine Information seiner Angehörigen wünscht. Auch an Angehörige dürfen Auskünfte am Telefon nur gegeben werden, wenn dies zweifelsfrei im Sinne des Patienten ist.
- Bei Patienten, denen telefonisch die Mitteilung eines wichtigen Befundes versprochen wurde, sollte der *Rückruf pünktlich* eingehalten werden. Ist man selbst verhindert oder steht der Befund noch aus, sollte dies dem Patienten zum vereinbarten Gesprächszeitpunkt mitgeteilt werden. Es ist zweckmäßig, dem Patienten mitzuteilen, wann man *selbst am günstigsten zu erreichen* ist. Von dem Arzt für Allgemeinmedizin Franz IMMESBERGER in Eltville stammt der Vorschlag, täglich eine Telefonsprechstunde, z. B. von 12.00 bis 12.30 Uhr durchzuführen.
- Es ist zweckmäßig, die eigenen *Telefonate nicht verstreut* über den Tag zu führen, sondern in einem oder mehreren Blöcken zusammenzufassen.
- Es ist nicht nur wichtig, sich darauf vorzubereiten, was man im Telefongespräch als Wesentliches mitteilen will, sondern sich auch auf *mögliche Gegenfragen* einzurichten.
- Alles, was an medizinisch relevanten Fakten telefonisch erörtert wurde, muß *schriftlich* festgehalten werden.
- Erwartet der Patient die Mitteilung eines *wichtigen Befundes,* so sollte er nicht durch lange Vorreden auf die Folter gespannt

werden. Ist das Ergebnis günstig, sollte dies zuerst genannt werden, Einzelheiten können später folgen („Ich kann Ihnen die gute Nachricht mitteilen, daß Ihre Blutuntersuchung völlig normal ausgefallen ist").
- Der Patient muß *Zeit* haben, auf die Mitteilung zu reagieren, und der Arzt muß sich Zeit nehmen, trotz der eingeschränkten Beurteilungsmöglichkeiten am Telefon die Reaktion des Patienten abzuschätzen. Ebenso muß der Patient genügend Gelegenheit zu *Rückfragen* haben, die sich aktuell aus einer Information ergeben.
- Handelt es sich bei dem Befund, auf dessen Ergebnis der Patient am Telefon wartet, um ein *schwerwiegendes Ergebnis*, so sollte dies nicht am Telefon, sondern in einem *direkten Gespräch* erörtert werden (z. B. histologischer Malignitätsbeweis, positiver HIV-Test). Da der Patient aber auf den Anruf wartet, darf das angekündigte Telefonat nicht unterbleiben. Ein Weg besteht darin, dem Patienten mitzuteilen, daß der Befund zwar inzwischen eingetroffen ist, es aber zweckmäßig erscheint, ihn in der Sprechstunde zu erläutern (Besprechungstermin so *kurzfristig* wie möglich ansetzen!).
- Grundsätzlich sollte bei Telefonaten, in denen Ängste, Mißverständnisse und Probleme nicht eindeutig ausgeräumt oder beseitigt werden konnten, auf eine möglichst rasche Klärung in der Sprechstunde gedrängt werden.

Richtig eingesetzt, kann Telefonieren helfen, Zeit zu sparen, die Compliance zu verbessern und das Arzt-Patienten-Verhältnis persönlicher zu gestalten.

Der Konflikt und seine Bewältigung im Gespräch

In der Begegnung zwischen Arzt und Patient gibt es viele äußere und innere Reibungsflächen, die zu *Konflikten* führen können. Unbewältigt bilden sie eine Belastung der Arzt-Patienten-Beziehung und verhindern in der Regel eine erfolgreiche Kommunikation, weil *Ängste* und *Aggressionen* ausgelöst werden. Die Bewältigung solcher Konflikte gestaltet sich meist schwierig, weniger weil die Konfliktpartner zur Konfliktlösung nicht bereit sind, sondern weil sie der Konfliktsituation hilflos gegenüberstehen. Das Gespräch selbst aber ist Nummer Eins zur Bewältigung von Konflikten. Die hier im folgenden aufgezeigten Lösungsversuche für Konflikte beziehen sich nicht auf intrapersonale, sondern *interpersonale Konflikte*.

Definition

Alle Definitionen von „Konflikt" beinhalten als gemeinsames essentielles Merkmal die *Unvereinbarkeit von Handlungstendenzen, Motiven* oder *Verhaltensweisen*. MACK und SNYDER nennen als Merkmal interpersonaler Konflikte einander ausschließende, unvereinbare oder entgegengesetzte Werte. Die Definition von RÜTTINGER umfaßt die Bestimmung „scheinbar oder tatsächlich unvereinbarer Behandlungspläne". BIRKENBIHL bezeichnet als Konflikt „jede Spannung, die sich durch verborgene oder offene Gegensätzlichkeit kennzeichnen läßt". Das Definitionsmerkmal des Konflikts ist daher die Unvereinbarkeit zweier Verhaltenstendenzen (SEIBT). Damit ist der Konflikt aber seinem Wesen nach *nicht lösbar*. Die einzige Lösungsmöglichkeit besteht darin, den Konflikt in die Modellstruktur des *Problems* zu überführen, weil Probleme im Gegensatz zu Konflikten *potentiell* lösbar sind (SEIBT).

Lösungsansätze

Die Überführung (Transformation) des Konflikts in die prinzipiell lösbare Struktur des Problems setzt eine *Metakommunikation* der Gesprächspartner voraus. Durch Sprechen über den Konflikt im Sinne der Metakommunikation muß beiden Gesprächspartnern die Unvereinbarkeit ihrer Handlungs- oder Verhaltenstendenzen bewußt gemacht werden. Erst dann ist ein Versuch zu gemeinsamer Klärung und/oder Veränderung der Situation möglich. Es liegt dann nicht mehr ein Konflikt, sondern ein Problem vor. Das Ergebnis dieser Metakommunikation beschreibt WATZLAWICK mit dem Satz: „Die Partner sind sich sozusagen einig, uneins zu sein." Wird diese Situation erreicht, so kann sie nicht nur den Weg zur Konfliktlösung ebnen, sondern sogar produktive oder kreative Impulse auslösen.

Dieses Prinzip wurde schon in kirchlichen Verfahren zur Heiligsprechung eingesetzt, wo der Advocatus Diaboli eine inhaltlich konträre Position einzunehmen hatte, die verhindern sollte, daß man Fehlentscheidungen traf. Bestimmte Kreativitätstechniken beruhen im übrigen darauf, daß *bewußt* inhaltlich gegensätzliche Positionen aufgebaut werden, ein Verfahren, das angeblich auch bei amerikanischen Kabinettssitzungen eingesetzt wird.

Jeder Versuch der *Veränderung einer Konfliktsituation* ist an 2 Voraussetzungen geknüpft:

1. das *Bewußtsein um die Konfliktsituation* und
2. das *Bemühen, eine konfliktfreie Zielsituation* herbeizuführen.

Das Lösungsbemühen besteht darin, den Ausgangszustand *Konflikt*, der durch unvereinbare Verhaltenstendenzen definiert ist, zu überwinden und den *Zielzustand Problem*, der vereinbare Handlungstendenzen enthält, zu erreichen. Hierbei gibt es *Lösungsversuche 1. und 2. Ordnung*.

Bei Lösungsversuchen 1. Ordnung verharren die Personen auf der Systemebene Konflikt. Eine wirkliche Lösung kann so nicht erreicht werden. Dieses Nicht-entrinnen-Können aus der Systemebene des Konflikts läßt sich an einem Alltagsbeispiel verdeutlichen:

A sagt zu B: „Weil du ständig rauchst, muß ich dauernd nörgeln."
B sagt zu A: „Ich rauche dauernd, weil du ständig nörgelst." Oder ein anderes Beispiel: A sagt: „Ich rede nur deshalb so viel, weil mir keiner zuhört." B sagt: „Ich kann A nicht mehr zuhören, weil er so viel redet." Beharren die Personen auf ihren Positionen innerhalb dieses Systems, so ist eine Lösung nicht möglich.

Der Lösungsversuch 2. *Ordnung* besteht darin, einen Systemwechsel vorzunehmen, indem von der Struktur „Konflikt" in die Metastruktur „Problem" übergewechselt wird. Dies ist, wie bereits ausgeführt, nur möglich, wenn ein Bewußtsein um den Konflikt besteht und wenn die in den Konflikt einbezogenen Personen ein hohes Maß an Flexibilität und Einsicht „in die Relativität und Eigenkonstruktion der inneren fordernden Wirklichkeit" besitzen (BERKEL, 1978). Dies zeigt wiederum, daß erst das *Bejahen der Relativität der eigenen Wirklichkeit* als Wirklichkeit 2. Ordnung Ansatzpunkte zur Konfliktlösung eröffnet.

Eine weitere wesentliche Erkenntnis ist die, daß hinter vielen scheinbar *inhaltlichen* Konfliktsituationen in Wahrheit Konflikte auf der *Beziehungsebene* bestehen. Liegt eine rein *inhaltliche* Polarisierung vor, ist sie für beide Parteien meist leicht erkennbar. Besteht eine intakte Beziehungsebene, so besteht die Chance, gemeinsam nach Lösungen zu suchen. Konflikte auf der Beziehungsebene hingegen sind häufig hinter anderen Inhalten verborgen. „Diese Inhalte wechseln von Situation zu Situation, sie sind nicht Gegenstand, sondern nur Symptom eines Konflikts" (SEIBT). Die Parteien sind dann meist überrascht, daß sie immer wieder in inhaltliche Konfliktsituationen geraten, und erkennen nicht, daß dahinter in Wirklichkeit Beziehungskonflikte stehen. Denn es „erleben die Partner selbst jede dieser Kontroversen als völlig neue, nie zuvor erlebte Krise, weil sie nur den immer wieder verschiedenen Inhalt, nicht aber die immer gleichbleibende Beziehungsstruktur dieser Krisen sehen" (WATZLAWICK).

Die einzig erfolgversprechende Chance, Beziehungskonflikte zu lösen, besteht darin, den *Konfliktparteien* die *Beziehungsstruktur* ihrer Situation *unabhängig vom aktuellen Inhalt des Konflikts deutlich* zu machen. Dies gelingt am ehesten durch einen außenstehenden Unbeteiligten. Es muß jedoch noch einmal betont werden, daß der 1. und entscheidende Schritt der Konfliktlösung darin besteht, den beteiligten Personen bewußt zu machen, daß es sich in Wirklichkeit nicht um inhaltliche Divergenzen, sondern um Störungen der Beziehung handelt. SEIBT: „Das größte Handicap von Beziehungskonflikten besteht allerdings darin, daß die Beteiligten sich ihrer gestörten Beziehung und ihres eigenen Anteils daran häufig nicht bewußt sind, sondern ihre Auseinandersetzung häufig unbewußt auf irgendein inhaltliches Thema verlagern und die Diskussionen objektiv und der Sache dienend wähnen. So kann beispielsweise im Falle starker Konflikte die Beziehungsebene der Teilnehmer in Besprechungen oder Konferenzen von Machtkämpfen, Profilierungsstreben und dem Versuch, eigene Inkompetenz zu verbergen, geprägt sein, während inhaltlich ‚ganz sachlich' um Budget oder Planstellen argumentiert wird."

Mögliche Konfliktlösungen scheitern häufig bereits im Vorfeld, weil die durch den Konflikt (meist als Ausdruck der Angst) freigesetzten *Aggressionen* zu einer mehr oder minder völligen Verhärtung führen. Insofern muß der *1. Schritt* in einer Konfliktsituation überhaupt darin bestehen, die *Aggression anzunehmen* (W. SALEWSKI). Dieses Annehmen der Aggression verhindert, daß die Konfliktbewältigung bereits im Ansatz blockiert wird. In einem weiteren Schritt muß versucht werden, das *eigentliche Problem des Konflikts bewußt* zu machen. Dies läuft im wesentlichen auf die Grundfrage hinaus: Handelt es sich um einen *inhaltlichen Konflikt*, oder liegt dem Konflikt in Wahrheit eine *Beziehungsstörung* zugrunde? Eine Grundvoraussetzung ist hier wiederum die Fähigkeit, auch die Wirklichkeit des anderen zu erfassen und möglichst eine gemeinsame Wirklichkeit anzustreben, innerhalb derer der bewußt gemachte Konflikt dadurch einer Lösung zugänglich gemacht wird, daß er in die Ebene des Problems transponiert wird.

Der *argumentative Weg* ist in Konfliktsituationen *meist erfolglos*: Er führt zu einer ständigen Eskalation von neuen Argumenten und Gegenargumenten, die zu keiner inhaltlichen Klärung führen. Erfolgversprechend ist es, wenn eine der in den Konflikt einbezogenen Personen bewußt einen Schritt nach vorne macht, also beispielsweise B zu A sagt: „Weil du glaubst, nörgeln zu müssen, da ich ständig rauche, werde ich jetzt einen Tag lang nicht rauchen" (nörgelt A dann immer noch weiter, ist der Beweis erbracht, daß es tatsächlich doch nicht am Rauchen liegen kann). Dieser 1. Schritt nach vorne ist nicht im einfachen Sinne von „nachgeben" zu interpretieren, sondern hat das Ziel, das geschlossene System des Konflikts, in dem es nur unvereinbare Verhaltens- oder Handlungstendenzen gibt, zu verlassen.

Am schwierigsten ist die Lösung dann, wenn der Konflikt in Wirklichkeit kein Inhalts-, sondern ein Beziehungskonflikt ist. Hier besteht häufig erst durch die Intervention eines Außenstehenden die Möglichkeit zur Konfliktlösung.

Gerade im Konfliktgespräch ist es sehr wichtig, dem Gesprächspartner *aktiv zuzuhören* und ihn *aussprechen* zu lassen, selbst wenn er Kritik übt. Das Aushalten einer notwendigen Gesprächspause ist bei Konfliktgesprächen besonders schwer. Aber nur auf diesem Wege besteht die Chance, herauszufinden, welches die wirklichen Motive, Erwartungen und Absichten des Gesprächspartners sind.

3 *Reaktionen,* zu denen Konfliktpartner häufig neigen, sollten *vermieden* werden, weil sie der Konfliktlösung nicht dienen: Beschwichtigen, Ausweichen und Sich-Widersetzen. Mit diesen Techniken wird der Konfliktstoff entweder nur „unter den Teppich gekehrt", „vertagt" oder durch Eskalation noch verstärkt. Auch Harmoniebestreben um jeden Preis ist keine Konfliktlösung.

Das Benennen des Konfliktstoffs kann eine klärende Funktion besitzen, weil es die Positionen absteckt und möglicherweise den 1. Schritt in Richtung Transposition zum Problem darstellt. Ferner sollte alles vermieden werden, was den Konflikt unnötig ausweitet oder ins Unendliche ausdehnt: Auch wenn dem Konflikt eine Beziehungsstörung zugrunde liegt, ist es falsch, die gesamte Beziehung deshalb in Frage zu stellen („... Sie halten wohl von meiner gesamten Behandlung nichts?"). Vielmehr sollte die *Konfliktbegrenzung* angestrebt werden, indem nicht mehr als der eigentliche aktuelle Konfliktstoff angegangen wird. Der *Kompromiß,* d. h., daß die am Konflikt Beteiligten einander entgegenkommen, indem jeder ein Zugeständnis macht, ist in vielen Fällen besser als der ungelöste Konflikt. Es ist auch legitim, in *gegenseitiger Abstimmung* zu beschließen, daß der Konflikt nicht sofort gelöst, sondern zunächst eine Denkpause eingelegt wird.

Leitlinien zur Bewältigung von Konfliktsituationen:
1. Die *Aggression annehmen.*
2. *Bewußtmachen der* (inhaltlichen) *Divergenz* („Wir sind uns einig, uneins zu sein").
3. *Klären:* Handelt es sich um einen Konflikt auf der *Inhalts-* oder der *Beziehungsebene?*
4. Nur *Lösungsversuche 2. Ordnung* sind erfolgversprechend (Überführung des unlösbaren Konflikts in das prinzipiell lösbare Problem).
5. Versuch der *inhaltlichen Klärung.*
6. Versuch der *Klärung der Beziehungsstörung* (evtl. durch Dritte).
7. Den „*ersten Schritt"* tun.
8. *Problemlösung.*

Gespräche mit dem sogenannten „schwierigen Patienten"

„Alle Patienten sind gleich und sollten daher gleich behandelt werden." Dieser Idealforderung steht die Realität gegenüber, die zeigt, daß affektive Neutralität nur bedingt zu verwirklichen ist. Verschiedene Untersuchungen zeigen (J. M. GOTTHARDT, E. MORGAN, D. PETERSON, M. RITVO), daß Ärzte und Pflegepersonal sehr wohl zwischen „angenehmen" und „unangenehmen" bzw. „beliebten" und „unbeliebten" Patienten unterscheiden.

Der sogenannte „schwierige Patient" ist quasi der Extremfall des unangenehmen und unbeliebten Patienten. Er stellt das Negativ des „Idealpatienten" dar. Als *Idealpatient* (ROHDE, zit. n. GOTTHARDT) gilt, wer sich unter Aufgabe der eigenen Person den persönlichen, arbeitsspezifischen Bedürfnissen des Personals anpaßt. Er erkennt dessen Autorität an und unterwirft sich widerstandslos allen Anordnungen und Maßnahmen. Er verzichtet auf alle störenden Eigenarten und Bedürfnisse, zeigt Vertrauen und Dankbarkeit, antwortet ehrlich, rückhaltlos und umfassend, wenn er gefragt wird, sagt selbst aber nichts, wenn er nicht gefragt wird, und ist mit dem Maß an Kommunikation zufrieden, das ihm zugebilligt wird.

Der *„schwierige Patient"* hingegen fragt „zu viel", er paßt sich nicht an, lehnt Untersuchungen und Behandlungsvorschläge ab, zeichnet sich durch eine überkritische Haltung aus, reagiert nicht in üblicher Weise oder unerwartet, kritisiert Ärzte, Pflegepersonal, Krankenhaus und Praxis, erscheint mißtrauisch und uneinsichtig, gebärdet sich aggressiv und ist undankbar. Weitere Charakteristika sind schlechte Motivierbarkeit und daher schlechte Compliance, ängstlich-hypochondrische Grundhaltung, Apathie und Indolenz, „Klebrigkeit", Neigung, zu hohe Anforderungen an die Zuwendung des Teams zu stellen. Kurzum: Der schwierige Patient löst innere Widerstände aus, hemmt den Betrieb, kostet viel Zeit und frustriert Ärzte und Pflegepersonal.

Gibt es *prädisponierende Merkmale* für den schwierigen Patienten? Geschlecht, Alter und Krankheit haben nach Untersuchungen von GOTTHARDT keine signifikanten Bedeutungen für die Entwicklung zum schwierigen Patienten. Lediglich eine längere Krankheits- und Hospitalisierungsdauer (im allgemeinen mehr als 3 Monate) scheint eine fördernde Rolle zu spielen. Interessant ist das Ergebnis einer Studie von MORGAN und CHEADLE (zit. n. GOTTHARDT), wonach sich beim Pflegeteam die Tendenz zeigt, Patienten des eigenen Geschlechts eher abzulehnen als Patienten des anderen Geschlechts.

Voraussetzungen für einen *erfolgreichen Umgang* mit schwierigen Patienten ist zunächst die *Analyse* der möglichen *Gründe* für das abweichende Verhalten. Am Anfang der Auseinandersetzung mit dem schwierigen Patienten sollte die Frage stehen: Erlebe nur *ich* den Patienten als unbequem, schwierig oder problematisch, obwohl aus *seiner Perspektive* sein Verhalten durchaus verständlich und legitim ist? Besonders problematisch ist es, wenn ein Patient schon deshalb als schwierig eingestuft wird, weil er mit dem Etikett des schwierigen Patienten avisiert wurde.

Welche *Gründe* gibt es, die einen Patienten als schwierig und problematisch erscheinen lassen?

Die bequemste Interpretation ist die, daß es sich um eine *primär psychopathologisch* strukturierte Persönlichkeit handelt. Diese Erklärung trifft jedoch wahrscheinlich nur für die Minderzahl der sogenannten schwierigen Patienten wirklich zu. Ein gewisses Entscheidungskriterium kann die Fremdanamnese bieten, die Aufschlüsse darüber gibt, ob es sich um eine Persönlichkeit handelt, die nicht nur als Kranker Probleme bereitet, sondern auch im Alltagsleben allgemein als schwierig gilt.

Weitere Gründe können ein *hohes,* aber durchaus begründetes *Informationsbedürfnis* oder eine primär *kritische Grundhaltung* sein. Nicht selten ist der Patient erst im Laufe seiner „Krankenkarriere" in die Rolle des schwierigen Kranken hineingewachsen, weil die Summe seiner Erfahrungen schlecht oder enttäuschend war. *Krankheitsspezifische Einflüsse* spielen vor allem bei chronischen Krankheiten oder langdauernden Extremsituationen (Intensivstation) eine Rolle. Der Status des schwierigen Patienten kann ferner lediglich *Maske* anderer Störungen und Krankheitsbilder, wie depressiver Verstimmungszustände oder Drogen- und Alkoholabhängigkeit, sein. Natürlich können auch *egoistische Momente* und eine *überzogene Anspruchshaltung* der wahre Grund für schwieriges Verhalten sein.

> Wichtig ist es jedoch, sich klarzumachen, daß ein Patient häufig nur deshalb als schwierig erlebt wird, weil er auf ein Behandlungsteam mit inadäquaten Erwartungen trifft.

Mit anderen Worten: Das Phänomen „schwieriger Patient" muß als *Symptom* und nicht als unliebsame Störung des klinischen Alltags verstanden werden, wenn es gelingen soll, auch solche Patienten durch Gespräche und andere Maßnahmen befriedigend zu führen.

GROVES (1978) hat die sog. schwierigen Patienten in *4 Gruppen* eingeteilt:

- die *Abhängigen* (dependent clingers),
- die *Forderer* (entitled demanders),
- die *Ablehner* (manipulative help rejectors) und
- die *Selbstdestruktiven* (self-destructive deniers).

Die *abhängigen Kranken* äußern einen scheinbar unstillbaren Hunger nach Aufmerksamkeit, der bis zu den extremsten Bitten um Präsenz und Zuwendung reichen kann. In diese Gruppe zählen auch die sog. „Dauerredner". Hinter diesem Verhalten stehen oft lebensgeschichtlich begründete *Vernachlässigungs- und Trennungsängste.* Es empfiehlt sich daher nicht, diesen Kranken eine klare Grenze der ärztlichen Verfügbarkeit aufzuzeigen, weil es dadurch in der Art eines Circulus vitiosus zu einer weiteren Verstärkung der Ängste kommen kann. MEERWEIN empfiehlt, solchen Patienten einen genau reglementierten, für sie durchsichtigen Behandlungsrahmen anzubieten, den sie überblicken und an den sie sich halten können. Denn „eine solche sichernde, den Patienten miteinbeziehende und mitbeteiligende, immer wieder auch die Zukunftsabsichten des Behandlungsteams zum Ausdruck bringende Art der Patientenführung kann bei diesen Kranken oft genügen, um den unheilvollen Zirkel zwischen dem dependent clinging und der darauf antwortenden Abwehrreaktion des Behandlungsteams aufzubrechen".

Bei den *Forderern* handelt es sich um Patienten, die auf dem Standpunkt stehen, daß sie nicht die beste ihnen zustehende und dem Wert ihrer Persönlichkeit entsprechende Behandlung vom Arzt erhalten. Oft üben sie entsprechenden Druck durch Verleumdung, gerichtliche Androhungen oder Nichtbezahlen von Rechnungen aus, was verständlicherweise zu Gegenreaktionen beim Arzt führen kann. Hinter der Haltung dieser Patienten steht ebenfalls häufig Angst im Sinne einer *Wertlosigkeitsangst.* Ziel des ärztlichen Umgangs mit solchen Patienten muß es daher sein, ihr Selbstwertgefühl in jeder Form zu heben und auf die besondere Qualität der Diagnostik und Therapie, die man ihnen zukommen läßt, hinzuweisen.

Die *Ablehner* unter den Patienten konfrontieren ihren Arzt mit immer neuen Symptomen, sobald ein Symptom behandelt worden ist, so daß es zu einer nicht abreißenden Kette von Behandlungen, Operationen und Arztkontakten kommt. Dieses Verhalten ist nicht einfach unter den Begriff „Hypochondrie" zu subsumieren, weil es der *Angst* entspringt, den behandelnden Arzt, auf den diese Kranken sehr angewiesen und dem sie innerlich stark verbunden sind, zu verlieren. In der Lebensgeschichte solcher Patienten handelt es sich oft um Störungen der psychischen Entwicklung durch einen fortgesetzten Wechsel der Beziehungspersonen. Dieser Angst „vor der Brüchigkeit und Wechselhaftigkeit der mitmenschlichen Beziehungen" muß Rechnung getragen und ein häufiger Arztwechsel deshalb vermieden werden.

Die *selbstdestruktiven Kranken* haben meistens alle Hoffnung auf Erfüllung ihrer Lebenswünsche aufgegeben und sehen in der Selbstzerstörung den einzigen Weg zur Selbstbehauptung. Häufig handelt es sich um Menschen, die in der Kindheit oft mißhandelt wurden. Sie projizieren ihre Vernichtungswünsche auf die Ärzte, lösen aggressive Reaktionen aus und erschweren die Behandlung oft ganz erheblich. In vielen Fällen ist nur eine psychiatrische Behandlung erfolgreich.

Was können Arzt und Behandlungsteam tun, damit schwierige Patienten nicht schwierig bleiben müssen?

Es gibt folgende Wege:

1. Grundlage des Gesprächs und Umgangs ist das *wertfreie Akzeptieren* des sogenannten schwierigen Patienten. Dazu gehört auch, daß neue Patienten, die mit dem Etikett „schwierig" angekündigt werden, nicht automatisch in die Kategorie der problematischen Patienten eingereiht werden. Der innere Stoßseufzer ist ein schlechter Einstieg in das Gespräch mit dem schwierigen Patienten.
2. Es muß versucht werden, die *Gründe* zu *analysieren,* warum sich ein Patient (scheinbar) schwierig, problematisch oder auffällig verhält. Diese Gründe können, wie oben gezeigt, im Patienten selbst, in seiner Krankheit, im System und im Betreuungsteam liegen. *Angst* ist einer der häufigsten Gründe.
3. Gerade beim problematischen Patienten ist ein besonders *zuvorkommender und höflicher Umgangston* angebracht. Er wirkt der sich sonst leicht entwickelnden Verhärtung des Gesprächs entgegen.

4. Es ist wichtig, dem Patienten *Empathie deutlich* entgegenzubringen und ihn spüren zu lassen, daß er *vorurteilslos* angenommen wird. Aufgrund ihrer Krankenkarriere haben gerade schwierige Patienten ein gutes Gespür dafür, welche Grundeinstellung ihnen entgegengebracht wird.
5. Beim schwierigen Patienten kann es besonders lohnend sein, zu überprüfen, ob nicht das Phänomen *unterschiedlicher Wirklichkeiten* eigentlich die Schwierigkeiten ausmacht.
6. Gespräche mit schwierigen Patienten sind häufig durch eine angespannte Atmosphäre gekennzeichnet. Daher können *Entspannungstechniken,* die zu einer Auflockerung des Gesprächs führen und den Patienten zugänglicher machen, nützlich sein. Voraussetzung ist, daß der Gesprächsführende selbst die Spannung realisiert und versucht, sie abzubauen. Manchmal läßt sich die Spannung einfach dadurch lösen, daß das Problem offen im Sinne der *Metakommunikation* angesprochen wird.

Wird die „Schwierigkeit" eines Patienten als Symptom verstanden, dem verschiedene und möglicherweise behebbare Ursachen zugrunde liegen, läßt sich vermeiden, was sonst die Regel ist: Daß der schwierige Patient schwierig bleibt.

Umgang mit dem „schwierigen" Patienten

1) *Grundsatz:*
   Die „Schwierigkeit" eines Patienten ist ein *Symptom* und nicht Schicksal.

2) *Analyse der Gründe:*
   1. Ängste (Trennungs-, Verlust-, Vernachlässigungs-, Wertlosigkeitsangst)?
   2. krankheitsspezifische Ursachen (chronische Krankheit, Extremsituationen)?
   3. inadäquate Erwartungen des Teams?
   4. „Voretikettierung" als „schwierig"?
   5. kritische Grundhaltung?
   6, hohes Informationsbedürfnis?
   7. negative Erfahrungen?
   8. pathologische Primärpersönlichkeit?
   9. egoistische Einstellung?

3) *Strategie:*
   1. wertfreies Akzeptieren
   2. unvoreingenommenes Prüfen von Anliegen und Kritik
   3. Empathie deutlich signalisieren
   4. Abbau von Ängsten
   5. besonders zuvorkommender Umgangston
   6. Entspannung anstreben (Metakommunikation)
   7. prüfen: Phänomen der verschiedenen Wirklichkeiten?

Die ärztliche Ethik verpflichtet heute nachdrücklicher als zuvor zu öffentlicher Aufklärung darüber, daß Gesundheit nicht die Abwesenheit von Störungen ist, sondern die Kraft, mit ihnen zu leben.

Dieter RÖSSLER, Arzt und Theologe

Gespräche mit dem chronisch Kranken

Das Handlungsfeld des Arztes wurde über Jahrtausende durch die Behandlung *akut* Kranker bestimmt. Veränderungen der Bevölkerungsstruktur, Zunahme der Lebenserwartung, die vielfältigen lebensverlängernden medizinischen Maßnahmen und Effekte der High-Tech-Medizin haben hier zu einem gewaltigen Panorama- und Paradigmawandel geführt. Noch 1901 starben 41% der Menschen an akuten Krankheiten, 1955 nur noch 9,8%. Chronische Krankheiten waren 1901 bei 46% der Menschen Todesursache, 1955 jedoch bei 81,4%. Eine in norddeutschen Allgemeinpraxen durchgeführte Studie (sogenannte Verden-Studie, zitiert nach F. HARTMANN) ergab, daß das Krankengut des praktischen Arztes zu 68% aus chronisch Kranken besteht. Der letzte Mikrozensus von 1982 beziffert bei 9,6 Millionen Kranken die Zahl der chronisch Kranken am Stichtag mit 66%.

H. H. RASPE definiert chronische Krankheit folgendermaßen: „Chronisch nennen wir eine Krankheit, die dem Betroffenen (und meist auch anderen Personen) für den Rest seines Lebens eine merkliche materielle und immaterielle Last aufbürdet." Diese Lasten sind einerseits krankheitsspezifisch, wie beispielsweise rezidivierende Luftnot beim Asthmatiker, Bewegungsbehinderung bei rheumatoider Arthritis, andererseits gelten sie für jeden chronisch Kranken: anhaltende Therapie- und Kontrollbedürftigkeit, soziale Isolation, Zukunftsunsicherheit, beruflicher Abstieg, Schwierigkeiten mit und Kränkungen durch die Umgebung, Belastungen durch Aufklärungsdefizite.

Akute und chronische Krankheit

Akute und chronische Krankheiten sind völlig *unterschiedliche Formen des Krankseins*. Die Kenntnis dieser Unterschiede ist eine Grundvoraussetzung für das adäquate ärztliche Vorgehen und Verhalten. Sie berühren auch das *Selbstverständnis* der eigenen Rolle als Arzt bei der Betreuung chronisch Kranker. F. HARTMANN formuliert dies kurz und treffend: „Für den chronisch Kranken ist sein ihn betreuender Arzt ‚chronisch Arzt'." HARTMANN fährt fort: „Was es bedeutet, erlebt jeder Arzt, der über 10 oder 15 Jahre einen chronisch Kranken betreut hat, wenn dieser stirbt. Dann merkt und fühlt der Arzt, wie sehr dieser chronisch Kranke Teil seiner eigenen Identität geworden war. Er trauert um ihn, und diese Trauerarbeit ist wie bei nahen Angehörigen wieder Ausgleich eines Identitätsverlustes."

Die Sicht des Kranken

Aus der Sicht des Patienten wird chronisches Kranksein durch folgende *Merkmale* bestimmt (L. R. SCHMIDT, F. HARTMANN):

1. *Dauerhaftigkeit* und *Unabsehbarkeit* der Erkrankung. Es ist jedoch wichtig zu wissen, daß dennoch ein großer Anteil „hoch informierter chronischer Kranker" konkrete Hoffnungen auf ein Ende ihres Krankseins hegt. HARTMANN gibt diesen Anteil bei chronischen Rheumatikern mit 50% an.
2. *Langfristigkeit* von Bedrohung und Belastung, häufig verbunden mit einer latenten Todesdrohung.
3. *Wissen um die Nichtheilbarkeit* und daß bestenfalls eine Anpassung an ein irreparables Defizit möglich ist.
4. Zurückbleiben von *Dauerschäden,* die mit einem *Verzicht* auf bestimmte berufliche Erfolge und einer Einschränkung der Persönlichkeitsentfaltung verbunden sind.
5. *Dauernde Notwendigkeit der Überwachung, Beobachtung, Behandlung* und/oder *Pflege,* d. h. die *bleibende Abhängigkeit* von anderen Menschen und von Geräten und Maschinen (z. B. chronische Dialysepatienten).

Auseinandersetzung mit dem chronischen Kranksein

Es ist nahezu unmöglich, chronisch krank zu sein, ohne Prozesse der Auseinandersetzung zu durchlaufen. Obwohl das individuelle Repertoire der Auseinandersetzungsstrategien eine große Variabilität aufweist, gibt es eine Reihe von Grundmechanismen universeller Art, die sich unter dem Oberbegriff der *Auseinandersetzung* zusammenfassen lassen (L. R. SCHMIDT). Ihre Kenntnis ist für die Betreuung chronisch Kranker von großer Bedeutung. Es gibt zwei wesentliche *Reaktionsmuster* der Auseinandersetzung:

- Abwehrmechanismen und
- Bewältigung (coping).

Abwehrmechanismen sind Verarbeitungsprozesse, die meist unbewußt ablaufen, realitätsverzerrend sind und das Ziel haben, Bedrohung und Angst zumindest vorübergehend zu bewältigen. Gelingt die Abwehr, so entzieht sie sich häufig dem direkten Nachweis. Nur indirekte Indikatoren lassen dann vermuten, daß Abwehrmechanismen wirksam waren, so z. B., wenn bei einem Patienten eine auffallende Diskrepanz zwischen ausgeglichener oder euphorischer Stimmungslage und Schwere bzw. Aussichtslosigkeit seiner Erkrankung besteht.

Der wichtigste Abwehrmechanismus ist die *Verdrängung.* Dabei werden „vom Ich nicht zu bewältigende Motive, Affekte und Vorstellungen in einem überwiegend unbewußten Prozeß nicht ins Bewußtsein aufgenommen oder von ihm abgespalten" (L. R. SCHMIDT). Der Patient ist dann nicht mehr gezwungen, sich mit der Realität auseinanderzusetzen, und bewegt sich in der von ihm konstruierten heileren Welt. Das Extrem der Verdrängung ist die *Verleugnung,* die häufig bei Krebskranken zu beobachten ist. Der Verleugnungsprozeß ist jedoch nicht kontinuierlich und vollständig aufrechtzuerhalten, so daß ein für den Beobachter verblüffender Wechsel zwischen „Wissen und Nichtwissen" resultieren kann.

Ein zweiter wichtiger Abwehrmechanismus ist die sogenannte *Regression.* Darunter versteht man den „Ersatz komplexer Befriedigungsformen von einem, mehreren und mitunter allen Motiven in einer Person durch primitivere Befriedigungsformen. Anders gesagt, Regression ist der Rekurs einer Person auf ein primitiveres (früheres) Niveau der Motivationsentwicklung" (TOMAN, 1978). Regressionsphänomene lassen sich häufig besonders gut bei Krankenhauspatienten während lange dauernder stationärer Aufenthalte beobachten. Diese Patienten wirken dann in gewisser Weise kindlich, abhängig und reduziert. Essen, Trinken und Verdauung gewinnen einen dominierenden Stellenwert. Die sogenannte „Krankenkarriere" kann als besonders weitreichende Regression verstanden werden. Der Kranke unterwirft sich je nach Art von Erkrankung, Verlauf und Krankheitsstadium einer bestimmten Rollenkonzeption, die seinen Handlungsspielraum bestimmt und von ihm ein ungeschriebenes Rollenverhalten abverlangt.

Der Begriff *Coping* stammt aus der angelsächsischen Literatur (englisch: to cope with = fertig werden mit) und stellt einen anderen Prozeß der Bewältigung dar. Unter dem Oberbegriff Coping werden polare Haltungen wie einerseits Vermeidung, andererseits Vigilanz subsumiert. Die *Vermeidung* ist dadurch gekennzeichnet, daß der Patient sich mit den belastenden Aspekten seiner Krankheit nicht mehr auseinandersetzt, sie (scheinbar) nicht wahrnimmt oder ihre Bedrohlichkeit nicht realisiert. Im Gegensatz dazu ist *Vigilanz* gekennzeichnet durch eine Tendenz, bedrohliche Aspekte der Krankheit besonders intensiv wahrzunehmen und sich überstark mit ihnen zu befassen. Welche der Strategien, Vermeidung oder Vigilanz, die „erfolgreichere" ist, läßt sich nicht sicher entscheiden.

Wie vielschichtig die *Auseinandersetzungsphänomene* und *Adaptationsanforderungen* bei schweren chronischen Erkrankungen sind, läßt sich am Beispiel von Dialysepatienten gut verdeutlichen. C. A. BALDAMUS (1986) nennt folgende Adaptationsanforderungen bei chronischen Dialysepatienten:

- Anerkennung der Erkrankung,
- Überlebenswille,
- Disziplin (Diät, Flüssigkeitszufuhr, Medikamente, Dialyseregime),
- berufliche Rehabilitation,
- soziale Aktivitäten,
- Familienbeziehungen,
- psychische Verarbeitung.

Bei der Betreuung chronisch Kranker darf nicht vergessen werden, daß parallel zur Krankheit sekundäre Prozesse ablaufen können, die unbewußt der *Aufrechterhaltung der Krankheit* dienen. Gerade Gesellschaftsstrukturen, die ein besonders hohes Maß an sozialer Absicherung gewährleisten, fördern derartige Tendenzen. Denn im Prinzip muß bei allen chronischen Krankheiten mit einem *sekundären Krankheitsgewinn* gerechnet werden. Dieser ist um so höher, je mehr Annehmlichkeiten (Freistellung von unangenehmen Arbeiten, Urlaubssonderregelungen, erhöhte Aufmerksamkeit) mit der Krankheit verbunden sind.

Arzt und chronisch Kranker

Akute und *chronische Krankheiten* stellen grundsätzlich unterschiedliche Formen des Krankseins dar. Sie bedingen daher auch unterschiedliche Formen der Gesprächsführung und der Behandlungsstrategien.

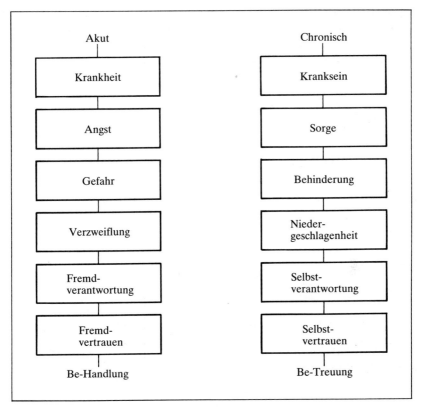

Die unterschiedlichen Aufgabenbereiche des Arztes bei akut und chronisch Kranken (F. HARTMANN, 1986)

F. HARTMANN hat die Unterschiede von akuter Krank*heit* und chronischem Krank*sein* einander gegenübergestellt (s. Tab.).

Entsprechend der unterschiedlichen Natur von akuter Krankheit und chronischem Kranksein ist auch die Verteilung von Vertrauen und Verantwortung auf Arzt und Patient ganz unterschiedlich. Während akute Krankheiten durch Fremdverantwortung und Fremdvertrauen des Patienten gekennzeichnet sind, sind beim chronisch Kranken *Selbstverantwortung* und *Selbstvertrauen* gefragt (s. Abb.).

Folgende weitere *Gesichtspunkte* sind bei der Betreuung chronisch Kranker zu berücksichtigen:

● Der chronisch Kranke weist häufig ein besonders intensives *Informationsbedürfnis* auf. Dies kann dazu führen, daß er sich im

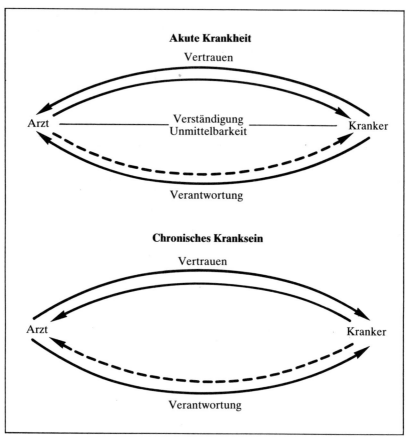

Unterschiedliche Verteilung von Vertrauen und Verantwortung zwischen Arzt und akut bzw. chronisch Krankem (F. HARTMANN, 1986)

Laufe seiner Erkrankung zum „Experten" entwickelt. Dieses Expertentum findet dann manchmal den Niederschlag in ironischen Bezeichnungen wie „Diplom-Asthmatiker". Dieses „Expertentum" muß als Teil des Adaptationsprozesses akzeptiert werden und kann ein positives Element in der Betreuung darstellen.
- Der chronisch Kranke ist in hohem Maße *empfindlich gegen Phrasen, Halbwahrheiten und trügerische Hoffnungen.* Sie sind nicht selten die wirkliche Ursache des Wanderns von Arzt zu Arzt. Werner ZENKER, ein chronischer Asthmatiker, schreibt in seinem Buch „Mit Asthma leben lernen": „Können Sie sich vor schlechten Erfahrungen mit Ärzten schützen? Eine Vorbedin-

gung ist: Haben Sie keine übertriebenen Erwartungen! Nur wenn Sie sich völlig sicher sind, daß Sie Ihren Arzt nicht als Wunderheiler betrachten, sondern als Partner im Krankheitsprozeß, dann können Sie anhand von vielen konkreten Beobachtungen überprüfen, ob Sie eine gute Arztwahl getroffen haben."
- Chronische Krankheit kann zum *„Spielinstrument"* werden, das sich bewußt oder unbewußt vielfältig anwenden läßt: gegenüber dem Lebenspartner, dem Arzt, den Kostenträgern, der Umwelt ganz allgemein.

Fast jeder chronisch Kranke unternimmt irgendwann „Ausbruchsversuche" aus der sogenannten Schulmedizin und flüchtet zu Außenseitermethoden. Der betreuende Arzt sollte dieses Verhalten ohne persönliche Empfindlichkeit als notwendigen Lernprozeß seines Patienten akzeptieren, ihn aber bei gefährlichen Behandlungsmaßnahmen über die Risiken sachlich aufklären.

Die *Aufgaben* und die Rolle des *Arztes* bei der Betreuung chronisch Kranker hat F. HARTMANN folgendermaßen zusammengefaßt:

1. *Vermeidung und Überwindung von Krisen,*
2. *Kontrolle der Krankheitssymptome,*
3. *Ausarbeitung von Verhaltensweisen* und Behandlungsplänen,
4. *Verhütung und Beseitigung sozialer Isolation,*
5. *Vorbereitung* auf Änderungen des Krankheitsverlaufs und auf Rückfälle,
6. Anregungen und Hilfen, sich wie ein *„bedingt Gesunder"* zu verhalten,
7. *Findung und Bereitstellung von Mitteln:* soziale Hilfen, Geld, Arbeit, Kur,
8. *Entwicklung eines Arbeitsbündnisses.*

Im Idealfall wird es dem Arzt gelingen, „einen Kranken vom Status des chronisch Krankseins zum — auch wenn nur vorübergehend — Status des bedingt Gesundseins zu verhelfen ..." (F. HARTMANN).

Leitlinien der Betreuung chronisch Kranker

1. Chronisches Krank*sein* unterscheidet sich grundsätzlich von akuter Krankheit.
2. Das Schwergewicht liegt mehr auf der *Betreuung* als der Behandlung.
3. Verarbeitungsprozesse (Abwehrmechanismen, Bewältigungsstrategien) müssen berücksichtigt werden. Wichtig ist die Stärkung von *Selbstverantwortung* und *Selbstvertrauen* des Patienten.

Die Visite, der Höhepunkt an jedem Tag, war gleichzeitig immer die größte Enttäuschung gewesen.
Thomas BERNHARD: Der Atem

Im Krankensaal der Klinik gibt es ferner kein ordentliches Gespräch mit den Kranken; die Kurve regiert die Stunde.
Viktor VON WEIZSÄCKER, 1949

Als der Chefarzt heute morgen mit seinen Assistenten und Wärtern auf der Visite war und mich untersuchte, diktierte er dem Stationsarzt etwas, das ich nicht verstand.
Unbekannter Patient, 13. Jahrhundert, Damaskus

Das Visitengespräch

Die Visite ist in der Klinik die *einzige regelmäßige Gesprächsmöglichkeit* zwischen Patient und Arzt. Die meisten Patienten sehen der Visite daher mit einer hohen Erwartungshaltung entgegen. Die Realität aber lehrt, daß viele Patienten das Visitengespräch enttäuschend erleben. BLIESENER und KÖHLE (1986) nennen die traditionelle Visite schlichtweg einen „verhinderten Dialog".

Die klassische Visite spielt sich im Klima eines latenten Interessenkonflikts ab, der meist zu Lasten des Patienten gelöst wird (FEHLENBERG und Mitarbeiter), weil zwischen den *Patientenbedürfnissen* und den *Teambedürfnissen*, die während der Visite befriedigt werden sollen, große Unterschiede bestehen.

WESTPHALE und KÖHLE haben die Rangfolge der vom Arzt und vom Patienten eingebrachten Themen bei internistischen Visiten analysiert und einander gegenübergestellt (s. Tab.).

Die Gegenüberstellung zeigt, daß für den Arzt die Feststellung der Krankheit den thematisch größten Anteil an der Visite ausmacht, während spiegelbildlich dazu die weitaus meisten thematischen Initiativen des Patienten um seine Stellungnahme zur Krankheit kreisen.

Die *Patientenbedürfnisse* während der Visite beinhalten Informationsbedürfnisse, das Ansprechen emotionaler Erlebnisinhalte,

Rangfolge der Mittelwerte vom Arzt eingebrachter Themen

Thema	absolut	prozentual
Therapie	1,35	21,9
Diagnose	1,33	21,6
Untersuchungsergebnisse	0,89	14,4
körperliches Befinden	0,73	11,8
Krankheitsverhalten	0,71	11,5
Krankheitserleben	0,51	8,3
Sonstiges	0,50	8,1
psychisches Befinden	0,19	2,4
Summe Themen	6,17	100,0

Rangfolge der Mittelwerte vom Patient eingebrachter Themen

Thema	absolut	prozentual
Krankheitserleben	0,73	24,8
Diagnose	0,54	18,3
Krankheitsverhalten	0,48	16,3
Therapie	0,47	15,9
körperliches Befinden	0,32	10,9
Untersuchungsergebnisse	0,23	7,8
Sonstiges	0,13	4,4
psychisches Befinden	0,05	1,7
Summe Themen	2,95	100,1

Ängste, den Wunsch, ganz allgemein zu fragen, und die Behandlung akuter Aspekte der Krankheit. Darüber hinaus soll die Visite auch den kontaktiven Wünschen des Patienten entsprechen. Die *Teambedürfnisse* betreffen einen völlig anderen Bereich: Überprüfung von Diagnose und Therapieergebnis, konsiliarische Funktion, Treffen von Anordnungen zu Untersuchung und Behandlung sowie Ratschläge. Untersuchungen haben ergeben, daß 90% der Patienten in Akutkrankenhäusern ein hohes Informationsbedürfnis hinsichtlich ihrer Krankheit haben, das aus ihrer Sicht jedoch nicht ausreichend gestillt wird (RASPE 1979). Das intensive Informationsbedürfnis spiegelt sich jedoch nicht in einer adäquaten Frageaktivität der Patienten wider. Im Gegenteil: Dieselben Patienten, denen ein hohes Informationsbedürfnis unterstellt werden kann, unternehmen im Gespräch mit dem Arzt nichts oder kaum etwas, um die gewünschten Informationen zu bekommen. Dafür gibt es unterschiedliche Gründe (RASPE, 1980, QUASTHOFF-HARTMANN, 1982):

- *Psychologische Gründe*: Das Gespräch mit dem Arzt wird als Streßsituation erlebt, die die freie Entfaltung des Patienten hemmt.
- *Kognitive Gründe*: Der Patient ist mit seiner Informationsverarbeitungskapazität im Gespräch überfordert. Erst nach der Visite schälen sich bestimmte Fragen und Vorstellungen heraus, die dann meist mit inkompetenten Gesprächspartnern (Mitpatienten, Angehörigen usw.) versuchsweise aufgearbeitet werden.
- *Organisatorische Gründe*: Der Patient erkennt den Zeitdruck, unter dem der Arzt steht, und hat nicht den Mut, ihn mit scheinbar unwichtigen Fragen zu behelligen.
- Gründe, die im *Rollenverständnis* des Arztes liegen: Eine Haltung der unbedingten Autorität und der damit verbundene intensive Führungsanspruch des Arztes hemmen die Eigeninitiativen des Patienten. Nach Untersuchungen von KAUPEN-HAAS halten 43% aller Ärzte eine autoritäre Rolle für angemessen.
- *Medizinische Gründe*: Der Patient ist so krank, daß er zu einer aktiven Gesprächsgestaltung nicht mehr in der Lage ist.

Wahrscheinlich spielt aber gerade während der Visite das Grundproblem jeder Kommunikation eine besondere Rolle, nämlich die Schwierigkeit, eine *gemeinsame Wirklichkeit* zu finden.

Was sich realiter während klinischer Visiten abspielt, hat die Visitenforschung, die bis in das Jahr 1970 zurückreicht, aufgedeckt. Damals fand SIGRIST, daß der chirurgische Arzt durchschnittlich eine knappe Minute pro Patient und Tag zur Verfügung hat. Diese begrenzte Zeit stellt an den Patienten ungewöhnliche Anforderungen: Er muß in der Lage sein, in kurzer und präziser Weise Fragen an den Arzt zu stellen und Anordnungen und Auskünfte entgegenzunehmen, dies alles häufig in einem Klima ängstlicher Erwartung oder Spannung. Dies führt häufig dazu, daß der Patient, obwohl er voller drängender Fragen ist, diese im Rahmen der Visite nicht formuliert. SIGRIST: „Ich habe oft erlebt, daß Patienten ihre mir gegenüber geäußerten Klagen und Fragen bei der Visite nicht zur Sprache gebracht haben ... Auffallend war für mich der starke Disziplinierungscharakter der Visite."

Untersuchungen in einem großen Hamburger Krankenhaus (JÄHRIG und KOCH) ergaben eine durchschnittliche Visitendauer von

3,5 Minuten. Die Arztredezeit lag bei 2 Minuten. Nur ein Drittel des ärztlichen Gesprächsanteils richtete sich direkt an die Patienten (patientenzentrierte Redezeit). Die Relation Patientenredezeit : Arztredezeit betrug etwa 1 : 2. Während der Arzt im Durchschnitt 6 Fragen pro Visite stellte, war es beim Patienten nur eine.

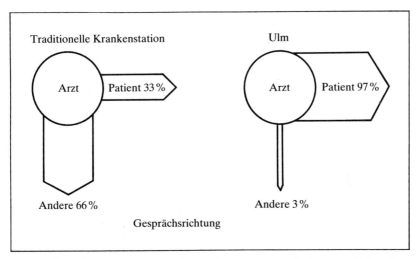

Gesprächsrichtung des visitenführenden Arztes auf einer traditionellen Krankenstation und auf der internistisch-psychosomatischen Krankenstation der Universität Ulm (WESTPHALE und KÖHLE, 1982).

Formal-quantitative Analysen des Arzt-Patienten-Gesprächs während der Visite verdeutlichen die starke *Asymmetrie* dieser Interaktionsform. Bei einer Untersuchung von NORDMEYER waren bei einer durchschnittlichen Visitendauer von 3,5 Minuten die Gesprächsanteile des Arztes, gemessen an Wörtern (63%), Fragen (82%) und Unterbrechungen (87%), durchgehend größer als die des Patienten.

RASPE (1983) hat festgestellt, daß bei Visitengesprächen geschlossene Fragen des Arztes überwiegen und offene Fragen nur selten gestellt werden (Relation 10:1). Es stimmt nachdenklich, daß sich auf der Visite bei Privatpatienten das Verhältnis jedoch etwas zugunsten offener Fragen verschiebt.

ENGELHARDT und Mitarbeiter (1973) beurteilen die sogenannte *große Visite* besonders kritisch: „Besonders schädlich können sich unseres Erachtens Oberarzt- und Chefarztvisiten auswirken, wenn die Ärzte am Krankenbett unreflektiert agieren, diskutieren und die Folgen ihres Verhaltens nicht abschätzen. Schon die Vorstellung des Patienten durch den Stationsarzt beginnt meist nicht mit den Beschwerden des Patienten, die er auch verstehen könnte, sondern mit dem Terminus technicus einer Diagnose. Es folgen die Schilderung von technischen Befunden und ihre diagnostische Bedeutung. Die gesamte Unterhaltung läuft in einer für den Hauptbeteiligten unverständlichen Sprache ab. Er liegt dabei still, ehrfürchtig, mehr oder weniger gespannt im Bett und versucht, etwas aufzuschnappen. Häufig versteht er aber überhaupt nichts oder, was noch schlimmer ist, etwas Falsches. Besonders schlimm und bedrohlich wird vom Patienten die Situation registriert, wenn sich an seinem Krankenbett (zum Teil hitzige) Meinungsverschiedenheiten abspielen... Der Patient weiß am Ende dieser Visiten, bei denen er lediglich eine Statistenrolle spielt, nicht mehr, wem er vertrauen kann."

Die klinische Visite ist aus der Sicht des Patienten die zentrale Gelegenheit, Informationen von seinem Arzt zu erhalten sowie sein Erleben, seine Interessen und seine Wünsche zu artikulieren. Die klinische Realität steht dazu im Widerspruch, denn die Visite läuft über weite Strecken *ohne Beteiligung des Patienten* ab. Dafür gibt es folgende Gründe: Bei einem Gesprächspartner, der sich adäquat an einem Gespräch beteiligen will, muß das laufende Gespräch bestimmte Qualitäten haben. NOTHDURFT (zit. n. KÖHLE und RASPE): „Das Gespräch muß wahrnehmbar sein. Es muß durchschaubar sein, d. h., das Gespräch muß in seinem Verlauf hinreichend erkennbar sein. Und schließlich muß das Gespräch absehbar sein, d. h., es muß in seinem weiteren Verlauf hinreichend extrapoliert werden können."

Beobachtbarkeit, Durchschaubarkeit und *Absehbarkeit* sind aber gerade Qualitäten, die meist in Visitengesprächen nicht gegeben sind. Das Visitengespräch wird beispielsweise für den Patienten *unbeobachtbar*, wenn die Visitierenden sich plötzlich miteinander in reduzierter Lautstärke unterhalten. Der Patient erlebt dies als deutlich erkennbare Geheimhaltung. Eine ähnliche Wirkung entsteht, wenn die Visitierenden sich am Bett des Patienten nicht über ihn, sondern über einen anderen Patienten unterhalten. Das Visitengespräch ist für den Patienten oft *undurchschaubar*, weil sein Hintergrundwissen und sein Vorverständnis weit hinter dem der anderen Visitenteilnehmer zurückstehen. Beim Klinikpersonal kann im allgemeinen ein hohes Maß an vorheriger Verständigung vorausgesetzt werden, das es ihm ermöglicht, vieles von dem, was ausgedrückt werden soll, überhaupt nicht mehr zu formulieren. Für den Patienten als Außenstehenden muß ein solches Gespräch teilweise oder völlig undurchschaubar wirken. Das Visitengespräch ist schließlich für den Patienten auch *nicht absehbar*, weil aus seiner Sicht die Extrapolierbarkeit erheblich eingeschränkt ist. Daß Patienten sich gegen solche weitverbreiteten Visitenpraktiken so gut wie nicht zur Wehr setzen, ist Tatsache. Dadurch wird aber ein gewisser Circulus vitiosus in Gang gesetzt, den NOTHDURFT auf die einfache Formel bringt: „Die Undurchlässigkeit produziert somit jene Unmündigkeit des Patienten, die wiederum Voraussetzung ihrer Wirkungsfähigkeit ist."

Warum versuchen Patienten so wenig, sich gegen den für sie unbefriedigenden Visitenverlauf aufzulehnen? Dafür gibt es verschiedene Gründe: Die Spielregeln von Alltagsgesprächen, die ihnen geläufig sind, sind auf das Visitengespräch weitgehend nicht übertragbar. Hinzu kommen die hemmenden Einflüsse eines tradierten Rollenverständnisses, das per se die Asymmetrie im Gespräch verstärkt. Das Visitengespräch ist in der Regel thematisch ein fachliches Gespräch, in dem der letztlich „inkompetente Patient" sich mit hochkompetenten Gesprächspartnern konfrontiert sieht. Schließlich bewegen den Kranken Ängste vor möglichen negativen Folgen in der ärztlichen und pflegerischen Betreuung, wenn er sich gegen offenbar festgefügte und allgemein akzeptierte Gesprächsrituale auflehnt.

Das *Unbehagen*, das Visitengespräche bei vielen Patienten hinterlassen, resultiert häufig daraus, daß *Initiativen des Patienten* unbewußt oder bewußt *unterbunden* oder *verhindert* werden. Dadurch entwickeln sich ausgeprägte Asymmetrien zu Ungunsten des Patienten. SIEGRIST (1978) hat die typischen Antwortreaktionen des Arztes, der vom Patienten um eine Information gebeten wird, analysiert:

1. *Nichtbeachten:* Der Arzt übergeht die Patientenfrage.
2. *Adressatenwechsel:* Anstatt eine Antwort zu geben, spricht der Arzt selbst einen anderen Visitenteilnehmer an.
3. *Themenwechsel:* Der Arzt entwickelt eine konkurrierende Initiative und bringt ein neues Thema ein.
4. *Verschieben:* Der Arzt deutet die Patientenfrage um und verschiebt seine Reaktion auf nebensächliche Aspekte.

5. *Unsicherheit:* Der Arzt kann mangels eigener Information die Frage gegenwärtig noch nicht beantworten.
6. *Symmetrie:* Der Arzt zeigt in seiner Äußerung das Bemühen, die Frage des Patienten so gut er kann zu beantworten.

Es liegt auf der Hand, daß die ersten 4 Antwortreaktionen zwangsläufig eine asymmetrische Gesprächsführung zur Folge haben.

BLIESENER hat 12 *Strategien der Abweisung von Patienteninitiativen* beschrieben: Abriegeln, Überfahren, Hinhalten, Leerlaufen lassen, Abwinken, Stillegen, Problematisieren, Abbiegen, Verlagern, Filibustern, Abgleiten, Sich-Rausreden. BLIESENER und SIEGRIST (1981) haben systematisch erfaßt, welche Methoden Ärzte und Pflegepersonal einsetzen, um zu verhindern, daß der Patient das Gespräch nach seinen eigenen Wünschen und Vorstellungen bestimmt („inhibitory routins"):

- Das Personal vermittelt den Eindruck, sehr beschäftigt zu sein.
- Das Personal redet den Patienten nicht an.
- Mitglieder des Personals unterhalten sich untereinander in einer Weise, die für den Patienten unverständlich ist, und wenden sich nur für erklärende Fragen, Berichtigungen, Vervollständigungen usw. an den Patienten.
- Mitglieder des Personals sprechen leise, schneiden sich gegenseitig das Wort ab, benutzen Anspielungen, Abkürzungen und Fachtermini oder handeln das Thema schnell ab.
- Das Thema, das besprochen wird, ist weit von dem entfernt, was der Patient einbringen möchte.
- Mitglieder des Personals beteiligen den Patienten zwar am Gespräch, binden aber seine Aufmerksamkeit dadurch, daß sie ihm eine Batterie von Fragen stellen und gleichzeitig Untersuchungen (Auskultieren, Puls messen) an ihm vornehmen.

Krankheitsbezogene Informationen muß der Patient häufig indirekt dem Gespräch des Teams entnehmen; damit sind Mißverständnissen Tür und Tor weit geöffnet. Paradoxerweise ist der Patient daher um so mehr auf derartige indirekte Informationen angewiesen, je schwerer krank er ist. Nach einer Untersuchung von FEHLENBERG und Mitarbeitern antworten Ärzte auf krankheitsbezogene Patientenfragen bei Leichtkranken in 36%, bei Schwerkranken jedoch in bis zu 92% ausweichend.

Lösungsansätze

Die Analyse der Kommunikationsstörungen im Visitengespräch macht gleichzeitig die *Lösungsansätze* deutlich: Das Visitengespräch sollte *patientenzentriert* verlaufen (WESTPHALE u. KÖHLE, 1982, FEHLENBERG, SIMONS u. KÖHLE). Damit rückt der Patient aus der Rolle des mehr oder minder störenden Statisten in den Mittelpunkt des Visitengesprächs. Er erhält nicht nur die gewünschten Informationen, sondern seine Kommunikationsinteressen werden aktiv berücksichtigt.

Das Visitengespräch soll als *Zweipersonengespräch* gestaltet werden. Denn das konflikt- und personenzentrierte Vorgehen bedeutet immer auch einen Schritt aus einer „Einpersonen-" in eine „Zweipersonen-Medizin" (BALINT). Das Visitengespräch soll *gleichermaßen* die *Patientenbedürfnisse* wie die *Teambedürfnisse* berücksichtigen. Neben Berücksichtigung der krankheitsbezogenen Informationswünsche des Patienten im engeren Sinne zählt dazu auch das Eingehen auf *Kommunikationsbedürfnisse* des Patienten, die mit dem emotionalen Erleben der Krankheits- und Krankenhaussituation in Zusammenhang stehen. Es sollte ausreichend *Zeit* zur Verfügung stehen, damit sich ein wirkliches Gespräch wenigstens ansatzweise entfalten kann.

Das Gespräch sollte *symmetrisch* ablaufen. Dies bedeutet, daß die *Gesprächsbeteiligung* von Arzt und Patient quantitativ und qualitativ nicht unterschiedlich sein sollte. Der Arzt sollte weniger als bisher Patientenfragen ausweichen, insbesondere bei schwerkranken und belastenden Patienten. Symmetrie bedeutet auch, daß der Arzt angemessen auf den zentralen Aspekt einer Frage eingeht. Der *Patient* soll dazu angeregt werden, *selbst mehr Fragen zu stellen*. Durch aktives Hören sollte herausgefunden werden, ob bestimmte Bemerkungen des Patienten *ungestellte Fragen* enthalten.

Die Information des Patienten sollte hinsichtlich Umfang und Qualität verbessert werden. Dabei ist ein erhöhter Anteil „reaktiver Information" anzustreben: Das heißt, es sollten mehr Informationen gegeben werden, die durch Fragen oder thematische Initiativen des Patienten zustande kommen. „Implizite Informationen", die der Patient lediglich aus den vom Personal über ihn geführten Gesprächen entnimmt, sollten weitgehend vermieden werden.

Abweisungsstrategien, insbesondere Überfahren, Hinhalten, Abbiegen, Verlagern und Sich-Herausreden, müssen vermieden werden.

Ein Vorschlag, Kommunikationsprobleme während der ärztlichen Visite zu vermeiden, die aus den unterschiedlichen Bedürfnissen von Patient und Team resultieren, stammt von FEHLENBERG und Mitarbeitern. Sie schlagen eine *funktionale Entflechtung* des Visitengesprächs vor. Ein Teil der Visite soll patientenzentriert gestaltet werden und *am Bett* des Patienten stattfinden. Der *organisations- und teamorientierte Teil* der Visite findet *außerhalb des Krankenzimmers* statt. Er kann durch tägliche Besprechungen oder Stationsvi-

---

Leitlinien für das Visitengespräch

1. Die Visite muß *patientenzentriert* ausgerichtet sein.
2. Das Visitengespräch ist ein *Zweipersonengespräch*.
3. Das Visitengespräch muß die *Patienten-* und *Teambedürfnisse* gleichermaßen berücksichtigen.
4. Dem *Kommunikationsbedürfnis* des Patienten muß besonders Rechnung getragen werden.
5. Das Visitengespräch soll *symmetrisch* gestaltet werden.
6. Der *Patient* muß zum *Fragen angeregt* werden.
7. *Implizite Informationen* sind zu *vermeiden*.
8. *Keine Abweisungsstrategien* (Hinhalten, Überfahren, Abwinken, etc.).
9. *Entflechtung* von *patientenzentriertem* und *organisations-* und *teamorientiertem Teil* der Visite.

---

siten der Ärzte ergänzt werden. Die Visite am Krankenbett soll durch den zuständigen Stationsarzt durchgeführt werden, der sich ans Bett des Kranken setzen soll, während die übrigen Visitenteilnehmer eine angemessene Distanz einhalten und das Gespräch verfolgen, jedoch meist nicht darin einbezogen werden. Werden diese Leitlinien berücksichtigt, besteht berechtigte Hoffnung, daß die Visite nicht zum „verhinderten Dialog", sondern zur „Chance zum Gespräch" wird.

Das Gespräch vor und während belastender Maßnahmen

Ziel des vorbereitenden ärztlichen Gesprächs bei belastenden diagnostischen und therapeutischen Maßnahmen ist ein möglichst *streßarmer* und *komplikationsloser* Verlauf. Hinzu kommt ein *präventiver Aspekt*, wenn damit zu rechnen ist, daß eine Untersuchungs- oder Behandlungsmethode, die mit stärkeren Belästigungen verbunden ist, wiederholt werden muß. In diesem Fall soll das Gespräch Ablehnung und Abwehrhaltung verhindern.

Die Reaktionen des Patienten während einer belastenden medizinischen Maßnahme wirken sich fast unweigerlich auf den Untersucher aus: Angst-, Abwehr- und Schmerzreaktionen erzeugen eine Atmosphäre der Spannung und Gereiztheit, die dem Untersucher ein souveränes und zügiges Vorgehen erschwert. Insofern bestehen hier Rückkopplungsphänomene im negativen und positiven Sinne.

Der beste Weg, sich in die Erlebniswelt eines Patienten während einer bestimmten Untersuchung oder Behandlung einzufühlen, ist, sich einer solchen Maßnahme selbst einmal zu unterziehen. Es liegt in der Natur der Sache, daß dieser Weg nicht häufig beschritten werden kann. Grundvoraussetzung einer wirksamen Vorbereitung des Patienten ist die Bereitschaft, sich im Sinne der Empathie mit den Auswirkungen der Maßnahme aus der Sicht des Patienten zu beschäftigen. Es muß immer bedacht werden, daß eine erhebliche Diskrepanz zwischen der subjektiven, vom Patienten *erlebten* Gefährdung und Belastung und der objektiv gegebenen bestehen kann. Während beispielsweise aus der Sicht des Nuklearmediziners die Durchführung eines Knochenszintigramms als harmlose Untersuchungsmethode gilt, kann das längere Liegen auf harter Unterlage unter der Gammakamera für einen Patienten mit Knochenmetastasen hochgradig belästigend sein.

F. ANSCHÜTZ hat bei 679 Patienten eine schematische Befragung zur *Quantifizierung des Schmerzerlebnisses* bei invasiven diagnostischen Maßnahmen (einfache Venenpunktion, Koloskopie, Koronarangiographie usw.) durchgeführt. Die Befragungen erfolgten unmittelbar nach dem jeweiligen Eingriff und wurden 24 Stunden später — meist mit dem gleichen Ergebnis — wiederholt. Das subjektive Schmerzempfinden wurde in 10 Intensitätsgrade eingeteilt. Zum Beispiel: Grad 1: Schmerz gerade fühlbar, äußere Ablenkung möglich. Grad 5: mäßiger bis mittelschwerer Schmerz, der zu unwillkürlichen Unterbrechungen geistiger und körperlicher Arbeit führt, ausgeprägtes Unbehagen sowie Abwehr- und Ausweichreaktionen hervorruft. Grad 10: schwerster Schmerz mit Todesangst und Vernichtungsgefühl.

Die Untersuchung ergab, daß das Schmerzerlebnis innerhalb der einzelnen Methoden erheblich schwankt und von Arzt und Patient *unterschiedlich* eingestuft wird. Die geringsten Schmerzen wurden von den Patienten bei unkomplizierten Venenpunktionen, Nierenpunktionen sowie einfachen Gastroskopien angegeben, die höchsten bei Koloskopien, Rektoskopien und Sternalpunktionen.

Es kann *nicht* davon ausgegangen werden, daß bei Vorbereitungsgesprächen die einfache Formel: „Viel Information = gute Vorbereitung" generell stimmt. Ausführliche Information und intensive Vorbereitung müssen nicht grundsätzlich günstigere Effekte erbringen. Erst die Mitbewertung von Auseinandersetzungsstrategien, eine Reihe von Persönlichkeitsvariablen sowie frühere Erfahrungen des Patienten mit ärztlichen Maßnahmen ermöglichen ein optimales Vorgehen (L. R. SCHMIDT).

„Erfahrenheit" des Patienten scheint sich auf den Untersuchungsablauf günstig auszuwirken. So konnte SALM (1982) bei 80 Patienten, die herzkatheterisiert wurden, feststellen, daß Störungen bei Patienten, die erstmals untersucht wurden und „unerfahren" waren, in 12 von 59 Fällen während der Untersuchung auftraten, bei Patienten mit Vorerfahrung hingegen nur in einem von 21 Fällen. SALM beschreibt bei Patienten, die vor einer belastenden Untersuchungs- oder Behandlungsmaßnahme stehen, *2 typische Grundhaltungen* mit polarem Charakter: „aktive Skepsis" gegenüber „blindem Vertrauen" und „offene Panik" gegenüber „bewußter Gelassenheit".

Der 1. Typ setzt sich mit der geplanten Untersuchung oder Behandlung kognitiv-intellektuell auseinander, entweder indem er eine bewußt kritische Haltung einnimmt oder die Maßnahme im Sinne der Vermeidung verarbeitet. Das Verhalten des 2. Typs ist überwiegend durch emotionale Reaktionen gekennzeichnet. Bei der Vorbereitung sollte daher je nach „Patiententyp" differenziert vorgegangen werden. Dazu führt SALM (1982) aus:

„So erscheint es offensichtlich, daß Patienten mit ‚offener Panik‘ vor der Untersuchung diejenigen sind, die eine besondere Betreuung benötigen; denn sie sind es auch, die den Eingriff am stärksten als belastend erleben und die auch am meisten gefährdet sind, was das Auftreten von Störungen bei der Untersuchung angeht. Bei diesen Patienten spielt die Angst vor dem Ergebnis eine besondere Rolle. Möglicherweise bezieht sich ihre Panik vor allem auf eine spätere Operation. Dies muß bei der Vorbereitung dieser Patienten berücksichtigt werden. Im Gegensatz zu den Patienten mit offener Panik sind die ‚bewußt gelassenen‘ Patienten diejenigen, die am wenigsten Schwierigkeiten machen. Sie wirken kooperativ und fallen niemandem mit negativen Gefühlsäußerungen oder besonderem Wissensdurst und Mißtrauen (wie die ‚aktiven Skeptiker‘) zur Last. Es sind die ‚idealen‘ Patienten, die die an sie gestellten Erwartungen am besten erfüllen. Hier mag die Gefahr bestehen, daß diese Patienten sich unter schweren Belastungen mit ihrer Überanpassung überfordern und überfordert werden. Für Patienten mit ‚aktiver Skepsis‘ scheinen Informationen besonders wichtig zu sein, weil sie die Sicherheit brauchen, ihre Situation intellektuell ‚im Griff zu haben‘. Sie können sich mit massiv bedrohenden Vorstellungen auseinandersetzen, ohne dabei in Panik zu geraten. Man braucht bei ihnen nicht die Befürchtung zu haben, daß sie bedrohliche Informationen nicht vertragen, sondern sollte ihrem Bedürfnis entgegenkommen, alles genau wissen zu wollen. Mit ihrem Mißtrauen können sie den Arzt kränken und dadurch zu unangenehmen Patienten werden (während Patienten mit ‚blindem Vertrauen‘ ihn eher bestätigen). Es ist hier hilfreich zu verstehen, daß auch das Mißtrauen einen Stellenwert in der Angstbewältigung dieser Patienten hat und nicht den Arzt in seiner persönlichen Kompetenz betrifft."

Konkret gelten folgende *Leitlinien* für das Gespräch vor und während belastender Eingriffe und Maßnahmen:

- Es muß versucht werden, dem Patienten das *Ziel der Maßnahme* klarzumachen. Damit ist ein deutlicher Motivationseffekt verbunden, der eine günstige Ausgangslage schafft.

- Der *Vorgang* der Maßnahme soll zunächst in *groben Zügen* erklärt werden, soweit er für den *Patienten* relevant ist. Hier muß differentiell vorgegangen werden, weil große Unterschiede im individuellen Informationswunsch und Informationsstand bestehen können. Während für den Patienten mit „aktiver Skepsis" die Information gar nicht umfassend genug sein kann, wird der Patient mit „blindem Vertrauen" mit relativ wenig Information auskommen. Der Spielraum wird allerdings durch die von der Rechtsprechung vorgegebene Pflicht zur *Aufklärung* deutlich eingeengt.

- Die *voraussichtliche Dauer* der Maßnahme soll genannt werden. Dies erleichtert es dem Patienten, sich innerlich auf die Untersuchung einzustellen. Denn eine wenig belästigende Maßnahme, die in der Vorstellung des Patienten nur einige Minuten in Anspruch nimmt, in Wirklichkeit aber eine Dreiviertelstunde dauert, kann einen höheren Belästigungscharakter gewinnen als eine subjektiv stark belastende Maßnahme, die sich über längere Zeit hinzieht, von der der Patient jedoch vorher weiß, wie lange sie dauern wird.

- Dem Patienten soll gesagt werden, welche *Begleiterscheinungen* nach menschlichem Ermessen eintreten und welche *nicht* eintreten werden, daß also beispielsweise die Probeexzision aus der Magenschleimhaut schmerzlos ist oder eine sachgerecht durchgeführte Bronchoskopie nicht mit einem Erstickungsgefühl einhergeht, andererseits aber, daß die Prämedikation zu Müdigkeit führen kann und die Instillation des Lokalanästhetikums in den Tracheobronchialbaum zu Hustenreiz. Dadurch lassen sich Ängste durch unbegründete Erwartungshaltungen ebenso vermeiden wie Abwehrreaktionen durch ungenügende Vorbereitung.

- Es ist sehr wichtig, dem Patienten das Gefühl zu geben, daß er *in den Untersuchungsgang eingreifen kann*. Mit dem Patienten kann z. B. ein *Handzeichen* ausgemacht werden, durch das er während einer Untersuchung, die ihm das Sprechen erschwert (z. B. Bronchoskopie), Luftnot, Schmerzen oder den Wunsch nach einer Untersuchungspause signalisieren kann. Durch eine gezielte vorbereitende Information können Schmerzwahrnehmung und -verarbeitung positiv beeinflußt werden. Dabei kommt der *Vorwarnung* besonderes Gewicht zu. Die Vorwarnung sollte Zeitpunkt, Ausmaß, Qualität und Dauer des Schmerzes möglichst genau charakterisieren. Natürlich ist auch eine „*Entwarnung*" erforderlich. Die Vorwarnung, verbunden mit einer tatsächlichen oder vermeintlichen Kontrollierbarkeit des Untersuchungsvorgangs, kann dessen Durchführung erheblich erleichtern. Vielen Menschen hilft einfach das Gefühl, eine Maßnahme von sich

Das ärztliche Gespräch vor und während belastender Maßnahmen

1) *Vorbereitungsphase*
   1. *Ziel* erklären (Motivation!)
   2. *Maßnahme* in groben Zügen *darstellen*
   3. *Informationsumfang* individuell bemessen („Skepsis?" „Blindes Vertrauen?")
   4. *Dauer* der Maßnahme nennen
   5. *spezifische Ängste* eruieren und abbauen
   6. *Aufklärung* im juristisch erforderlichen Umfang
   7. *exakten Termin* nennen; möglichst *keine Terminverschiebung*
   8. *Kontakt* mit „erfahrenem" Patienten vermitteln

2) *Durchführung*
   1. *Gefühl* der *Kontrollierbarkeit* vermitteln
   2. *Möglichkeit* des *Eingreifens* besprechen (Handzeichen usw.)
   3. bei schmerzhaften Manipulationen: *Vorwarnung* und *Entwarnung* geben
   4. sparsamer, aber kontinuierlicher *verbaler Kontakt*; nonverbale Kontakte
   5. Patienten nicht „*vergessen*"
   6. *Gespräch innerhalb des Teams* auf das notwendige *Minimum* beschränken
   7. keine verunsichernden Äußerungen
   8. *Angstauslöser* minimalisieren
   9. Maßnahme *nicht unnötig verlängern* oder *unterbrechen*
   10. bei *Abwehr-* und *Panikreaktionen*: ruhiges, einfühlsames Vorgehen

aus zu wollen, auch wenn sie schmerzhaft oder belästigend ist, und eingreifen zu können, wenn die Belästigung unerträglich erscheint.

- *Spezifische individuelle Ängste* sollten eruiert und gezielt abgebaut werden. Nicht selten haben Patienten irrationale, häufig durch ein Mißverständnis zustande gekommene Befürchtungen, die besonders stark ängstigend wirken. Solche Ängste („Kann dabei nicht die Lunge einreißen?", „Was passiert, wenn Luft an das Herz kommt?") sollten offen angesprochen und durch einfühlende rationale Argumente entkräftet werden.

- Der *Termin* einer geplanten Maßnahme sollte dem Patienten *rechtzeitig mitgeteilt* und wenn irgend möglich *exakt eingehalten* werden. Wartenlassen oder Verschiebungen ohne Grund sind unnötige zusätzliche Belastungen.

- Die Faszination der Technik oder aber die Schwierigkeit des Untersuchungsverfahrens kann leicht dazu verführen, daß der Patient „vergessen" wird und sich dadurch noch stärker isoliert und ausgeliefert fühlt. Deshalb sollten *kontinuierlich verbale Kontakte* aufrechterhalten werden, die durchaus kurz gehalten sein können: die Frage nach dem augenblicklichen Befinden, ein kleiner (angebrachter!) Scherz, der Hinweis, daß die momentane Belästigung rasch abklingen wird oder die Untersuchung ihrem Ende zugeht. Bei manchen Patienten sind *nonverbale Kontakte* (Berührung, Halten) ebenso wichtig und wirksam.

- Die *Untersucher* und ihre *Helfer* sollten während der Maßnahme so *wenig wie möglich miteinander sprechen*. Der ständige Austausch medizinischer Informationen ist eine besonders ergiebige Quelle von Mißverständnissen für den Patienten. Daß der Small talk über den nächsten Urlaub, die Schikanen der Krankenhausverwaltung oder das neueste Automodell während einer Maßnahme, die mit starken Belästigungen eines Patienten einhergeht, ein absolutes Tabu darstellt, dürfte selbstverständlich sein.

- *Redewendungen*, von denen eine *verunsichernde Wirkung* ausgehen kann, müssen *vermieden* werden (z. B. „Wenn wir Glück haben, klappt es beim ersten Mal...", „Dieses Problem haben wir jedesmal beim Einführen des Katheters.").

- Schließlich kann es hilfreich sein, den Patienten mit einem anderen *„erfahrenen Kranken"* in *Kontakt* zu bringen, falls dieser fähig ist, die Untersuchungsmethode sachlich und beruhigend darzustellen.

Das präoperative Gespräch

Das präoperative Gespräch mit dem Anästhesisten oder Chirurgen verfolgt 2 Aspekte:
1. die *Aufklärung* über den geplanten Eingriff und eine rechtskräftige *Einwilligung* des Patienten,
2. die *psychologische Stabilisierung*.

Erstaunlicherweise hat die empirische und systematische Erforschung der Psychologie der prä-, peri- und postoperativen Phase zwar zu einer Reihe interessanter Ergebnisse, insgesamt gesehen aber nur zu wenig allgemeinverbindlichen Richtlinien geführt. Die ersten Pionierarbeiten auf diesem Sektor gehen auf den amerikanischen Psychologen JANIS (1958) zurück.

Den Patienten, der vor einer Narkose oder Operation steht, bewegen die unterschiedlichsten *Ängste*. Neben Angstreaktionen, die

---

Spezifische Quellen präoperativer Angst (nach SPINTGE und DROH 1981)

Anästhesie
- Todesängste
- Narkose als Bewußtseinsverlust und Pseudotod
- Gefühl des totalen Ausgeliefertseins
- Warten vor der Operation
- Verschiebung der Operation
- Wirksamkeit und Komplikationen (z. B. Angst vor dem Aufwachen aus der Narkose während der Operation)
- unbekannte Geräte und Maschinen
- Masken, Spritzen, Infusionen
- Sprechen während der Narkose und u. U. Ausplaudern persönlicher Geheimnisse
- frühere unangenehme Erfahrungen (z. B. mit Äthernarkose)
- Erzählungen Dritter
- Presseberichte über Zwischenfälle

chirurgischer Eingriff
- vermutliche Folgen des Eingriffs
- vorübergehende oder überdauernde Verletzung und Verstümmelung des Körpers
- schwerwiegende Befunde während des Eingriffs (z. B. Krebs) und dadurch Abänderung der Operationsindikation
- postoperative Schmerzen
- Nachbehandlung (z. B. Verbandswechsel, Fädenziehen, Spritzen, Infusionen, Drainagen, Blasenkatheter)
- frühere unangenehme Erfahrungen
- Erzählungen Dritter
- Presseberichte über Kunstfehler

durch die Krankheit selbst und den Krankenhausaufenthalt ausgelöst werden, gibt es eine Reihe *spezifischer Quellen der präoperativen Angst* (Tab.).
Bereits die Untersuchungen von JANIS haben gezeigt, daß der *Informationsgrad* des Patienten nicht ohne Einfluß auf den postoperativen Verlauf ist. Nach diesen Befunden scheint es so zu sein, daß eine *mittelgradige präoperative Furcht* zur besten postoperativen Anpassung führt. Diese „präoperative Furcht" ist im weiteren Sinne als eine notwendige Auseinandersetzungsbereitschaft mit der bevorstehenden Operation aufzufassen. Danach scheint es *nicht* sinnvoll zu sein, dem Patienten vor einem operativen Eingriff *jede* Angst nehmen zu wollen. Neuere Ergebnisse (MATHEWS und RIDGEWAY, 1981) haben ergeben, daß hochgradige präoperative Angst postoperativ zu mehr Schwierigkeiten und Komplikationen führt. Auch sehr geringe Befürchtungen des Patienten vor dem Eingriff können den postoperativen Verlauf ähnlich ungünstig beeinflussen.
Die psychologischen *Auseinandersetzungsstrategien* mit einer bevorstehenden Operation werden in 2 große Kategorien eingeteilt: einerseits die *Vigilanz*, die zu einer überstarken Auseinandersetzung mit der Operation führt, andererseits die *Vermeidung*. COHEN und LAZARUS (1973) kommen in ihren Untersuchungen zu dem Ergebnis, daß vigilante Patienten postoperativ größere Schwierigkeiten aufweisen als sogenannte Vermeider. Nach heutigen Vorstellungen scheinen die Beschränkung auf eine relativ geringe präoperative Informationsmenge und die Strategie der Vermeidung bei leichten und mittelschweren Operationen die besten Erfolgsaussichten zu versprechen.
Das *richtige Ausmaß der Information* abzuschätzen, ist nicht einfach. Einerseits hat die Erfahrung gezeigt, daß die Prämedikationsvisite des Anästhesisten und die Gespräche von Chirurgen mit dem Patienten häufig hinter den Erwartungen des Kranken zurückbleiben. Dadurch kann unnötigerweise Angst induziert werden. Nicht selten versuchen die Patienten dann, von Pflegekräften oder Mitpatienten mehr Informationen über den bevorstehenden Eingriff zu bekommen. Auf der anderen Seite beinhaltet die heutige *Aufklärungspflicht* die Gefahr einer übermäßigen Information, die ihrerseits vermeidbare Ängste auslöst (s. Kapitel „Das Aufklärungsgespräch").
Das präoperative Gespräch, das sich allein auf Informationsvermittlung und die Berücksichtigung juristischer Aspekte beschränkt, ist ein Torso. Die überwiegende Zahl der Patienten

wünscht mehr Aufklärung. Diese kann jedoch nicht losgelöst von dem Phänomen *Angst* stattfinden. Das zentrale Thema ist das „Unbekannte". Die Operation selbst kann als objektiver „Stressor" qualitativ und quantitativ relativ gut erfaßt werden. Die präoperative Angst hingegen hängt in hohem Maße von der *subjektiven Bewertung* dieses Stressors ab. Allgemeingültige Konzepte eines präoperativen Gesprächs sind daher nur schwer zu erstellen. Vieles spricht dafür, daß das erfolgreiche präoperative Gespräch am ehesten gelingt, wenn sowohl die *individuellen psychosozialen Gegebenheiten* des Patienten als auch sein *persönliches Informationsbedürfnis* hinreichend berücksichtigt werden.

Von WEISSAUER (s. Lit. Ch. KATZ und S. MANN) stammt das Konzept der „*Stufenaufklärung*". Die Stufenaufklärung umfaßt 2 Aufklärungsphasen: In der 1. Phase werden dem Patienten anhand kurzgefaßter, allgemeinverständlicher *Merkblätter* die wichtigsten Informationen über den geplanten Eingriff und dessen Risiken gegeben. In der 2. Phase erhält der Patient auf der Basis dieses Merkblattes Gelegenheit zu einer *individuellen Aufklärung*. Nach neueren Untersuchungen (Ch. KATZ, S. MANN) hat diese Form des präoperativen Gesprächs positive Auswirkungen auf das Angstniveau und den Wissensstand. Die Mehrzahl der Patienten (90%) zieht die Stufenaufklärung der alleinigen mündlichen Aufklärung vor (KATZ und MANN).

Gesprächstechnisch ist in der präoperativen Situation eine *besondere Gefahr* zu berücksichtigen. Der Patient verfügt in der Regel nur über sehr vage, häufig auch abstruse anatomische Vorstellungen. Detaillierte Schilderungen des operativen Vorgehens an den einzelnen Organen sind daher geradezu prädestiniert, Mißverständnisse, Fehlvorstellungen und erhebliche Ängste auszulösen. Es empfiehlt sich deshalb, soweit nicht die Aufklärungspflicht juristisch eine detaillierte Schilderung notwendig macht, die geplante Operation möglichst in großen Zügen zu beschreiben und weitere Informationen von dem eruierbaren Informationswunsch des Patienten abhängig zu machen.

Die meisten psychologischen Untersuchungen beziehen sich auf Operationen in *Allgemeinanästhesie*. Die zunehmend an Bedeutung gewinnende *Regionalanästhesie* stellt eine psychologisch völlig andere Situation dar, weil die operative Maßnahme bei Bewußtsein durchgeführt wird. Die Operation wird einerseits aktiv miterlebt, andererseits ist dadurch eine psychologische Intervention auch während des Eingriffs möglich. Hierfür haben sich noch keine festen Regeln herausgebildet.

Alle möchten lange leben, aber keiner möchte alt sein.
Benjamin FRANKLIN

Ich bin alt . . ., das ist ein unheilbares Leiden.
CORNEILLE

Gespräche mit dem alten Menschen

Die Situation

In der Bundesrepublik Deutschland leben derzeit (1987) 10 Millionen Menschen über 65 Jahre. 20% der Gesamtbevölkerung sind älter als 60 Jahre. Alte Menschen bilden einen hohen Anteil der Patienten in Praxen und Kliniken. Auf internen Krankenhausabteilungen sind rund 40% der Patienten älter als 70 Jahre. Nach Modellrechnungen (Statistisches Bundesamt) wird der Anteil alter Menschen an der Gesamtbevölkerung schon in absehbarer Zeit beträchtlich anwachsen: Bis zum Jahr 2030 ist ein Anstieg der über 60 Jahre alten Personen in der Gesamtbevölkerung von 20 auf 36% zu erwarten. Während heute 35 Millionen Erwerbstätigen 12 Millionen Rentner gegenüberstehen, wird sich die Zahl der Erwerbstätigen und Rentner im Jahre 2030 fast die Waage halten.

Mit dem Wandel der Altersstruktur der Bevölkerung vollzieht sich — in enger Verknüpfung mit den Fortschritten der Medizin — auch ein gewaltiger Panoramawandel der Krankheitsbilder: „Der Triumph einer Medizingeneration besiegt nie den Tod, sondern schafft nur Arbeit für die nächste. Die Medizin hat nicht in der Hand, ob man stirbt, sondern nur, woran man stirbt. Die Tbc-Kranken von gestern sind die Dialysepatienten von heute und werden die multimorbiden geriatrischen Fälle von morgen sein" (Walter KRÄMER).

Die durchschnittliche Lebenserwartung hat sich in den letzten 110 Jahren in Deutschland verdoppelt. Die Frage ist berechtigt, inwieweit es sich hier wirklich um „gewonnene Jahre" handelt. „Länger leben und sich schlechter dabei fühlen?" überschreibt Elizabeth WHELAN, Direktorin des American Council of Science and Health, 1984 einen Kommentar gegen den „Pessimismus in einer Ära astronomischer Erfolge" der Medizin. Viele kritisch Denkende sehen in dieser Überschrift eine der Gewissensfragen an die heutige Medizin, die es einer immer größeren Zahl von Menschen erlaubt, ein hohes Alter zu erreichen, allerdings um den Preis der Multimorbidität. Die moderne Medizin bedient sich zu einem nicht unerheblichen Maß sogenannter „Halfway-technologies": „Sie rettet uns zwar das Leben, aber macht uns nicht gesund." Gerade die hohe technische Potenz der modernen Medizin macht die Erfüllung des Postulats, nicht Jahre dem Leben hinzuzufügen, sondern den Jahren Leben zu geben, besonders schwierig.

Es läßt aufhorchen, daß moderne Gerontopsychologen heute die Forderung stellen, „Tiere für die einsamen Menschen in den Altenheimen" zuzulassen, damit „bald weniger Depressionen" auftreten (Erhard OLBRICH). Danach sollen alte Menschen ihre Haustiere mit ins Heim nehmen dürfen und in Außengehegen Schafe oder Esel gezüchtet werden. Was betroffen macht, ist die Begründung für diese Empfehlung. OLBRICH führt aus, daß jüngere Menschen in der Konfrontation mit Krankheit, Schmerz und Tod der älteren Menschen mit negativen Emotionen reagiern. Davon seien auch die Angehörigen psychosozialer Berufe betroffen, die in Altersheimen und auf Pflegestationen arbeiten. Immer häufiger zeige sich eine Hilflosigkeit der Helfer gegenüber den Problemen der Alten. Familienmitglieder senden „Signale" an die Kranken und Schwachen, die zu Konflikten im Umgang miteinander führen könnten. Dies sei bei Hunden und anderen Tieren, so die These von OLBRICH, nicht der Fall. Sie vermittelten sozusagen das Gefühl, den Altgewordenen ohne Wenn und Aber anzuerkennen. So wird der Kommunikation mit Tieren gegenüber der Kommunikation mit Menschen der Vorrang gegeben, weil dann „belastende Signale" entfallen.

Praktische Geriatrie macht für den Arzt in und außerhalb der Klinik einen beträchtlichen Teil seiner Arbeit aus. In der Regel ist er für diese Aufgabe nicht ausgebildet worden, also Autodidakt mit allen Konsequenzen. Genausowenig, wie sich die Pädiatrie praktizieren läßt, wenn man Kinder nur als kleine Erwachsene betrachtet, genausowenig lassen sich geriatrische Probleme lösen, wenn man diese Patientengruppe unter der vereinfachten Formel, daß es sich nur um ältere Erwachsene handelt, betreut.

Der erfolgreiche Umgang mit alten Menschen ist an die Beantwortung folgender Fragen geknüpft:
- Was sind die *psychophysischen* Besonderheiten des Alters?
- Was bedeuten *Krankheit* und absehbarer *Tod* im Alter?
- Was *erwartet* der *alte Mensch* von seinem *Arzt?*

Die Welt des alten Menschen

So wie es *das* Kind, *den* Jugendlichen oder *den* Erwachsenen nicht gibt, so gibt es auch nicht *den* alten Menschen bzw. alten Patienten. Diese Erkenntnis ist wichtig, damit nicht eine pauschale Vorstellung von Verhaltens- und Reaktionsweisen alter Menschen als Klischeevorstellung einer individuellen Betreuung im Wege steht. Die Erkenntnis, daß die Reaktion auf das Altwerden und Altsein, die Anpassungsphänomene und die Verarbeitung gänzlich unterschiedlich verlaufen können, ist eine Grundvoraussetzung für den ärztlichen Umgang mit dem alten Menschen.

Weder das Klischee vom einsamen, immer gebrechlicher und hilfsbedürftiger werdenden Menschen stellt eine tragfähige Basis für die Arzt-Patienten-Beziehung im Alter dar noch das ebensowenig überzeugende Bild des „modernen" alten Menschen, der zahlreiche Aktivitäten entwickelt, um die Welt reist, mit seinen gesundheitlichen Einschränkungen umzugehen weiß, von den vielfältigen Möglichkeiten der modernen Medizin profitiert und um ein Jahrzehnt jugendlicher wirkt als Menschen gleichen Alters noch vor 1 oder 2 Generationen.

Im Umgang mit alten Menschen müssen 3 Grundphänomene berücksichtigt werden:

- Die *Gewichtung der Dinge* im Alter wandelt sich.
- *Soziale Kontakte* bekommen einen veränderten Stellenwert.
- *Krankheit* und vor allem *Tod* rücken wirklich und nicht nur gedanklich näher.

Was Gesundheit und Krankheit anbetrifft, so kann die *andere Gewichtung der Dinge* zu polaren Haltungen führen. *Krankheit* kann im Alter *sehr viel mehr*, aber auch *sehr viel weniger* bedeuten als in der Jugend oder in mittleren Lebensjahren. Dies erklärt einerseits Verhaltensweisen, die durch Hypochondrie und nahezu sklavische Befolgung ärztlicher Ratschläge gekennzeichnet sind, andererseits das Phänomen, daß alte Menschen auch von schwerwiegenden Befunden und Diagnosen weitgehend unbeeindruckt bleiben.

Wird Krankheit im Alter als unerträgliche Last oder als permanente Bedrohung erlebt, so wird der Arzt mit einem Angebot an Symptomen überflutet, für die sich in einem diagnostisch hochaktiven Zeitalter rasch ein scheinbar objektives Korrelat und damit eine harte Diagnose finden läßt, die zu zweifelhaften therapeutischen Konsequenzen führt. Dies sind jene alten Menschen, die nur noch in ihrer Krankheit oder für diese leben, alle Fachdisziplinen mit ihren Gebrechen und Beschwerden in Anspruch nehmen und sich dennoch zu keinem Zeitpunkt gesund fühlen. Für den Arzt ist es sehr wichtig, nicht in diese manchmal sehr gut verdeckte Fallgrube der *Pseudomultimorbidität* zu stolpern, da sie zwangsläufig zu einer unbefriedigenden Arzt-Patienten-Beziehung führen muß.

Den besten Schutz bietet das aktive Zuhören, das Sich-Bewußtmachen dieser potentiellen Quelle von Fehlinterpretationen. Der 2. Schritt muß in der Aufdeckung der Ursachen, die diesem Verhalten zugrundeliegen, bestehen. Den 3. Schritt bildet der — behutsame — Versuch, im Gespräch diese Ursachen dem Patienten bewußtzumachen oder zumindest anzusprechen. Dies kann bei der Bewältigung altersspezifischer Ängste vor chronischer Krankheit, Hilflosigkeit, Ausgeliefertsein und Sterben helfen.

Für den alten Menschen, der seine Befunde, Gebrechen und Krankheiten anscheinend nicht mehr ernst nimmt, ist es wichtig, daß sein Arzt diese Haltung zunächst respektiert. RENOIR, der mit 60 Jahren halbseitig gelähmt war, sagte einfach: „Man braucht keine Hand zum Malen". Hinter einer solchen Haltung muß nicht immer Resignation verborgen sein, sondern es kann sich auch um einen Verdrängungsprozeß handeln, der im Idealfall zu neuen Aktivitäten führt. Bekanntlich malte RENOIR bis zu seinem Tode im Alter von 78 Jahren weiter. Farben wurden ihm aus den Tuben auf die Palette gedrückt, Pinsel an das Handgelenk gebunden, und er arbeitete schließlich mit einer Besessenheit, wie er sie vor seiner schweren Krankheit nicht gekannt hatte.

Die Grenzen

Ein wichtiges Grundprinzip des Umgangs mit alten Menschen lautet: *Grenzen erkennen und Grenzen respektieren.* Daß nicht jedes Symptom therapiebedürftig ist, sollte zur Grunderkenntnis jedes Arztes gehören. Das gilt in einem noch viel höheren Maße für die Behandlung alter Menschen. Bei ihnen sollten eingefahrene Lebensgewohnheiten, selbst wenn sie medizinisch nicht unbedenklich erscheinen, möglichst wenig berührt werden. Dies ist keineswegs Ausdruck einer resignativen Denkart, sondern eher ein Diktat der Vernunft und das Resultat des Abwägens von Nutzen und Schaden einer Therapieempfehlung.

Viele Lebensgenüsse besitzen im Alter eine andere Bedeutung als in der Jugend. Dies gilt beispielsweise für das Essen, das für viele Menschen zum wesentlichen Lebensinhalt werden kann. Die Formel „Essen ist die Sexualität des Alters" trifft auf ironisierende Weise den Kern dieses Phänomens. Allzu rigorose diätetische Beschränkungen können daher beim alten Menschen starke Widerstände auslösen und übertriebene Anforderungen an die Compliance zur Belastung der Arzt-Patienten-Beziehung führen.

Die Multimorbidität des alten Menschen stellt in besonders hohem Maße eine Verführung zu Überdiagnostik und Übertherapie dar. Sie wird noch gefördert durch eine quasi monokulare Betrachtung der geklagten Beschwerden und erhobenen Befunde ohne Berücksichtigung des aktuellen sozialen Umfelds und der *Lebensgeschichte* des alten Menschen.

Der Jugendliche oder der Mensch im mittleren Alter hat häufig noch keine abgeschlossene „Lebensgeschichte". Der alte Mensch blickt jedoch meist auf eine in sich weitgehend abgeschlossene Lebensgeschichte zurück. Oft bildet sie den Hauptinhalt bei Gesprächen mit alten Menschen. Die Kenntnis dieser Lebensgeschichte ist für den Arzt von großer Bedeutung, weil sie einen wirkungsvollen Schlüssel zum Verständnis der Denk- und Verhaltensweisen seines Patienten darstellt.

Einsamkeit und sozialer Tod

Einsamkeit und das Gefühl des Verlassenseins bestimmt das Leben vieler alter Menschen. In einer italienischen Untersuchung aus Mailand bezeichneten sich 10% der befragten Männer und 13% der Frauen als „sehr einsam", 20% der Männer und 22% der Frauen als „manchmal einsam". In einer kalifornischen Studie an alten Menschen antworteten 57% der Befragten, die ohne Partner lebten, und 16% der Paare auf die Frage, wie sie sich fühlten, mit „sehr allein".

Krankheit kann dann eine ganz andere Funktion bekommen. Sie schafft „... willkommenen Kontakt mit Ärzten, Krankenschwestern oder Mitpatienten. Diese Kontakte sollen Ersatz für manchen versäumten oder verlorenen Lebensinhalt oder Lebenspartner bieten und stellen damit die betreffenden Pflegepersonen vor oft unlösbar erscheinende Aufgaben" (MEERWEIN).

„Alt" wird heute weniger im biologischen als im soziologischen Sinne begriffen. Alt ist der Mensch, der als aktiver Teilnehmer aus dem Kreislauf von Produktion und Konsum in der modernen Industriegesellschaft ausgeschieden ist. Der Ruhestand wird dann als „sozialer Tod" erlebt und kann wie jede Lebenskrise seelische oder körperliche Krankheitszustände im Gefolge haben. Gerade für den beruflich aktiven Mann ist der Übergang in den Ruhestand häufig eine schwer zu bewältigende Lebensphase. HEMINGWAY schreibt: „Der schlimmste Tod für einen Menschen ist der Verlust dessen, was den Mittelpunkt seines Lebens bildet und ihn zu dem macht, was er wirklich ist. Ruhestand ist das abstoßendste Wort der Sprache. Ob man sich freiwillig dazu entschließt oder ob er einem aufgezwungen wird: In den Ruhestand zu treten und seine Beschäftigungen aufzugeben — diese Beschäftigungen, die uns zu dem machen, was wir sind — ist gleichbedeutend mit dem Abstieg in das Grab."

Simone DE BEAUVOIR zitiert in ihrem Buch über das Alter einen jungen Assistenzarzt, der ein Altenheim betreut, in dem Insassen aus unteren sozialen Schichten untergebracht sind: „Am Anfang fragte ich sie, was sie früher getan hätten; sie seien Fahrkartenknipser bei der Metro gewesen oder Hilfsarbeiter, antworteten sie mir und brachen dabei in Tränen aus: damals arbeiteten sie, waren Männer... ich habe begriffen. Ich stelle keine Fragen mehr."

Die sich auftuende Leere fördert das In-sich-hinein-Horchen, das Sich-Beobachten, das ständige Bewerten und damit auch Überbewerten und Mißdeuten körperlicher und anderer Symptome. Dazu Simone DE BEAUVOIR: „Oft wendet der im Ruhestand lebende Mensch seinem Körper all die Aufmerksamkeit zu, die er vorher auf seine Arbeit konzentriert hat. Er klagt über Schmerzen, um zu verbergen, daß er unter einem Prestigeverlust leidet. Vielen dient die Krankheit als Entschuldigung für die gesellschaftlich niedrigere Stufe, die von nun an ihr Los ist. Krankheit kann auch eine Rechtfertigung ihrer Egozentrik sein — der Körper verlangt jetzt ihre ganze Fürsorge. Aber die Angst, die diesem Verhalten zugrunde liegt, ist absolut real."

Das Erleben von Krankheit im Alter

Es gibt wenige zuverlässige Untersuchungen darüber, wie Krankheit und Gesundheit im Alter wirklich erlebt werden. Daß die Ergebnisse widersprüchlich sind, ist jedoch nicht erstaunlich. Individuelle Lebensgeschichte, Grundeinstellung zu Altern und Alter sowie soziale Prägung sind in hohem Maße variabel.

In einer Zeit und einer Gesellschaft wie der unsrigen, in der auch im Bereich der Medizin alles für machbar deklariert wird, wenn zwar nicht im Augenblick, so doch in naher Zukunft, wo es gegen jede Krankheit ein Medikament, gegen jede Befindensstörung ein Mittel gibt, wo nahezu jedes Organ transplantiert oder durch ein künstliches Organ ersetzt werden kann, wird eine Anspruchshaltung gefördert, die es dem alten Menschen nicht gerade leicht macht, sich damit abzufinden, daß trotz aller Erfolge der Medizin der alte Mensch eben häufig nicht so gut sehen, hören und atmen und nicht so schnell gehen kann wie ein junger.

Das Alter liegt, wie GALEN sagt, „auf dem halben Wege zwischen Krankheit und Gesundheit". Es ist ein „normaler anormaler Zustand". Das Erleben der eigenen Krankheit variiert daher im Alter in weitesten Grenzen. So schreibt LÉAUTAUD: „Und das ist vielleicht das Härteste am Altwerden: das Gefühl, daß man nicht mehr umkehren kann, daß etwas Endgültiges geschieht. Eine Krankheit läßt noch die Möglichkeit offen, daß sie heilbar oder zumindest aufzuhalten ist. Die altersbedingten physischen Evolutionen sind irreparabel, und wir wissen, daß sie von Jahr zu Jahr zunehmen."

Jede Beurteilung des Gesundheitszustandes kann im Alter den Charakter eines „Urteils" haben, weil der alte Mensch ahnt, daß jedes noch so unscheinbare Symptom erstes Zeichen seiner „letzten Krankheit" sein kann. Edmond DE GONCOURT notiert dazu in seinem Journal 1892: „Jahre voller Angst, Tage voller Beklemmungen, da ein kleines Wehweh oder Unwohlsein uns sogleich an den Tod denken läßt."

Und HEMINGWAY, der in seinem Roman „Der alte Mann und das Meer" schreibt: „Ein Mann kann vernichtet, aber nicht geschlagen werden", wird durch seine eigene Lebensgeschichte widerlegt: Als er das Bild, das er ein Leben lang von sich selbst gegeben hatte, und das gekennzeichnet war durch vitalen Überschwang und strotzende Männlichkeit, nicht mehr aufrecht erhalten konnte, tötete er sich mit seinem Jagdgewehr.

Exemplarisch läßt sich dieser pessimistischen Sicht die optimistische Kraft eines Paul CLAUDEL entgegensetzen, der in seinem Tagebuch schreibt: „80 Jahre! Keine Augen mehr, keine Ohren mehr, keine Zähne mehr, keine Beine mehr, kein Atem mehr! Und das Erstaunlichste ist, daß man letztlich auch ohne das alles auskommt!" Und an einer anderen Stelle fährt er fort: „Es stimmt, ich bin etwas taub, etwas blind, etwas impotent, und das alles wird von drei oder vier abscheulichen Gebrechen gekrönt: aber nichts hindert mich zu hoffen."

Leistungsfähigkeit im Alter

Die Klischeevorstellung, alte Menschen seien unproduktiv, findet in einer Industriegesellschaft, die das Bruttosozialprodukt zum goldenen Kalb erklärt, einen besonders fruchtbaren Nährboden. Eine differenzierende Betrachtungsweise wird den Tatsachen am ehesten gerecht. So hat beispielsweise die Nuffield Foundation im Rahmen einer Erhebung an 15 000 älteren Arbeitern, die ihre Tätigkeit über das 65. Lebensjahr hinaus fortgesetzt hatten, untersucht, welche Fähigkeiten und Eigenschaften sich bei älteren Menschen positiv und welche sich negativ verändern. Die Studie ergab, daß folgende Fähigkeiten und Eigenschaften sich *im Alter verbessern*: Regelmäßigkeit des Rhythmus. Methodik, Pünktlichkeit, Konzentration und Wachsamkeit, guter Wille, Disziplin, Vorsicht, Geduld und Präzision. Als *nachlassende Fähigkeiten* und Eigenschaften wurden eingestuft: Sehvermögen und Gehör, Kraft und manuelle Geschicklichkeit, Widerstandsfähigkeit und Wendigkeit, Arbeitstempo, Gedächtnis, Phantasie, Kreativität, Anpassung, Dynamik und Umgänglichkeit.

Auch über das Ausmaß des intellektuellen Abbaus im Alter herrschen teilweise unrichtige Vorstellungen. Nach HOYER weisen nur 7% der 10 Millionen über 65jährigen der Bundesrepublik eine schwere und 10% eine mittlere Demenz auf. Insgesamt gesehen leiden nur 20% der alten Menschen an einer Zerebralinsuffizienz von nennenswerter praktischer Bedeutung. Zu berücksichtigen ist ferner, daß eine Einschränkung intellektueller Fähigkeiten manchmal nur durch andere Erkrankungen (z. B. depressive Verstimmung) vorgetäuscht wird. Oft ist sie das Resultat einer Unterforderung: Untersuchungen an alten Krankenhauspatienten haben gezeigt, daß es bereits nach wenigen Wochen stationärer Behandlung, die nur aus der notwendigen medizinischen Versorgung besteht und bei der soziale Kontakte, Anregungen und Angebote zur Beschäftigung vernachlässigt werden, zu einem meßbaren Absinken des Intelligenzquotienten kommt. Eine häufig unterschätzte Ursache der Zerebralinsuffizienz im Alter ist der *Mißbrauch von Alkohol und Tabletten*, insbesondere von Tranquilizern und Schlafmitteln. Obwohl die über 70jährigen in der Bundesrepublik Deutschland nur 10% der Gesamtbevölkerung ausmachen, erhalten sie 75% aller Psychopharmaka. 25% der alten Menschen, die in einer Familie leben, 50% der Insassen von sogenannten Seniorenheimen und 75% der alten Menschen in Pflegeheimen bekommen regelmäßig Psychopharmaka.

Gespräch und Umgang mit alten Patienten

Das erfolgreiche ärztliche *Gespräch* mit alten Menschen ist an eine Reihe von *Voraussetzungen* und *Erkenntnissen* gebunden:

- Die Erkenntnis, daß es *den* alten Menschen nicht gibt, sondern daß es sich dabei um eine Klischeevorstellung handelt. Es gibt jedoch, was Gesundheit und Krankheit angeht, *typische Verhaltens- und Reaktionsmuster* im Alter. Das Spektrum reicht von der resignativ-passiven Haltung des alten Menschen, der nichts mehr erwartet, bis zu dem Phänomen, daß Krankheit zum einzigen und letzten bestimmenden Lebensinhalt wird.
- Die *Lebensgeschichte* des alten Menschen ist ein wesentlicher Schlüssel zum Verständnis seines Krankheitserlebnisses.
- Im Alter gelten besondere *diagnostische und therapeutische Grenzen*.
- Der *Arzt* ist oft der *einzige und letzte soziale Kontakt* des alten Menschen.

Dem verstärkten Bedürfnis des alten Menschen nach Kontakt stehen nicht selten *alterstypische Barrieren* im Wege: Schwerhörigkeit, Sehbeeinträchtigung, Immobilität, mangelnde Hautsensibilität und Gedächtnisstörungen, die es ihm erschweren, die Namen der Ärzte und Schwestern zu behalten und sich zu orientieren. Die geduldige Berücksichtigung dieser Hemmnisse ist eine wesentliche Voraussetzung für die Herstellung eines funktionsfähigen Kontakts. *Feste Bezugspersonen*, insbesondere im Krankenhausalltag, sind für den alten Menschen von besonderer Bedeutung. Daher ist es besonders wichtig, daß er Gelegenheit bekommt, sich die *Namen* seiner Betreuer zu merken.

Ein besonderes Problem bei der Betreuung alter Menschen können die *Angehörigen* bilden. Das eine Extrem ist die „überprotektive

Tochter" oder der „überbesorgte Sohn", die Ärzten, Schwestern und dem Krankenhaus überkritisch, mißtrauisch und fordernd gegenüberstehen, das andere Extrem stellen die Angehörigen dar, die vor Feiertagen oder zu Beginn der Urlaubszeit regelmäßig die „Noteinweisung" des alten Menschen ins Krankenhaus forcieren. Viele aus diesen Situationen entstehende Probleme lassen sich besser verstehen und angehen, wenn die Lebensgeschichte des Patienten und die *Situation seiner Familie* bekannt sind. Manche Verhaltensweise stellt sich dann unter Umständen aus dem Leidensweg einer Familie in einem anderen Licht dar. Auch sollte es der Arzt möglichst vermeiden, sich in eine Richterrolle den Angehörigen gegenüber drängen zu lassen. Die scheinbar berechtigte Kritik am Verhalten der Angehörigen führt nicht selten dazu, daß Arzt oder Ärztin für den alten Menschen in einer Art Übertragung zum „guten Sohn" oder zur „guten Tochter" gemacht werden. Dieses psychologische Phänomen führt aber nur zu einer vorübergehenden Entlastung, denn indirekt verstärkt es die Spannung zwischen dem Patienten und seinen Angehörigen und verschlechtert damit die Voraussetzung für die weitere Betreuung nach der Entlassung aus dem Krankenhaus.

Es gibt typische *Fallgruben* im Gespräch mit älteren Patienten:

- das Nichterkennen einer *Pseudomultimorbidität* als Ausdruck einer untergründigen Lebensangst.
- Diagnostizieren und Behandeln, obwohl der Patient eigentlich weder Diagnose noch Therapie, sondern *sozialen Kontakt sucht.*
- Verkennen, daß Krankheit im Alter besonders häufig *Maske, Mittel* oder *Signal* ist: Verdecken von Einsamkeit, Überspielen von Prestigeverlusten, Erzwingen von Zuwendung, Suche nach Kontakt.
- Verkennen, was in Wirklichkeit hinter „organisch" steckt: *depressive Verstimmungszustände, Alkohol- und Medikamentenabhängigkeit.*

Im Gespräch und Umgang mit alten Menschen gibt es eine (lange) Reihe *typischer Fehlverhaltenweisen:*

- *Entmündigungsstrategien,* die sich in Herablassung, infantilisierenden Redewendungen und Verwendung des „Pluralis majestatis" ausdrücken („Waren wir heute schon auf dem Töpfchen?"). Dieses Verhalten verstärkt das Gefühl der Hilflosigkeit und Unselbständigkeit und fördert regressive Tendenzen, die an sich

schon relativ oft bei älteren Kranken vorkommen. Die Anrede mit „Opa" und „Oma" ist typisch für diesen Gesprächsstil.
- *Verharmlosung und Bagatellisierung.* Beliebte Satzhülsen, wie „...das ist halb so schlimm", „...es wird schon wieder werden", „...das hat nichts zu sagen", „...das kriegt fast jeder ältere Mensch" usw., sind das Gegenteil einer empathischen Haltung und verhindern in aller Regel eine tragfähige Arzt-Patienten-Beziehung.
- Formulierungen, die dem alten Menschen seine *Gedächtnis- und Merkfähigkeitsprobleme* vor Augen führen („...das haben Sie mir schon ein paarmal erzählt", „...es ist immer wieder das Gleiche, worüber Sie klagen", „...Sie müssen sich doch erinnern, ob Sie diese Tabletten gestern eingenommen haben oder nicht").
- *Pädagogische Zurechtweisungen* („Alte Leute weinen nicht").

Im Gespräch muß ausgelotet werden, welches *Gewicht* medizinische Befunde für den alten Menschen besitzen. Der alte Mensch, der Kranksein als ständige Bedrohung und Mahnung an den Tod erlebt, neigt häufig dazu, mit größter Akribie unbedeutende und minimale Befunde zu registrieren, zu gewichten und zu notieren. Kleinste Schwankungen von Blutdruck, Blutzucker, Augeninnendruck oder Pulsfrequenz erhalten ein überdimensionales Gewicht. Hier muß der Arzt Spürsinn und eine besondere Klugheit in der Formulierung von Befunden an den Tag legen und sich für seine Worte im Gespräch der Goldwaage bedienen.

Unterforderung ist wahrscheinlich eine weit unterschätzte häufige Ursache von Befindensstörungen und Krankheiten im Alter. Gerade der heutige alte Mensch leidet nicht selten unter einem Gefühl der Nutzlosigkeit. Sie resultiert aus dem Paradoxon, daß alte Leute sich heute einer besseren Gesundheit erfreuen als früher, also länger „jung" bleiben, aber früher in den Ruhestand treten. Mit anderen Worten: Sie erleben ihre Untätigkeit stärker als die alten Menschen in früheren Zeiten. Alle Gerontologen sind sich darüber einig, daß es psychologisch und soziologisch unmöglich ist, die letzten 20 Jahre in guter körperlicher Verfassung, aber ohne nützliche Tätigkeit hinter sich zu bringen. Denn das „bloße Überleben" ist schlimmer als der Tod.

Die moderne Gerontopsychologie lehrt, daß beim alten Menschen das Grundgefühl der „erlebten Unveränderlichkeit" maßgeblich ist für depressive Verstimmungen und den Abbau von Kompetenzen,

Grundlagen der Gesprächsführung und Betreuung alter Menschen
1. Leitsatz: *Grenzen erkennen und respektieren!*
2. Alterstypische *Kommunikationsbarrieren* berücksichtigen (Schwerhörigkeit, Sehbeeinträchtigung, Immobilität, Gedächtnisstörungen).
3. Auf *spezifische Fallgruben* achten:
   — Pseudomultimorbidität,
   — larvierte Syndrome (Depression, Alkohol- und Medikamentenabhängigkeit),
   — Krankheit als Maske, Mittel oder Signal.
4. *Lebensgeschichte* berücksichtigen.
5. Kommunikative „*Todsünden*" meiden:
   — Verharmlosung und Bagatellisierung,
   — Entmündigungsstrategien,
   — Belehrungen.
6. *Feste Bezugsperson* in den Therapieplan einbeziehen.
7. „*Milder Streß*" anstatt totaler Versorgung (Anstoß zu aktiver Lebensgestaltung).
8. *Arzt oft wichtigster sozialer Kontakt.*
9. *Mehr Gespräche und weniger Medikamente!*

wobei Kompetenz als Fähigkeit definiert wird, Anforderungen zu bewältigen, die im angemessenen Verhältnis zu den eigenen Ressourcen stehen. Die meistgeübte Praxis der fürsorglich-freundlichen Sorge und der Entlastung durch Verwahrung stärkt aber gerade dieses Gefühl der erlebten Unveränderlichkeit und reduziert in einer Art Teufelskreis Fähigkeiten und Kompetenzen. Wahrscheinlich wirkt eine *Mischung aus Forderungen und Hilfestellungen* durch Ärzte und medizinisches Personal bei der Behandlung alter Menschen dieser ungünstigen Entwicklung am besten entgegen. Ein „*milder Streß*" ist offenbar das adäquate Mittel, um kognitive und physische Kompetenz im Alter zu erhalten.

Ein gewisses Maß an *Selbstverantwortung* bei der Bewältigung des Alltags erhält nicht nur die Lebensfreude, sondern auch das Leben des alten Menschen selbst. Dies wurde eindrucksvoll durch eine amerikanische Studie belegt: In einem Altersheim wurde eine Gruppe der Bewohner ermutigt, ihr Leben selbst zu organisieren, ihre Mahlzeiten und Unternehmungen selbst zu planen und ihre Wohnverhältnisse nach eigenen Vorstellungen zu gestalten. Die

Vergleichsgruppe dagegen wurde freundlich umsorgt, indem ihr das Pflegepersonal alle Aufgaben abnahm. Das Ergebnis der Studie war beeindruckend: Bereits nach $1^1/_2$ Jahren war in der total versorgten Gruppe eine doppelt so hohe Anzahl an Altenheimbewohnern gestorben wie in der Gruppe derer, die ihre Lebensgestaltung selbst in die Hand genommen hatten. Die ärztliche Betreuung alter Menschen sollte demnach darauf abzielen, durch eine *stärkere Selbstbestimmung* des alten Menschen der „erlebten Unveränderlichkeit" mit ihren fatalen Konsequenzen entgegenzuwirken.

Der alte Mensch bedarf nicht (nur) aller Segnungen einer hochtechnisierten Medizin. Hier sind auch andere Qualitäten gefragt. Dazu Horst BEREWSKI, Psychiater in Berlin: „Gerade der alte Mensch benötigt Ermunterung, Stärkung, konstante Zuwendung und die Programmierung von Erfolgserlebnissen. Hier reichen oft bescheidene Mittel aus, wie die regelmäßige, kurze, aber intensive Zuwendung durch Gespräche, Beseitigung bestimmter Schwierigkeiten im psychosozialen Bereich, Hilfen durch die Umgebung, Training des allgemeinen Lebensablaufs, um eine adäquate Stabilisierung und damit oft auch ein Verschwinden der Symptome zu gewährleisten."

Das Gespräch mit dem suizidalen Patienten

Der Umgang mit suizidalen Patienten ist *keine* Domäne der Psychiatrie. Der niedergelassene Arzt erlebt den suizidalen Patienten in der präsuizidalen Phase, der Kliniker in der Regel nach einer aktuellen Suizidhandlung. Eine Schweizer Studie hat ergeben, daß 92% der „Suizidversucher" und 86% der „Suizidvollender" in den letzten 6 Monaten vor dem Ereignis in ärztlicher Behandlung waren, häufig bei mehreren Ärzten, rund die Hälfte regelmäßig. Die meisten Patienten (76% der Suizidversucher bzw. 58% der Suizidvollender) waren vor der Suizidhandlung beim Hausarzt. Häufig kannten sich Arzt und Patient über Jahre, dennoch war mehr als ein Drittel der Ärzte von der Suizidhandlung „überrascht".

In der Bundesrepublik Deutschland werden jährlich rund 250 000 Patienten wegen einer Suizidhandlung in Krankenhäuser eingewiesen. 14 000 Menschen begehen Selbstmord, darunter befinden sich schätzungsweise 3 000 Patienten mit endogener Depression. 16% aller Patienten mit einem überstandenen Suizidversuch begehen im Folgejahr einen erneuten Suizidversuch. Das Rezidivrisiko nach einem Suizidversuch liegt im 1. Jahr am höchsten. Fast 85% aller Suizidanten einer internistischen Intensivstation können innerhalb kurzer Zeit entlassen werden, 15% müssen wegen weiterbestehender akuter Suizidalität oder einer endogenen Psychose in eine psychiatrische Klinik verlegt werden (H. L. WEDLER, M. PHILIPP, H. J. BOCHNIK).

Selbstmörder zählen bei Ärzten und Schwestern zu den „unbeliebtesten Patienten". Dementsprechend ist die psychosoziale Versorgung von Suizidpatienten außerordentlich defizitär. Die negative Einstellung gegenüber dem Suizidpatienten hat viele Gründe. Häufig wird vermutet, daß der Patient „es gar nicht ernst gemeint hat". Eine Chance, ernst genommen zu werden, haben meist nur Patienten, die einen schweren Suizidversuch unternehmen. Diese immer noch hartnäckig vertretene Unterteilung in den demonstrativen Selbstmordversuch auf der einen und den „ernstgemeinten" Versuch auf der anderen Seite vernachlässigt völlig die subjektive Seite des Patienten. Vielen Ärzten fällt es schwer, Suizidversuche als *Hilferufe* an- und ernst zu nehmen, mit denen der Patient signalisiert, daß er mit seinen Mitteln vorübergehend nicht mehr weiterkommt (C. H. REIMER).

Die unbefriedigende Versorgung von Suizidpatienten hat eine Reihe von Ursachen: Der Umgang mit Suizidpatienten wird im Medizinstudium und in der Ausbildung der Pflegeberufe so gut wie nicht gelehrt. Die psychosoziale Versorgung von Suizidpatienten wird häufig delegiert (Psychologe, psychiatrischer Konsiliararzt). Dies führt automatisch zum emotionalen Rückzug vor dem Patienten — mit entsprechenden Konsequenzen für die Kommunikation. Suizidpatienten lösen beim Gegenüber eine Fülle von *Ängsten* aus: Ängste vor Aggressionen, vor Überforderung und Versagen, vor der eigenen Instabilität und dem eigenen Tod. Hinzu kommen Probleme durch die oft mangelhafte Compliance des Suizidpatienten. Manche Patienten weigern sich, über den Selbstmordversuch zu sprechen, und drängen auf sofortige Entlassung. Dies löst bei den Helfern das Gefühl aus, abgelehnt zu werden.

Der Suizidpatient stellt den Arzt im wesentlichen vor 2 Aufgaben:

1. das Erkennen und Beurteilen der *Suizidalität*. Sie sind Voraussetzung einer möglichen *Verhütung* des Selbstmords. Diese besonders schwierige Aufgabe fällt häufig dem am wenigsten geschulten Arzt (Hausarzt, Allgemeinmediziner, niedergelassener Internist) zu.
2. die *Versorgung nach dem Selbstmordversuch* liegt vorrangig in den Händen des Krankenhausarztes.

Erkennen und beurteilen der Suizidalität

Von H. J. BOCHNIK, Professor am Zentrum für Psychiatrie der Universität Frankfurt, stammt der Vorwurf, daß wahrscheinlich 7 000 Selbstmorde in der Bundesrepublik Deutschland jährlich vermieden werden könnten, wenn nicht so viele Fehler in der Erkennung und Behandlung suizidaler Patienten, insbesondere *Depressiver*, begangen würden.

Das Erkennen der Suizidalität und des Suizidrisikos gehört zu den verantwortungsvollsten Aufgaben, die sich dem Arzt stellen können. Es bereitet selbst den suizidologisch Erfahrenen nicht selten große Probleme. Hier kann nicht auf testpsychologische, psychologisch-psychiatrische und psychologisch-soziologische Methoden zur Abschätzung der Suizidalität eingegangen werden, zumal ihre Effizienz durchweg kritisch zu beurteilen ist. Vielmehr soll versucht werden aufzuzeigen, welche Möglichkeiten der psychiatrisch-psychologisch nicht geschulte Arzt in der Praxis hat, um die Suizidalität abschätzen zu können. Der suizidalen Handlung geht,

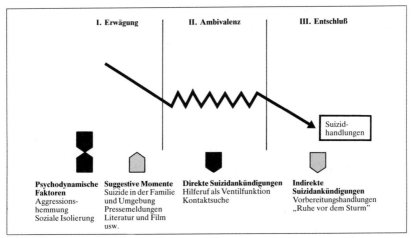

Stadien der suizidalen Entwicklungen (nach W. PÖLDINGER)

abgesehen von Kurzschlußhandlungen, in der Regel eine *präsuizidale Entwicklung* voraus (W. PÖLDINGER). Sie verläuft schematisch in 3 Stadien:

1. Stadium: Erwägung
2. Stadium: Ambivalenz
3. Stadium: Entschluß

Im 1. Stadium (Erwägung) wird der Selbstmord als *mögliche* Problem- oder Konfliktlösung *in Betracht* gezogen. Dabei spielen einerseits psychodynamische Faktoren, wie Aggressionen, die nicht nach außen abgeführt werden können und sich daher nach innen wenden, eine Rolle, andererseits auch suggestive Momente (Suizide in der Umgebung). Dies erklärt beispielsweise die Beobachtung, daß Meldungen über Suizidhandlungen Prominenter in den Medien die Selbstmordquote in der Bevölkerung erhöhen können. So sank die Selbstmordquote in Boston (USA) während eines 6wöchigen Zeitungsstreiks deutlich ab.

Im Stadium der *Ambivalenz* entwickelt sich ein Kampf zwischen selbsterhaltenden und selbstzerstörerischen Kräften. In dieser Phase kann es zu direkten oder indirekten *Suizidankündigungen* kommen (Andeutungen, Drohungen, Voraussagen), die als Hilferufe und Kontaktsuche zu interpretieren sind. Diese Appelle müssen ernst genommen werden. Die Vorstellung: „Wer von Selbstmord spricht, tut dies nicht, und wer es tun will, spricht nicht davon", hat sich als irrig erwiesen. Etwa 80% aller Menschen, die

Selbstmord begehen, haben vorher ihre Selbstmordabsicht angekündigt. Selbstmordabsichten werden häufig dann nicht ernst genommen, wenn der Betreffende damit einen Druck auf andere ausüben will.

Im 3. Stadium kommt es zum *Entschluß*, entweder für die Selbstmordhandlung oder für das Weiterleben. Der Umwelt fällt auf, daß sich der Patient „beruhigt" hat und nicht mehr über Selbstmordabsichten spricht. Es wäre trügerisch, daraus den Schluß zu ziehen, daß die Selbstmordgefährdung nun nicht mehr gegeben ist. Vielmehr kann es sich um die „Ruhe vor dem Sturm" handeln. Es ist daher notwendig, denjenigen, der vom Selbstmord gesprochen oder damit gedroht hat und es nun nicht mehr tut, zu fragen, warum er jetzt leben will. Wer tatsächlich weiterleben will, wird dafür ohne weiteres einen Grund angeben können, während der zum Selbstmord Entschlossene zu keiner befriedigenden Antwort fähig ist.

Besteht der Verdacht, daß ein Patient suizidal ist, ohne Selbstmordabsichten zu äußern (Depression, Lebenskrise), ist es besser, ihn direkt auf mögliche Selbstmordabsichten *anzusprechen*, als sich in einer trügerischen Sicherheit zu wiegen. Dies gilt vor allem für den Hausarzt, der den Patienten seit vielen Jahren kennt, da sich gezeigt hat, daß die lange Bekanntschaft mit einem Patienten eine fehlerträchtige Illusion sein kann. Auch der Arzt, der einen Patienten seit Jahren kennt, kennt immer nur einige Seiten des Kranken. Ist Suizidalität zu erwägen, so ist auch jahrelange Bekanntschaft kein Ersatz für das Gespräch.

Für die Einschätzung *suizidaler Handlungen* ist es wichtig zu berücksichtigen, daß es in der Psychodynamik, die zum Selbstmord und zum Selbstmordversuch führt, Unterschiede gibt. Bei der Selbstmordhandlung steht die *Selbstaggression* und Selbstzerstörung im Vordergrund. Der Selbstmordversuch kann tatsächlich ein mißglückter Suizid sein, aber auch eine *parasuizidale Handlung* (N. KREITMAN, W. FEUERLEIN, zit. N. PÖLDINGER). Bei der parasuizidalen Geste handelt es sich nicht wirklich um einen mißglückten Selbstmordversuch, sondern um eine suizidale Handlung, bei der die *Appellfunktion* ganz im Vordergrund steht. Es ist eine Form von *averbaler Kommunikation*, die angewendet wird, weil keine verbale Kommunikation mehr möglich ist. Dies ist auch die Erklärung dafür, daß bei *jüngeren* Menschen mehr Suizidversuche und bei *älteren* mehr Selbstmorde zu beobachten sind.

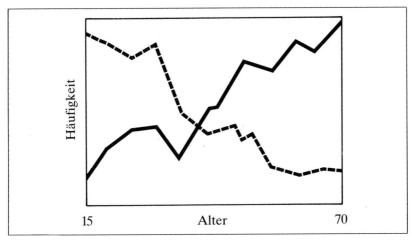

Altersverteilung bei Suiziden (■) und Suizidversuchen (■■)
(nach DOTZAUER et al., 1963)

In der Bundesrepublik Deutschland steigt die Zahl der Selbsttötungen und Selbstmordversuche bei *Jugendlichen* weiter an. Bei jungen Menschen zwischen 12 und 15 Jahren steht der Suizid bereits an 2. Stelle der Todesursachen. Bei den 15—19jährigen machten Selbstmorde zwischen 1974 und 1983 12% aller Todesfälle in dieser Altersgruppe aus. Viele Suizidpatienten werden mit Trennungserlebnissen schwer fertig. In vielen Schulsystemen haben Jugendliche oft ab dem 15. Lebensjahr keinen intakten Klassenverband mehr, weil sie von einem Kurs zum anderen hetzen und kaum noch Kontakt zu Mitschülern haben. Ereignen sich dann noch familiäre Krisen (z. B. Scheidung der Eltern), so kann dieser Verlust von Bezugspersonen den Jugendlichen in den Selbstmord treiben.

Die andere besonders selbstmordgefährdete Gruppe sind *alte Menschen.* Aus der Statistik geht hervor, daß alleinstehende ältere Menschen (Verwitwete oder Geschiedene) besonders suizidgefährdet sind, vor allem wenn sie von dem Verlust eines langjährigen Partners betroffen sind. Vereinsamung und Isolierung begünstigen besonders bei alten Menschen den Entschluß zum Selbstmord. Einsam und isoliert können auch alte Menschen sein, die in einem Altenheim leben. Nicht die Zahl der sozialen Kontakte, sondern die *Qualität* der zwischenmenschlichen Beziehungen ist ausschlaggebend.

Im übrigen sind Ärzte keineswegs gegen einen Suizid besonders gefeit. Die Suizidrate bei Ärzten liegt sogar höher als in der Gesamtbevölkerung. Möglicherweise ist dies einer der Gründe für die Hemmungen, mit suizidgefährdeten Patienten zu sprechen.

W. PÖLDINGER nennt 4 Punkte, auf die sich die *Abschätzung der Suizidalität* stützen sollte:

1. Risikogruppen
2. Krisen, Krisenanlässe und -anfälligkeit
3. suizidale Entwicklung
4. präsuizidales Syndrom

Nach Untersuchungen von KIEV und WILKINS besteht folgende Reihenfolge der *Risikogruppen* für Selbstmordhandlungen:

1. depressive Patienten
2. Alkoholiker, Medikamenten- und Drogenabhängige
3. Alte und Vereinsamte
4. Personen, die durch Suizidankündigungen oder -drohung aufgefallen sind
5. Personen, die schon einen Suizidversuch durchgemacht haben

Die *Krise* ist häufig der Vorläufer der suizidalen Handlung. Als Krise werden Ereignisse und Erlebnisse aufgefaßt, die der Betroffene nicht mehr sinnvoll verarbeiten und bewältigen kann (HÄFNER, 1974). Die Suizidhandlung ist dann eine mögliche Strategie zur Lösung der Krise, und die Erkennbarkeit solcher Krisen stellt eine Möglichkeit zur Abschätzung der Suizidalität dar. Allerdings ist die Krisenanfälligkeit des einzelnen sehr unterschiedlich. Krisen können sich aus „normalen" Lebensveränderungen (Verlassen des Elternhauses, Heirat, Ruhestand) entwickeln oder aus (schicksalhaften) Ereignissen wie Tod eines Nahestehenden, schwere Krankheit, sozialer Abstieg etc. Ein Großteil der Krisen wird offensichtlich im sozialen Umfeld befriedigend gelöst. Andererseits kann die Reaktion der Umwelt Krisen aktualisieren und chronifizieren. Einer der *wesentlichsten Gründe* für den *Selbstmord* scheint aber das *Nichtreagieren der Umwelt auf eine Krise* zu sein.

Wird die Krise nicht gelöst, so besteht die Gefahr, daß sich ein *präsuizidales Syndrom* (E. RINGEL) entwickelt. Diese in 3 Stadien ablaufende Entwicklung stellt eine wichtige Möglichkeit zur Abschätzung der Suizidalität dar. Die Komponenten des von RINGEL (1969) erarbeiteten präsuizidalen Syndroms sind in der Tabelle aufgeführt.

Das präsuizidale Syndrom (nach RINGEL, 1969)
1. Zunehmende *Einengung*: situativ, dynamisch, in den zwischenmenschlichen Beziehungen und der Wertwelt.
2. *Aggressionsstauung* und Wendung der *Aggression gegen die eigene Person.*
3. *Selbstmordphantasien* (zunächst aktiv heraufbeschworen, später sich aufdrängend).

Die *Einengung,* insbesondere die affektive Einengung, ist relativ leicht zu erkennen. Sehr viel schwieriger ist das Erfassen einer gegen die eigene Person gerichteten Aggressivität. Suizidgedanken und Todeswünschen, insbesondere wenn sie sich dem Patienten aufdrängen, kommt eine große Bedeutung zu. Um die Erfassung des präsuizidalen Syndroms zu erleichtern, hat W. PÖLDINGER einen einfachen Katalog von *Fragen an suizidale Patienten* entworfen.

Fragen an suizidale Patienten (nach W. PÖLDINGER, 1982)

Suizidalität	Haben Sie auch schon daran gedacht, sich das Leben zu nehmen?
Vorbereitung	Wie würden Sie es tun? Haben Sie schon Vorbereitungen getroffen? (Je konkreter die Vorstellungen, desto größer das Risiko)
Zwangsgedanken	Denken Sie bewußt daran oder drängen sich derartige Gedanken, auch wenn Sie es nicht wollen, auf? (Sich passiv aufdrängende Gedanken sind gefährlicher)
Ankündigungen	Haben Sie schon über Ihre Absichten mit jemandem gesprochen? (Ankündigungen immer ernst nehmen)
Aggressionshemmung	Haben Sie gegen jemanden Aggressionen, die Sie unterdrücken müssen? (Aggressionen, die unterdrückt werden müssen, richten sich gegen die eigene Person)
Einengung	Haben Sie Ihre Interessen, Gedanken und zwischenmenschlichen Kontakte gegenüber früher eingeschränkt und reduziert?

Das *Erkennen* der Suizidalität ist der 1. Schritt in Richtung *Suizidprävention*, die Aufdeckung der Gründe (Konfliktsituation, Depression) der nächste.

Die Erkennung einer ausgeprägten *Depression* bereitet in der Regel keine Probleme. Sie imponiert als generelles „Losigkeitssyndrom" (Mutlosigkeit, Hoffnungslosigkeit, Trostlosigkeit, Antriebslosigkeit, Schlaflosigkeit usw.). Problematischer ist die Erfassung einer *larvierten Depression*, die ihrem Wesen nach nicht ohne weiteres an den Klagen und deren Inhalten erkannt werden kann. Der Ausschluß eines entsprechenden organischen Korrelats auf der einen und eine häufig bilderreiche, mit Vergleichen operierende Ausdrucksweise („als ob mir ein Schälchen mit Galle auf die Zunge ausgegossen wird ...") sind weiterführende Hinweise (P. KIELHOLZ, 1973, L. S. GEISLER, 1973).

MEERWEIN betont, daß die *affektive Gegeneinstellung des Arztes* zum diagnostischen Wegweiser bei Depressionen werden kann. Verspürt der Arzt bei der Schilderung der Beschwerden des Patienten selbst ein depressives Gefühl oder eine depressive Verstimmung, kann darin ein Hinweis auf das Vorliegen einer larvierten Depression gesehen werden.

Ist eine Depression anzunehmen, so muß frühzeitig eine Behandlung mit geeigneten Antidepressiva (und nicht mit Psychopharmaka vom Benzodiazepin-Typ) eingeleitet werden. Es hängt von der Schwere der Depression und der Erfahrung des Therapeuten im Umgang mit Depressiven ab, ob er die Behandlung selbst durchführen kann, oder ob sie vom Facharzt übernommen werden sollte. Beim geringsten Zweifel, insbesondere wenn eine deutliche Suizidalität erkennbar wird, ist die psychiatrische Therapie anzustreben.

Es gibt eine Reihe *allgemeiner Regeln* für das ärztliche *Gespräch mit Depressiven:* Eine Entlastung kann in erster Linie dadurch erreicht werden, daß der Arzt dem Patienten signalisiert, daß er dessen *Depression versteht*. Meist *ohne Wirkung* ist der Versuch, den Patienten „zu trösten", da der Depressive „trostlos" und damit auch untröstbar ist. Ebenso wirkungslos sind alle vordergründigen und oberflächlichen Aufmunterungsversuche („Spannen Sie am Wochenende mal richtig aus", „Reißen Sie sich kräftig zusammen"). Der Depressive ist weder in der Lage, sich wirklich zu entspannen, noch gelingt es ihm, durch Mobilisierung seiner Kräfte Mut und Antrieb zu gewinnen. Das Sich-Zusammenreißen wird zum „Sich-Zusammenreißen" im buchstäblichen Sinne, weil das Mißlingen der Anstrengungen die Depressivität noch weiter verstärkt. Auch Ablenkungsversuche (Reisen, Urlaub, Kino- und Theaterbesuche) sind wenig nützlich. Ebenso verfehlt sind alle „Schulterklopfmethoden" („Das wird schon wieder werden" usw.). Entscheidend ist, daß sich der Depressive mit seinen Symptomen angenommen und verstanden fühlt. Der Hinweis, daß erfahrungsgemäß Depressionen sich so auflösen können, wie sie gekommen sind, kann entlastend wirken.

Gespräche nach dem Suizidversuch

Die Betreuung des Patienten nach einem Suizidversuch erfolgt in der Regel im Allgemeinkrankenhaus. Die Realität sieht so aus, daß sich die Versorgung meist auf die somatische Therapie („Entgiftung") beschränkt. Bei dieser Versorgungsform wird der Patient mit seiner ungelösten Problematik wieder entlassen und noch zusätzlich belastet durch den „Makel" des gescheiterten Selbstmordversuchs. Auch die Hinzuziehung eines Konsiliarpsychiaters hat häufig nur die Funktion, Patienten mit akuten Psychosen oder psychiatrisch dringlich behandlungsbedürftigen Krankheitsbildern herauszufiltern. Die Mehrzahl der Suizidpatienten (90—95%) bleiben auch bei diesem System unzureichend versorgt. Kann ein sogenannter *Liaison-Psychiater* beigezogen werden, der das medizinische Team im Umgang mit dem Suizidpatienten berät und ggf. Sozialarbeiter, Psychologen und Theologen hinzuzieht, so kann eine umfassende Versorgung des Suizidpatienten zustandekommen. Das System des Liaison-Psychiaters ist jedoch meist an eine angeschlossene psychiatrische Abteilung gebunden. Ganz selten stehen nach amerikanischem Muster konzipierte spezialisierte Kriseninterventionseinheiten zur Verfügung. Mit anderen Worten: Die Betreuung des Suizidpatienten im Krankenhaus wird in den meisten Fällen von nicht speziell geschulten Ärzten durchgeführt. Ihnen fallen im wesentlichen folgende Aufgaben zu (GOLL und SONNECK, 1980):

- *Herstellung einer Beziehung*: effektives Erstgespräch, Vermittlung von Präsenz, Verständnis, Hilfsbereitschaft und Zuversicht, Entängstigung und Beruhigung.
- *Abschätzung des Zustands des Patienten*, des Schweregrads der Problematik und der Suizidalität.
- *Klärung der eigenen Fähigkeiten* und Möglichkeiten, dementsprechend weiterleiten an eine geeignetere Organisation (aber *kein* „Wegschicken"!).

- *Erstellen eines Hilfsplans* gemeinsam mit dem Patienten, der möglichst viele Kurzetappen umfaßt, da die Ziele der Intervention kurzfristig realisierbar sein sollten. Diese *Hilfe zur Selbsthilfe* wird über verschiedene Wege vermittelt: Der Patient muß vom emotionalen Druck durch Aus- und Besprechen von Ängsten, Schuldgefühlen, Aggressionen und Suizidgedanken entlastet werden. Eine Distanzierung von der Krisensituation kann durch Reflexion des auslösenden Ereignisses sowie der damit verbundenen Gefühle, Vorstellungen und möglichen Konsequenzen angestrebt werden. Die Eigeninitiativen des Patienten sollten gefördert werden. Die soziale Reintegration ist rasch anzustreben.
- Ein *vorbereitender Verhaltensplan* für eventuelle neue Krisenanlässe ist auszuarbeiten.

Die Erfahrung hat gezeigt, daß dem *Erstgespräch* nach einem Suizidversuch eine *entscheidende Rolle* zukommt. Jedes Wort und jede Reaktion, die ein erwachender Patient zuerst am Krankenbett erfährt, kann für sein weiteres Schicksal bestimmend werden! Denn dieser *Erstkontakt* stellt aus der Sicht des Suizidpatienten die *erste Antwort der Umwelt* auf seinen Selbstmordversuch dar. Deshalb kann es für die weitere Verarbeitung seiner Konflikte und seines gescheiterten Selbstmordversuchs entscheidend sein, ob der Kranke auf freundliche Akzeptanz und Hilfsangebote oder auf Ablehnung, Verurteilung oder indirekte Bestrafung stößt. Dazu Hans Ludwig WEDLER: „Die Art und Qualität der ersten verbalen wie nichtverbalen Kommunikation am Krankenbett entscheidet somit wesentlich darüber, ob ein Patient wieder Vertrauen zu der Realität fassen kann, aus der er flüchten wollte, und auch über seine Bereitschaft, weitere Hilfe anzunehmen. Ein Lächeln des Arztes und der Schwester, ein freundliches Wort — das ist schon positive Krisenintervention."

Das Ziel der *Krisenintervention* nach dem Selbstmordversuch ist die *richtige Weichenstellung* für das weitere Leben. WEDLER nennt 7 Schritte im Umgang mit Suizidpatienten, die der Krisenintervention dienen:

1. Schritt: *frühzeitige Kontaktaufnahme* (Wichtigkeit des *Erstgesprächs!*);
   Inhalt: „Ich bin bereit, dich zu akzeptieren."
2. Schritt: Gelegenheit geben zum *Sich-Aussprechen*;
   Inhalt: „Ich bin bereit, dir zuzuhören."

3. Schritt: *Wiederherstellung sozialer Beziehungen* (zu Pflegepersonal, Ärzten, Mitpatienten);
Inhalt: „Soziales Übungsfeld in neutraler Atmosphäre."
4. Schritt: Einzelgespräche, *Analyse der psychosozialen Situation* und der *Krisenentwicklung*; Gespräch mit Bezugspersonen; Paar-, Familiengespräche.
5. Schritt: *Weichenstellung* zur Weiterbehandlung und Nachsorge; Motivierung des Patienten; Vermittlung.
6. Schritt: Versuch einer *Einordnung des suizidalen Verhaltens* im psychosozialen Bezugssystem des Patienten (Metakommunikation).
7. Schritt: *Relativierung der eigenen Helferrolle*.

Diese Form der Krisenintervention ist ohne einen gewissen Zeitaufwand nicht möglich. Nach Analysen von WEDLER erfordert eine vollständige Krisenintervention im Durchschnitt 5−6 Einzelgespräche mit dem Patienten und 1−2 Gespräche mit Angehörigen.

Die Krisenintervention kann durch 2 *psychologische Begrenzungsfaktoren* mehr oder minder stark *erschwert* werden (M. PHILIPP):

Die Mehrzahl der Suizidpatienten auf internistischen Intensivstationen durchlebt ein mehrstündiges bis mehrtägiges *Durchgangssyndrom* in der Nachentgiftungsphase. Meist ist das Durchgangssyndrom diskret und beschränkt sich auf leichte Störungen der Merkfähigkeit und auf eine affektive Labilität. Dies bedeutet, daß Gespräche, Ratschläge und Hinweise in der Nachentgiftungsphase nicht selten wegen dieser amnestischen Komponente vergessen werden. Damit wird die Wichtigkeit *mehrfacher* Einzelgespräche unterstrichen.

Eine weitere psychologische Barriere auf der Intensivstation ist die *Verdrängungs- und Verleugnungsneigung* des Suizidpatienten. Sie wurzeln häufig in einer prämorbiden Fehlentwicklung des Selbstwertsystems. Dieses äußert sich in einem überhöhten Ich-Ideal und einer vermehrten Kränkbarkeit. Der fehlgeschlagene Suizidversuch und das Ausgeliefertsein auf der Intensivstation wirken dann als zusätzliche erhebliche Selbstwertkränkungen des Patienten, denen er durch Verleugnung und Verdrängung zu begegnen versucht. Dies ist auch der Grund, warum frühere Suizidversuche gerne (auch von den Angehörigen) verschwiegen werden. Ausdruck dieser Verleugnungshaltung ist beispielsweise das starke Drängen auf rasche Entlassung und die Ablehnung einer psychologischen oder psychiatrischen Betreuung.

In der *Gesprächsführung* mit Suizidpatienten ist es daher besonders wichtig, alle abwertenden Formulierungen und kritischen Äußerungen zum Selbstmordversuch zu vermeiden. Die Wichtigkeit dieser Grundeinstellung sollte auch den Angehörigen klargemacht werden. Das *Ziel der Gesprächsführung* mit Suizidanten ist neben der Aufarbeitung der Problematik die Stärkung des gestörten Selbstwertgefühls. Dieses Ziel ist am ehesten durch eine Grundeinstellung zu erreichen, die den Suizidanten ohne Vorbehalte akzeptiert und ihm das Gefühl vermittelt, daß man bereit ist, ihn in seiner Handlungsweise zu verstehen. M. PHILIPP: „Nicht das Ausreden der Suizidabsichten und das Bagatellisieren der Probleme, sondern das Ernstnehmen der subjektiven Erlebensweise des Suizidanten ist hilfreich."

Die meisten Lebenskrisen laufen in den Phasen *Schock, Reaktion, Bearbeitung* und *Neuorientierung* ab (CULLBERG, 1978). Der suizidale Patient befindet sich in der Phase des Schocks. Das Wesen jeder Betreuung von Suizidpatienten läßt sich daher auf eine Formel bringen: „Bezogen auf die Phasen der Krise ... steht zum Zeitpunkt des Schocks die Präsenz im Vordergrund, das Da-Sein und Zur-Seite-Stehen (die ‚stellvertretende Hoffnung sein')" (G. SONNECK).

So stirbt der Patient ganz im Stil unserer Zeit inmitten der hektischen Geschäftigkeit einer supertechnisierten und übermedikamentösen Medizin, in sterilen Räumen, abgeschirmt von der nicht keimfreien Außenwelt nach tagelangem Kampf der Ärzte mit dem Tod. Von jeder Kommunikation mit seinen Angehörigen, Freunden, Bekannten und dem Geistlichen etc. abgeschnitten, wird nun erst das Sterben zur seelischen Qual. Die Intensivmedizin wird hier zur Hölle der Einsamkeit, zum Absturz der Seele ins Nichts, zur wissenschaftlichen Versuchsstation und Folterkammer, sie verhindert, daß der Patient den Sinn seines Sterbens, Vollendung bzw. den Abschluß seines Lebens erkennen und vielleicht bewältigen kann.

Heiner GEISSLER,
früherer Bundesgesundheitsminister

Die Ärzte sollen die Leute nicht zwingen, mehr als einmal sterben zu müssen.

Prof. BURNET,
Nobelpreisträger für Medizin

Dem unbefangenen Beobachter wird schnell klar, daß in der Intensivmedizin alle Schwierigkeiten der Medizin kulminieren.

R. FLÖHL, Journalist

Gespräche in der Intensivmedizin

Standortbestimmung

Die Intensivstation ist der medizinische Bereich mit dem *höchsten Bedarf an Kommunikation* und zugleich der Ort, der jeder Art Kommunikation die *größten Hindernisse* entgegenstellt. Die *psychischen Belastungen* durch die Intensivmedizin lassen sich in 3 Gruppen einteilen:

1. Kommunikationsprobleme
2. Erschöpfung, Desorientierung und Verwirrung
3. Angst, Panik und Besorgnis

Kommunikationsverlust und *Informationsmangel* bilden die stärkste Belastung für Intensivpatienten. Dies haben insbesondere die Erfahrungen beim sog. „Wiener Modell" gezeigt (H. THOMA und Mitarbeiter).

Die *Qualität der Intensivmedizin* wird daher in hohem Maße mitbestimmt von der *Qualität der Kommunikation* zwischen den Betroffenen und den Beteiligten: den Patienten, Ärzten, dem Pflegepersonal und den Angehörigen. Jede dieser Gruppen erlebt und bewertet die Intensivmedizin aus ganz unterschiedlichen Perspektiven, genauer gesagt, aus verschiedenen Wirklichkeiten. Nirgendwo in der Medizin gewinnt das *Phänomen unterschiedlicher Wirklichkeiten* so enorme Bedeutung wie auf der Intensivstation, und nirgendwo sind auch die Folgen des Verkennens und Nichtbeachtens dieses Phänomens so schwerwiegend wie hier.

Nur eine vorurteilsfreie, offene, die Perspektive der anderen miteinbeziehende Kommunikation bietet die Chance, daß langfristig das Bild der Intensivmedizin in der Öffentlichkeit, das vorwiegend von den Medien geprägt ist, korrigiert werden kann. Dieses Bild wird heute noch ganz überwiegend von Begriffen bestimmt wie „Todesstationen", „Folterkammern", „veranstaltete Depression", „inhumane Medizin" oder „Materialschlachten gegen den Tod" (s. a. Zitat Heiner GEISSLER):

Intensivmedizin ist zunächst an sich weder human noch inhuman, ähnlich wie der elektrische Strom, der sowohl zum Heizen eines Hauses als auch für den elektrischen Stuhl verwendet werden kann. Entscheidend ist, „daß die Intensivmedizin ihre eigentlichen Anliegen und Ziele nicht verliert: die Konkretisierung von Humanität unter den Extrembedingungen vitaler Bedrohung unter Aufbietung sämtlicher ärztlicher, pflegerischer, technologischer, pharmazeutischer und anderer Ressourcen für den lebensbedrohten Erkrankten" (B. F. KLAPP).

Kommunikation ist der entscheidende Garant für eine wirklich „humane" Intensivmedizin, das heißt eine Medizin, in deren Mittelpunkt der Mensch und nicht die extreme Ausnutzung medizinisch-technischer Möglichkeiten steht. KLAPP präzisiert dieses Ziel mit folgenden Worten: „Nur die menschlichen Verhältnisse zwischen den am intensivmedizinischen Geschehen Beteiligten vermögen dies zu sichern und Verselbständigung bzw. Eigenleben der Technologie zu verhindern, die zum Terror der apparativen Möglichkeiten über Team und Patienten führen und damit die Intensivmedizin zur Apparatemedizin verkommen lassen könnten." Er geht in seiner Analyse der Ist- und Soll-Zustände der Intensivmedizin noch einen Schritt weiter und sieht in ihr „nur eine spezielle Konkretisierung unserer gesellschaftlichen Verhältnisse und deren

Dynamik." Er zeichnet am Horizont als Schreckensvision eine Gesellschaft, deren Hauptmaxime lautet „Möglichst allen alles Erdenkliche zukommen zu lassen", das Gespenst einer Intensivmedizin, die zur „letzten Konsumpflicht Schwerkranker" verkommen könnte.

Erfolgreiche Kommunikation im weitesten Sinne wird sich im intensivmedizinischen Bereich nur dann verwirklichen lassen, wenn das Behandlungsteam von einer *realistischen* und letztlich *positiven Ausgangssituation* an seine Aufgaben herangeht: Daß 20—30% aller Patienten, die auf eine Intensivstation aufgenommen werden, dort sterben, ist bedrückend, häufig deprimierend, manchmal entmutigend. Diese Prozentzahlen werden aber nicht nur akzeptabel, sondern ermutigend und motivierend, wenn sie aus der Gegenposition gesehen werden: 70—80% Schwerstkranker und vital bedrohter Patienten können dort bei maximalem menschlichem und technologischem Einsatz gerettet werden oder überleben.

Für das ärztliche Handeln — das im weitesten Sinne nicht nur das Tun, sondern auch das Lassen umfaßt — kann gerade in der Intensivmedizin eine alte ärztliche Weisheit aus China als Leitlinie gelten: „Die Behandlung sollte nicht schlimmer sein als die Krankheit."

Die 4 Wirklichkeiten

Eine *Patientin*, die nach einer schweren Operation einige Zeit auf der Intensivstation der Universität Münster behandelt worden war, schreibt in einem Erfahrungsbericht: „Das Bewußtsein, daß alles nur Menschenmögliche zu meiner Genesung getan wurde, beruhigte mich sehr, ich fühlte mich sicher und aufgehoben." Sie berichtet aber auch über ihre Alpträume: „So träumte ich zum Beispiel davon, in einem wissenschaftlichen Labor zu sein, in dem Tierversuche durchgeführt wurden. Die Infusionsständer nahmen dabei die Gestalt von Gorillas an, Röntgengeräte wurden zu Dinosauriern."

Eine seit 3 Jahren in der gleichen Intensivstation tätige *Krankenschwester* berichtet: „Ich lernte zwar, den vital bedrohten Patienten mit modernen Methoden zu helfen. Dennoch blieben meine Gefühle der Hilflosigkeit und Ohnmacht bestehen: Sie traten vor allem auf, wenn Kinder nach einem schweren Unfall am Hirntod verstarben bzw. wenn wir Patienten trotz langer Pflege und aufwendiger Behandlung nicht helfen konnten... Nachts erwachte ich sogar aus Alpträumen."

In einer von der Abteilung für Anästhesiologie der Medizinischen Fakultät der Rheinisch-Westfälischen TH Aachen durchgeführten Befragung vom „ersten Eindruck", den *Angehörige* von ihrem Familienmitglied auf der Intensivstation hatten, wählten 26 von 29 Befragten die Beschreibung: „schrecklich — Entsetzen — grauenvoll".

Ein intensivmedizinisch tätiger *Arzt*, der lange auf einer Spezialeinheit für Verbrennungen gearbeitet hatte, schilderte mir mit großer Sachlichkeit, bei welchem deutschen Automodell Verkehrsunfälle besonders häufig zu schwersten Verbrennungen führen. Die Frage, ob ihn seine Tätigkeit wegen der besonders ungünstigen Prognose ausgedehnter Verbrennungen sehr belaste, verneinte er mit dem Hinweis, daß es sich dabei ja um „pathophysiologisch hochinteressante Bilder" handle.

Diese 4 Schilderungen von Patienten, Pflegekräften, Angehörigen und Ärzten zeigen, wie unterschiedlich die Wirklichkeiten, in denen Intensivmedizin erlebt wird, sein können. Der Erfolg jeder Kommunikation im intensivmedizinischen Bereich steht und fällt mit dieser Erkenntnis. Wo sie fehlt, können Worte tödlich wirken. In einer Fallbeschreibung schildern MÜLLER, THYWISSEN und BEHRENDT (zit. n. HANNICH u. Mitarb.), wie die Angehörigen eines 27jährigen Motorradfahrers mit schwerem Schädelhirntrauma vor dem neurochirurgischen Eingriff vom Oberarzt mit der Bemerkung nach Hause geschickt werden: „Machen Sie sich nicht allzuviel Hoffnung, jetzt schlafen Sie sich erst einmal richtig aus, wir müssen ja alle sterben, der eine früher, der andere später."

Die Wirklichkeit des Patienten

Was Patienten auf Intensivstationen erleben, fühlen, hoffen und leiden, welche Fragen und Ängste sie bewegen, ist erst in den letzten Jahren durch systematische Befragungen und Studien zumindest im Ansatz deutlich geworden. Dabei hat sich gezeigt, daß Patienten die Intensivstation keineswegs regelhaft als apokalyptisches Grauen erfahren.

Die meisten Untersuchungen aus den verschiedenen intensivmedizinischen Bereichen haben nämlich ergeben, daß die *Mehrzahl der Patienten die Intensivbehandlung positiv erlebt.* So betont LAWIN:

„Insofern ist auch die Einschätzung der Intensivtherapie durch die Patienten weitaus positiver als von seiten der nicht Betroffenen." Auf der Intensivstation der Klinik für Anästhesiologie und operative Intensivmedizin der Universität Münster behandelte Langzeitpatienten bewerteten den Aufenthalt rückblickend zu 96,4% als positiv.

Eine kürzlich publizierte Studie von S. UNGER und O. BERTEL zeigt beispielsweise, wie anders als das Pflegepersonal ehemalige Intensivpflegepatienten ihre Behandlung auf der Intensivstation beurteilen: Es wurden 63 Patienten unter 75 Jahren, die wegen eines akuten Herzinfarkts auf der Intensivstation behandelt worden waren, mittels eines Fragebogens über ihre Eindrücke befragt. Gleichzeitig wurde auch das Personal befragt, wie es die Pflege aus der Sicht des Patienten beurteilen würde. Während die Infarktpatienten die Ankunft in der Intensivstation, die Durchführung der ersten Behandlungsmaßnahmen und die apparative Überwachung eher beruhigend als beängstigend empfanden, beurteilte das Pflegepersonal diese Maßnahmen genau entgegengesetzt. Es glaubte, die Patienten würden durch diese technischen Maßnahmen besonders beunruhigt. Was die Intensivpatienten hingegen als negativ und besonders belastend empfanden, nämlich die Unfähigkeit, das wirkliche Ausmaß ihrer Gefährdung zu erkennen, stellte für das Pflegepersonal kein wesentliches Problem dar.

Eine Gruppe österreichischer Anästhesiologen und Intensivmediziner (G. PAUSER und Mitarbeiter), die das „Wiener Modell" zur psychischen Betreuung schwerkranker Patienten entwickelt haben, führte folgende Untersuchungen durch: In 3 Intensivstationen wurden 50 zufällig ausgewählte Patienten gebeten, am Tag ihrer Entlassung 52 Items nach 4 Kategorien zu reihen, um herauszufinden, aus welchen Elementen die *höchste Streßbelastung* auf der Intensivstation resultiert. Fazit der Untersuchung war, daß die als am höchsten streßbelastend empfundenen Items sich unter dem Oberbegriff des *Informationsmangels* und *Kommunikationsmangels* subsummieren lassen, und zwar folgende:

„Daß ich nicht weiß, wie lange ich im Krankenhaus liegen muß."
„Daß mir nur oberflächliche Informationen gegeben werden, was meinen Gesundheitszustand, meine Krankheit betrifft."
„Daß ich nur so wenig und so kurzen Kontakt mit den Ärzten habe."
„Daß mir keiner sagt, was die Ärzte als nächsten Schritt mit mir vorhaben."

Wesentlich an diesen Befunden erscheint die Tatsache, daß sie nicht nur den Informations- und Kommunikationsmangel als hohen Belastungsfaktor herausstellen, sondern gleichzeitig erkennen lassen, mit wie *einfachen Mitteln dieser Belastungsdruck gemindert werden könnte.*

Kasuistische Erfahrungsberichte von Ärzten, die selbst Patienten auf einer Intensivstation waren, sind in einem doppelten Sinne aufschlußreich, weil sie in „zwei Wirklichkeiten" (der des Patienten, der zugleich Arzt ist) wurzeln und weil die Artikulationsprobleme des medizinischen Laien entfallen. Ein Professor für innere Medizin, der nach einer schweren Operation mehrere Tage auf der Intensivstation einer chirurgischen Klinik lag, schreibt in seinen „Erfahrungen als Patient einer Intensivstation": „Das für mich ganz vorrangige Gefühl war, daß die eingeübte Pflegemannschaft unter Zuhilfenahme der Überwachungsgeräte alles tun würde, mich die Folgen der vorausgegangenen schweren Erkrankung und der notwendig gewordenen Operation überwinden zu lassen. Daneben merkte ich, daß Schmerzen und innere Unruhe, wann immer sie auftraten, gemindert wurden, soweit dies ohne Gefährdung möglich war. Ich fühle mich auch heute noch den Pflegekräften und den Ärzten in der Intensivstation zu tiefem Dank verpflichtet." Auch hier dominiert also das Gefühl der Sicherheit und Dankbarkeit. Der Bericht weist aber auch kritisch auf typische Belastungspunkte hin: „Den zu lauten Betrieb auf der Intensivstation durch unnötig lautes Sprechen, Türenwerfen, Klappern der Holzschuhe, das viel zu häufig unnötig grelle Licht, die quälende Monotonie, die ein mit geometrischen Figuren versehenes Gitter an der Decke für Zu- und Abfluß der Luft für den in Rückenlage Fixierten darstellt, das Gefühl der Vereinsamung, die manchmal kalte Distanz des Betreuungsteams."

Ein praktischer Arzt (F. RADERMACHER), der mit einem schwersten stenokardischen Anfall auf der Intensivstation aufgenommen wurde, schildert, daß er zunächst ebenfalls das Gefühl hatte, sich „in sicheren Händen" zu befinden. Als er den jungen diensthabenden Kollegen nach dem EKG-Befund fragte, erhielt er die Antwort: „Sie haben einen ausgedehnten frischen Vorderwandinfarkt." Wenige Sekunden nach diesem Satz geriet er ins Kammerflimmern und mußte reanimiert werden. Der gleiche Kollege entwickelte nach seiner Bypassoperation ein schweres Lungenödem, weshalb er intubiert, tracheobronchial abgesaugt und beatmet werden mußte. Intubation und tracheobronchiale Absaugung bei vollem Bewußtsein zählen nach allgemeiner Ansicht zu den quälendsten intensivmedizinischen Behandlungsmaßnahmen. Der Kollege erlebte diese Maßnahmen jedoch völlig anders: „Nach Intubation, Absaugen und Beatmung fühlte ich mich im Himmel — denn dadurch verlor ich die unerträgliche Atemnot, die ich zuvor im Lungenödem hatte."

Unabhängig von dem zunächst dominierenden Gefühl vieler Patienten, Hilfe zu bekommen, gibt es auf jeder Intensiveinheit ein *Grundmuster situativer Belastungen*, das im Laufe der Zeit zermürbende Effekte entfalten kann (WENDT, zit. n. HANNICH u. Mitarb.) (s. Tabelle).

Hauptbelastungsfaktoren auf der Intensivstation aus der Sicht des Patienten (M. WENDT)
fehlende Orientierungshilfen fehlender Tag-Nacht-Rhythmus sensorische Monotonie (konstante rhythmische Geräusche) sensorische Überstimulierung chronischer Schlafentzug Lichtbelästigung Kommunikationsdefizite Fehlen von Bezugspersonen

Die *Schwierigkeiten, einen konstanten Bezug zum Behandlungsteam aufzubauen,* sind durch Filmanalysen quantitativ erfaßt worden. WENDT und Mitarbeiter stellten bei 6 Patienten, die über 290 Stunden alle 15 Sekunden gefilmt wurden, fest, daß sich durchschnittlich alle 104 Sekunden im Umfeld des Patienten eine Änderung vollzieht. Die Kontaktdauer mit dem Pflegepersonal bewegt sich in einer Zeitspanne von 1—3 Minuten. Mit anderen Worten: Der Patient findet einerseits keine Ruhe, andererseits aber auch keinen richtigen Kontakt. In sog. „Wünsche- und Beschwerdebüchern" (SYCH und Mitarbeiter, zit. n. HANNICH u. Mitarb.) monieren Patienten vor allem den zu geringen persönlichen Kontakt zum Arzt, die unzureichende Beantwortung ihrer Fragen bei den Visitengesprächen und die Verunsicherung, die durch aufgefangene Wortfragmente ausgelöst wird.

Die *Bedrohung* des Menschen durch die vielzitierte „*Apparatemedizin*", der er — dem Anschein nach — gerade im Intensivbereich in monströser Form ausgesetzt ist, scheint sehr viel mehr in der Wirklichkeit der Angehörigen, der Öffentlichkeit, aber auch des Behandlungsteams zu existieren als in der des Patienten. Nach Aussagen vieler Patienten ist die Angst vor den Apparaten (Monitoren, Beatmungsgeräten, Infusionspumpen usw.) im allgemeinen nicht groß, oft gar nicht vorhanden. Häufig wird gerade der technische Aufwand nicht als Bedrohung, sondern als sicherndes Element erlebt. Ein ehemaliger Intensivpatient (G. HENSEL): „.... Der Patient fühlt sich in seinem Selbstgefühl gehoben, wenn er erkennt, welch ungeheurer technischer Aufwand mit ihm getrieben wird. Daß dies alles sehr teuer sein muß, das durchschaut er sofort. Und daß da eine Menge Geld für ihn ausgegeben wird, das ängstigt ihn nicht; es beruhigt ihn. Nicht die Apparate erschrecken den Patienten, sondern — manchmal — die Menschen, die die Apparate bedienen." Angst wird allerdings dann leicht ausgelöst, wenn der Patient spürt, daß der Umgang mit den Apparaten nicht perfekt beherrscht wird. Dann kann das Gefühl der Sicherheit rasch in Verunsicherung und das Gefühl des Ausgeliefertseins umschlagen.

Die *Auswirkungen einer intensivmedizinischen Behandlung* auf den Patienten *hängen* wesentlich von der *Ausgangssituation* ab. Patienten mit *chronischen Vorerkrankungen* (z. B. chronische respiratorische Insuffizienz) erleben die Dekompensation ihrer Erkrankung als Auswegslosigkeit und Hoffnungslosigkeit. Gelingt durch intensivmedizinische Behandlungen immer wieder eine Rekompensation, kann dies allerdings auch zu positiv gefärbten Reaktionen führen nach dem Motto: „Ich werde es auch diesmal wieder schaffen."

Patienten, die *unvorhergesehen* und *unvorbereitet auf die Intensivstation* kommen (Infarktpatienten, Unfallopfer, Patienten mit postoperativen Komplikationen), weisen anfänglich keine großen Adaptionsprobleme auf. Dieses Reaktionsmuster ist besonders gut bei Koronarpatienten zu verfolgen, die nicht selten (unausgesprochen) als „Lieblingspatienten" beim Pflegepersonal gelten, da die Mehrzahl von ihnen stabilisiert am 2. oder 3. Tag auf die Normalstation verlegt werden kann. Die zunächst „neutrale" Reaktion auf die Intensivbehandlung und die positive Haltung sind jedoch zeitlich begrenzt: Wird eine längerdauernde Intensivtherapie notwendig (etwa ab dem 3., 4. Tag), entwickelt sich häufig eine zunehmend kritische Haltung zur Intensivstation.

Bei Patienten mit *geplanter Intensivbehandlung*, z. B. nach großen Operationen, dominiert meistens eine positive Grundeinstellung, und die Intensivbehandlung wird als zusätzlich sicherndes Moment gut toleriert. Hier handelt es sich allerdings insofern um eine spezielle Situation, weil der Aspekt der Intensiv*überwachung* den der Intensiv*therapie* überwiegt.

In aller Regel erlebt der Intensivpatient seine Situation als *Ausnahmezustand*. Dazu ein ehemaliger Intensivpatient (G. HENSEL): „Wie sieht sein Ausnahmezustand aus? Wer auf die Intensivstation kommt, bei dem geht es um Leben oder Tod. Dies jedenfalls empfindet er, wie groß in Wahrheit seine Chancen auch sein mögen. ... Auf der Intensivstation kann der Mensch der Einsicht nicht länger ausweichen, daß das Leben kein Geschenk ist, sondern eine Leihgabe: Daß man — auf dieser Erde — überhaupt nichts besitzen, daß man alles nur zeitweilig nutzen kann. Der Patient muß sich mit dem Gedanken vertraut machen, daß seine Leihfrist abgelaufen sein könnte. Zum erstenmal ist der Tod für ihn nicht mehr einfach eine entfernte, sondern eine ganz nahe Möglichkeit, vielleicht sogar eine Wahrscheinlichkeit. Er kann nichts mehr denken, ohne zugleich an sein Ende zu denken... In diesem Ausnahmezustand hält er nichts für so wichtig wie sich selbst... Doch sollte man die monströse Ich-Sucht des Patienten nicht verurteilen, sondern verstehen: Sie gehört zu den Selbstheilungskräften des Patienten; sie ist ein durch den Lebenswillen geheiligter Egoismus... Zum Ausnahmezustand des Patienten gehört, daß er sich seelisch schwer verletzt fühlt."

KLAPP beschreibt diese *Störung des Selbstwertgefühls* folgendermaßen: „Das Wesentliche ist daran die Einschränkung der Ich-Funktionen (im psychoanalytischen Sinne), die der Patient schmerzlich erfährt, die zudem stark ängstigend wirkt. Diese Angst ist am ehesten zu verstehen als solche vor Vernichtung (was nicht mit Todesangst gleichzusetzen ist...)."

Die reale Abhängigkeit, in der sich der Patient befindet, wird jedoch je nach Krankheitsschwere und Krankheitsphase unterschiedlich erlebt und muß in die Therapiekonzepte einbezogen werden. In seiner Reaktion auf diese Störung des Selbstwertgefühls spielt es eine wesentliche Rolle, inwieweit der Patient „sich selbst anheimgeben, fallen lassen und regressive Züge zulassen kann, bis hin auf das Niveau, das der frühkindlichen Versorgungssituation sehr stark ähnelt, um dann wieder mit zunehmender klinischer Besserung zu progredieren, die Abhängigkeit wieder schrittweise zu durchlaufen und zu rehabilitieren."

Mein Herz stand still —

Erfahrungen eines 53jährigen Arztes für Allgemeinmedizin als Patient auf Intensivstationen:

„Der Herausgeber dieses Buches, mein Freund, bat mich, meine Erfahrungen auf Intensivstationen mitzuteilen. Zunächst stand ich dieser Bitte etwas zögernd gegenüber. Je größer jedoch der zeitliche und gedankliche Abstand von meiner Erkrankung wurde, um so leichter konnte ich mich entschließen, diesen Bericht zu schreiben, einfach um allen Menschen, die dieses Buch lesen, die Angst vor einer Intensivstation zu nehmen. Denn Intensivstation bedeutet für viele Menschen und auch für viele meiner Kollegen Angst, Ungewißheit und vielleicht Verzweiflung.

Am 25. 12. 1984, nach einem weihnachtlichen Essen, bekam ich plötzlich sehr starke Schmerzen in der Herzgegend, Schweißausbrüche und Schwindel. Die Schmerzen nahmen bedrohlich zu, mich überfiel Todesangst. Ich ging an den Spiegel, sah mich schneeweiß wie ein Leichentuch, mit Schweißperlen auf der Stirn, und mir war völlig klar, was passiert war: Herzinfarkt. Aber ich wollte es nicht glauben, ich wollte es nicht wahrhaben, daß mir so etwas passieren kann.

Im Notfallraum der Klinik sagte der diensttuende Kollege, nachdem das EKG geschrieben war, kurz und bündig: „ausgedehnter Vorderwandinfarkt". Ich verstand, und dann verließen mich meine Sinne. Ich lag 10 Tage auf der Intensivstation, ohne das Bewußtsein wiederzuerlangen. Ich wurde mehrfach reanimiert und defibrilliert. Kritisch muß ich anmerken, man hätte mir zunächst die Diagnose, die „volle Wahrheit" ersparen sollen. Vielleicht wäre dann mein Schock, der dadurch ausgelöst worden sein kann, nicht so groß gewesen. Ich selbst bin oft zu frischen Herzinfarkten gerufen worden. Alle meine Patienten sind noch lebend ins Krankenhaus gekommen, da ich neben der notwendigen medikamentösen Versorgung ihnen psychischen Beistand geleistet habe. Ich habe sie getröstet, habe ihnen gesagt, daß dies alles zunächst doch nicht so schlimm wäre, und die bange Frage des Patienten: „Ist es denn ein Infarkt?" ausweichend beantwortet. Denn jeder weiß, was ein Infarkt bedeutet, welche Gefahren er mit sich bringt.

Nach dem Aufwachen aus tiefster Bewußtlosigkeit befand ich mich ein bis zwei Tage in einem Dämmerzustand, ich wußte nicht, wo ich war. Ich war nicht voll orientiert, glaubte mich auf einer Insel, kann mich aber noch erinnern an den Besuch meiner Familie auf der Intensivstation. Und dann erinnere ich mich noch deutlich an das Durchgangssyn-

drom, das ich erlebte: Ich beschuldigte meinen Freund, daß er mich falsch behandeln würde. Ich würde aber nicht sofort den Staatsanwalt rufen, sondern erst einen uns beiden bekannten Rechtsanwalt einschalten, damit die rechtliche Situation geklärt würde. Gottlob dauerte dieses Durchgangssyndrom nicht lange. Langsam war ich voll orientiert, erkannte meine Situation, meine Umgebung und beobachtete sie.

Ich habe im Laufe der Zeit viele junge sympathische Kollegen und liebenswertes, nettes Hilfspersonal auf der Intensivstation gefunden. Ich behaupte, daß die Intensivschwestern und -pfleger alle gut ausgebildete und ideal gesinnte junge Menschen sind. Sie arbeiten routiniert, kennen jeden Handgriff, sind hilfsbereit, geduldig und nachsichtig mit ihren Patienten. Sie fühlen mit den Schwerstkranken, die sie betreuen. Sie leben unter ständigem Streß. Sie sind es, die als erste mit akuten Verschlechterungen des Gesundheitszustandes bei den Patienten konfrontiert werden. Sie wissen dies und fühlen sich manchmal stark überfordert.

Es haben viele Menschen während dieser Zeit für mich gebetet, und ich bin sicher: Es hat geholfen. Ich möchte hier auf die randomisierte Doppelblindstudie des Prof. Dr. Randy BYRD der University of California hinweisen (siehe Kapitel „Sprechen über Gott").

Der Wert der medizinischen Intensivpflege mit ihrer hochtechnisierten Ausrüstung wird von Außenstehenden und auch den Medien falsch beurteilt. Als betroffener Patient und auch als Arzt beruhigte mich die Intensivstation sehr, wußte ich doch, daß ich ständig kontrolliert wurde, daß bei Zwischenfällen alles Notwendige vorhanden war. Die apparative Überwachung wirkte eher beruhigend als beängstigend auf mich. Belastend fand ich Kleinigkeiten, wie Stuhlgang im Bett auf dem Topf zu machen, den Blasenkatheter und den Dauertropf.

Auf Intensivstationen geht es nicht nur steril und geschäftsmäßig zu. Es wird auch gelacht und gescherzt. Auf meiner langen Reise über die Intensivstationen traf ich viele Menschen, die mich meistens beeindruckt haben, und zwar durchweg idealistisch gesinnte, aufgeschlossene, arbeitsame Intensivschwestern und -pfleger, die in Gesprächen mir sagten, daß die Verantwortung für sie ungeheuerlich wäre und innerlich kaum zu verkraften sei und daß durch dieses dauernde Unterbesetztsein der Intensiveinheiten sie nicht nur physisch, sondern auch psychisch sich überfordert fühlten. Sie meinten, sie würden viel zuviel Substanz lassen müssen, so daß man nur zwei bis drei Jahre in der Lage wäre, auf solch einer Intensivstation zu arbeiten.

Am zweiten postoperativen Tag bekam ich ein schweres, nicht erklärbares Lungenödem, so daß ich wieder für 2 Tage intubiert werden mußte.

Ich habe am eigenen Leibe erfahren, was es bedeutet, ein Lungenödem zu haben. Dieses qualvolle Ringen nach Luft, dieses Defizit an Sauerstoff erzeugt ein ungeheures Enge- und Angstgefühl im Menschen.

Ich hatte bei der Reintubation für kurze Zeit die Besinnung verloren, und als ich wach wurde, konnte ich mit Hilfe des Gerätes gut atmen und bekam gut Luft. Ich fühlte mich wie im siebenten Himmel und war glücklich, wieder Luft zu bekommen. Stimmlich konnte ich mich nicht verständlich machen, so daß ich meine Wünsche und Bitten auf einer Tafel weitergeben mußte.

Warum habe ich dieses alles nun geschrieben? Ganz einfach, um Kollegen und Laien die Situation auf einer Intensivstation zu erklären, Menschen die Angst vor dieser Situation zu nehmen, aber auch gleichzeitig klarzumachen, wie diese segensreiche Institution sein kann. Intensivstation bedeutet sicherlich große Hilfe, und jeder sollte wissen, daß hier viele ideell eingestellte Menschen arbeiten."

Arzt und Helfer (das Behandlungsteam)

Wenn die „Wirklichkeit" des Patienten und die des Behandlungsteams gesondert besprochen werden, so geschieht dies vor allem aus didaktisch-systematischen Gründen. Tatsächlich ist eine getrennte Betrachtung der Wirklichkeit beider Gruppen problematisch, weil die übergreifende Wirklichkeit, in der sich beide befinden und die das Muster ihrer Beziehung zueinander bestimmt, nicht erfaßt wird. KLAPP, der sich besonders intensiv mit den Strukturen der Beziehung zwischen Patient und Behandlungsteam nicht nur theoretisch, sondern praktisch-klinisch beschäftigt hat, betont dies nachdrücklich: „Aus dem Vorangegangenen wird deutlich, daß der Patient nur künstlich allein zu betrachten ist, ist er doch als solcher immer bezogen auf einen Behandlungskontext. Das gleiche gilt für den zweiten Beziehungspartner, das Behandlungsteam."

Es liegt auf der Hand, daß Intensivmedizin sich auch für *Arzt* und *Pflegepersonal* sehr *unterschiedlich* darstellt. Dies hängt mit den unterschiedlichen konkreten Maßnahmen zusammen, die jede Gruppe am Krankenbett durchzuführen hat, mit unterschiedlichen Kompetenzbereichen, unterschiedlichen Aufgabengebieten und unterschiedlichen Befugnissen.

Im allgemeinen verfügt der *Arzt* über einen höheren Aktivitätsgrad, er ist berechtigt und häufig gezwungen, weitreichende Entscheidungen zu treffen. Seine Kommunikation mit dem Patienten wird mehr durch den Informationsaspekt als durch Beziehungselemente bestimmt, der Kontakt zum Patienten ist wesentlich kürzer — und er kann sich emotionell belastenden Situationen leichter entziehen. Wahrscheinlich sind auch Erfolgserlebnisse häufiger und Schuldgefühle seltener. Die Tätigkeit der *Pflegekräfte* wird vorrangig und tiefgreifend durch den ständigen Kontakt mit den Schwerstkranken und Sterbenden geprägt. Nicht selten resultieren daraus „Gefühle des Versagens, der Enttäuschung, der Trauer, Schuld, aber auch Ärgerreaktionen" (B. F. KLAPP). So sind „die Schwestern und Pfleger am stärksten mit den Patienten involviert und schwingen emotional häufig stark mit..." (B. F. KLAPP).

Die Tätigkeit beider Helfergruppen spielt sich zudem in einem Klima hochgespannter Erwartungen und maximaler Ansprüche, besonderer Kompetenz und erhöhter Einsatzbereitschaft ab. Eine „Gewöhnung" an die Extremsituationen der Intensivmedizin tritt auch bei langjähriger Arbeit auf der Intensivstation nur begrenzt auf. Sich im Klima einer Intensivstation auf Dauer in einer professionellen „affektiven Neutralität" bewegen zu wollen, grenzt an Illusion. Sehr viel eher kommt es zur Entwicklung von *Bewältigungsstrategien*, mit deren Hilfe die enormen Anforderungen erst erträglich werden. Gerade das Pflegeteam befindet sich sozusagen „chronisch" in einer *Belastungssituation mit Dilemmacharakter*: Ist die intensivmedizinische Behandlung erfolgreich und wird der Patient auf die Normalstation verlegt, so wird quasi das „Erfolgserlebnis entzogen", weil der Patient aus dem Blickfeld des Pflegepersonals gerät. Stirbt der Patient, so wird sein Tod als Niederlage erlebt und löst Schuldgefühle aus.

Hauptbelastungsfaktoren des Behandlungsteams auf der Intensivstation

1. hohe physische und fachliche Beanspruchung
2. Kommunikationsprobleme
3. Konfliktsituationen (Patient, Team, Angehörige)
4. Zeitdruck
5. Ängste (fremde und eigene)
6. Enttäuschung
7. Versagens- und Schuldgefühle
8. Konfrontation mit der eigenen Sterblichkeit

Es gibt eine Reihe von *Abwehrmechanismen,* die sich beim Behandlungsteam entwickeln können und die natürlich die Beziehung zum Patienten belasten:

- *„Vermeidung"* des Patienten über eine vermehrte Zuwendung zu den Apparaten;
- *„Verleugnung"* auf affektiver Ebene und das daraus resultierende Überspielen der belastenden Situation durch rauhen, distanzierten, unterkühlten Ton oder deplazierten Humor;
- *Aktivismus* mit Überspringen depressiver oder trauriger Stimmungen und damit verbundener *emotionaler Rückzug;*
- *Verschiebung,* die sich beispielsweise so äußern kann, daß Schwestern als größten Einzelstreßfaktor nicht das Sterben um sie herum, sondern „schweres Heben der Patienten" angeben (B. F. KLAPP).

Die *Beziehungsstruktur* zwischen dem *Patienten* und der *Gruppe der Helfer* wird durch 2 Elemente geprägt, durch Asymmetrie und die Polarität von Aktiv und Passiv.

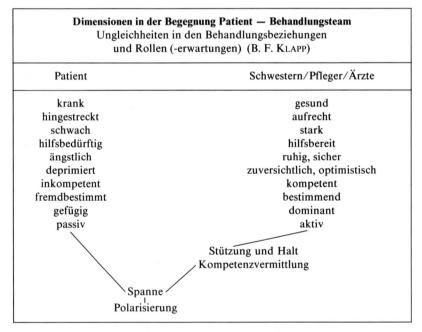

Folgende *Beziehungsmuster,* deren Kenntnis bei der Lösung von Konflikten in der Begegnung Patient — Behandlungsteam hilfreich sein kann, sind häufig anzutreffen (B. F. KLAPP):

1. Der *Patient erlebt die* skizzierte *Spanne* zwischen ihm und dem Team *in einem erträglichen Maß.* Dadurch wird es ihm möglich, die Behandlung anzunehmen. Hoffnung, Anlehnung und notwendige Regression können sich entfalten.
2. Der *Patient erlebt die Beziehung zum Behandlungsteam in einer scharfen Polarisierung.* Daraus resultiert das Gefühl der Bedrohung, gefolgt von starker Angst, verbunden mit tiefem Mißtrauen und dem krampfhaften Bemühen, eine Art Pseudoautonomie aufrechtzuerhalten. Solche Patienten gelten dann als „schwierig" wegen ihrer Uneinsichtigkeit, ihrer stark kontrollierenden Haltung und ihres Besserwissens. Reagiert das Team auf dieses Beziehungsmuster mit betonter Dominanz, Bestimmung, Kompetenz und Stärke, so spitzt sich die Situation in Art eines Circulus vitiosus weiter zu (s. Kapitel „Gespräch mit dem sogenannten ‚schwierigen Patienten' ").
3. Die Probleme einer anderen Patientengruppe resultieren aus ihrer *Schwierigkeit, die Krankheit anzunehmen.* Die Patienten verleugnen ihre Ängstlichkeit und Depressionen, wirken schicksalsergeben und nehmen äußerlich eine zuversichtlich ruhige Haltung ein. Sie passen sich an die Situation in der Intensivstation an und wirken besonders gefügig. Viele der Infarktpatienten gehören in diese Gruppe. Häufig gelten die Kranken aus der Sicht des Teams als „Idealpatienten".
4. Ein weiteres sehr kritisches Beziehungsmuster kann sich entwickeln, wenn die *Regression des Patienten ausufert:* Diese Patienten neigen zu einer ausgeprägten Infantilisierung, sie werden von Angst geradezu überschwemmt und fühlen sich vollkommen abhängig vom Behandlungsteam. Sie geraten in eine Situation, die von Hoffnungslosigkeit geprägt ist, verbunden mit schweren Ängsten, dem Nichtannehmen von Fortschritt und dem Nichtloskommen von der Intensivbehandlung. Reagiert das Behandlungsteam auf dieses Verhalten mit gesteigerter Besorgnis und Überaktivität, so resultiert daraus eine weitere Angstverstärkung. Die dadurch verstärkte Anklammerung des Patienten kann schließlich zu einer Abwendungshaltung bei dem Team führen.

In der Kenntnis dieser Beziehungsmuster, ihrer Wurzeln und ihrer Auswirkungen liegt der Schlüssel zu einer nicht von Gegenübertragungsängsten, -gefühlen und -gedanken geprägten Verhaltensweisen des Teams. Sie unterstreicht die Wichtigkeit der *Kommunikation innerhalb des Behandlungsteams.* Dazu KLAPP: „In dem Maße, in dem das Behandlungsteam sich seinen eigenen Schwächen, Ängsten, Unsicherheiten, Versorgungswünschen, also auch seiner Hilfsbedürftigkeit zu stellen und darüber zu verständigen vermag, wächst seine empathische Potenz. Es kann so mit dem Patienten geschmeidiger umgehen, rigide Bewältigungsstrategien und die sich aus ihnen leicht entwickelnden skizzierten Beziehungsmuster modulieren."

Die Art, in der der Patient Angst und Streß auf der Intensivstation bewältigt, wird also in hohem Maße von der Haltung und den Aktivitäten des Behandlungsteams bestimmt.

"Gestorben am 15. August 1977 —
erlöst am 1. Dezember 1979"

Die Angehörigen

In dieser „Todesanzeige der Bitternis" wurde in der Frankfurter Allgemeinen Zeitung vom 17. Dezember 1979 auf die Beerdigung eines 15jährigen Schülers hingewiesen, der nach einem Badeunfall wiederbelebt und über 2 Jahre auf einer Intensivstation behandelt worden war.

Angehörige von Intensivpatienten sind lange Zeit in sträflichster Weise *vernachlässigt* worden. Informationen von größter Tragweite (Art der Erkrankung, Komplikationen, Verlauf oder sogar Tod eines Angehörigen) wurden — und werden vielfach noch immer — in Eile, unerträglich verkürzt, häufig im Stehen auf Fluren neben der Intensivstation mitgeteilt. Dieses Verhalten resultiert aus dem Unvermögen, zu erkennen und zu verstehen, welche Elemente die *Wirklichkeit* und das *Erleben* der *Angehörigen* von Intensivpatienten bestimmen:

- Häufig *leiden* die Angehörigen an dem *ungewissen Schicksal* ihres Anverwandten sehr viel mehr als der Patient.
- Es besteht ein *ausgeprägtes Informationsbedürfnis* über Zustand, therapeutische Maßnahmen und Prognose, das nur ausnahmsweise völlig befriedigt wird.
- *Informationen* werden häufig *in großer Eile* und von unterschiedlichen Mitgliedern des Behandlungsteams gegeben.
- *Mißverständliche oder widersprüchliche Aussagen* des Behandlungsteams wecken Angst, Unsicherheit, Mißtrauen und Aggressionen.

- Mitbestimmt durch das Bild der Intensivmedizin in der Öffentlichkeit werden die Auskunft gebenden Personen des Teams häufig als „Unglücksboten" erlebt, an denen sich Ängste, Zorn, Erregung und Aggressionen entladen.
- Die Intensivbehandlung eines nahen Anverwandten bedeutet für Angehörige vielfach nicht nur, daß ein Familienmitglied vital bedroht ist, sondern daß sie sich *selbst* plötzlich in einer *kritischen Lebensphase* befinden.
- Prämorbid *gestörte Konstellationen* innerhalb der Familie erfahren eine scharfe Akzentuierung.

Grundzüge der Betreuung Angehöriger von Intensivpatienten

1. Grundlage: Präsenz — Empathie — Akzeptanz
2. Schock der „ersten Konfrontation" mildern!
3. behutsame, einfache, warmherzige Sprache
4. Hoffnung signalisieren
5. angemessener Gesprächsrahmen (keine „Flurgespräche"!)
6. Reaktionsphase der Angehörigen berücksichtigen (Verleugnung? Überaktivität? Resignation?)
7. Konstellation innerhalb der Familie beachten
8. gleicher Informationsstand für alle Angehörigen
9. keine widersprüchlichen Auskünfte des Behandlungsteams
10. Versuch, Angehörige in das Behandlungsteam zu integrieren

---

Bei langwierigen Verläufen lassen sich (F. G. MÜLLER und Mitarbeiter, zit. n. HANNICH u. Mitarb.) häufig *typische Reaktionsmuster der Angehörigen* beobachten, deren Kenntnis für ihre Betreuung durch das Behandlungsteam von Bedeutung ist:

1. Phase:

Die Angehörigen versuchen, die zunächst unerträglich wirkende *Diagnose* zu *verleugnen*, und weigern sich, die Krankheit anzunehmen.

2. Phase:

Die Angehörigen wissen nun zwar, daß der Patient vital bedroht ist oder sterben muß, glauben es aber nicht und flüchten sich in verschiedenste *Überaktivitäten.*

3. Phase:

Auf die Phase der Überaktivitäten folgt die *Entmutigung.* Die Angehörigen werden sich der ganzen Tragweite des Geschehens bewußt, Überempfindlichkeit und Mißtrauen kommen auf.

4. Phase:

Überempfindlichkeit und *Mißtrauen* werden zur Quelle zahlreicher, teilweise belastender Fragen und Reaktionen: Wird alles getan? Warum wird der Patient beatmet? Was haben die vielen Geräte für einen Sinn? Ich bin mit der Schwester/Pfleger/dem Arzt unzufrieden: Ich bekomme nur unzureichende Auskünfte!

5. Phase:

Sie ist gekennzeichnet, sowohl rational als auch emotional, von *Resignation.*

Kommunikation in der Intensivmedizin

Kommunikation auf der Intensivstation hat höchste Priorität; sie ist buchstäblich lebensnotwendig. Diesem hohen Kommunikationsbedarf stehen, wie kaum in einem anderen Bereich der Medizin, zahlreiche *Kommunikationshindernisse* entgegen:

- *organische und seelische Auswirkungen* und Folgen der *Krankheit* selbst,
- *therapiebedingte* Kommunikationshindernisse (Sedierung, Intubation, Beatmung)
- *Störungen im Beziehungsmuster* zwischen Patient und Behandlungsteam,
- *sprachliche Barrieren* (Fachsprache, ausländische Patienten),
- *Zeitdruck, Überbeanspruchung* und *Ausbildungsdefizite* beim Behandlungsteam.

Die vorrangigen *Kommunikationsziele* in der Intensivmedizin lauten:

- *Orientierungsmarken setzen:* Das heißt, den Patienten über Ort und Zeit informieren, über Zweck und voraussichtliche Dauer der Behandlung, über Name, Rolle und Funktion der einzelnen Mitglieder des Behandlungsteams;

- *Wiederherstellung des Selbstwertgefühls*, dessen tiefgreifende Störung ein wesentliches Merkmal der Wirklichkeit des Intensivpatienten ist;
- *Ängste verringern*: Dominierend sind Trennungs- und Verlustängste, Leidens- und Zukunftsängste;
- *kontaktive Angebote*: Präsent sein, Sicherheit signalisieren, Kontakte anbieten, nonverbale Signale verstehen und geben;
- *Hoffnung geben*; das „Prinzip Hoffnung" darf niemals vernachlässigt werden, auch in den schwierigsten Situationen ist der berühmte „Funke Hoffnung" zu begründen.

Und selbst in ausweglosen Situationen erfüllt Kommunikation die Funktion des „Beistehens beim Untergehen" — und wird dann zur wesentlichsten Form intensivmedizinischer Betreuung.

Zu den *Todsünden der Kommunikation* in der Intensivmedizin (und nicht nur dort) zählen alle sprachlichen und nichtsprachlichen Äußerungen und Verhaltensweisen, die die Verlorenheit und Anonymität des Patienten verstärken, die Störung seines Selbstwertgefühls intensivieren, ihn verunsichern, zusätzliche Ängste induzieren und Desinteresse an seinem Schicksal erkennen lassen.

Erfolgreiche Kommunikation in der Intensivmedizin setzt in besonders hohem Maße die Fähigkeit voraus, sich die *4 Botschaften des Sprechens* (Information, Kontakt, Appell und Selbstdarstellung) bewußt zu machen. Dabei kommt häufig den Beziehungsaspekten (wie wir einander etwas mitteilen) größere Bedeutung zu als den Inhaltsaspekten (was wir einander mitteilen). Kommunikation zählt zu den Grundbedürfnissen des Menschen. Der Wunsch nach Kommunikation ist daher gerade in Extremsituationen besonders stark ausgeprägt. Kommunikation kann dann die Funktion des „letzten Ankers" haben, an dem alles hängt und der alles hält.

Die *Kommunikationswünsche* des Intensivpatienten sind aber nicht nur auf die aktuelle Situation und die Zukunftsperspektiven ausgerichtet. Weil auf der Intensivstation das Leben aktuell bedroht und der Tod greifbare Realität ist, besteht auch der Wunsch, dieses möglicherweise zu Ende gehende Leben in der Rückschau wenn nicht zu werten, so doch zu sichten. Solche Rückblenden in die Lebensgeschichte stellen einen wichtigen Mechanismus zum Überstehen der Akutsituation dar und fordern vom Behandlungsteam die Fähigkeit des aktiven Zuhörens. Die in diesen Rückblenden manchmal geradezu rührende Darstellung dessen, was der jetzt hilflose und ausgelieferte Patient noch vor kurzem leisten und bewegen konnte, ist auch als Versuch zur Stabilisierung des bedrohten Selbstwertgefühls zu verstehen.

Der Unerfahrene kann leicht unterschätzen, wieviel schwerstkranke, scheinbar nicht mehr zur Kommunikation fähige Patienten wenn nicht verstehen, so doch noch aufnehmen und registrieren können. Deswegen ist verbale und nonverbale Zuwendung auch dann noch sinnvoll, wenn der Patient keine gezielten Reaktionen mehr aufweist. Es spricht vieles dafür, daß auch in diesen Situationen der Kommunikationsfluß zwar nur einseitig verläuft, aber doch noch „ankommt".

Kommunikation zwischen Patient und Behandlungsteam ist über *5 Wege* möglich:

— Wort,
— Schrift,
— Mimik,
— Hautkontakt,
— Symbole.

Besteht keine Kommunikationsbehinderung, so läuft die Kommunikation über 10 Kommunikationskanäle ab. Welche Störungen der Kommunikation speziell im Intensivbereich auftreten können, zeigen die folgenden Abbildungen.

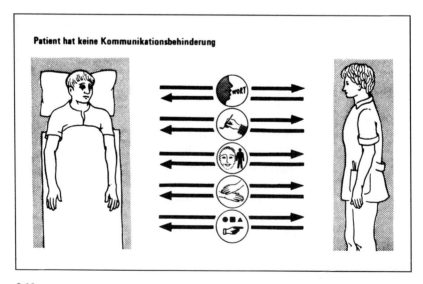

Patient hat keine Kommunikationsbehinderung

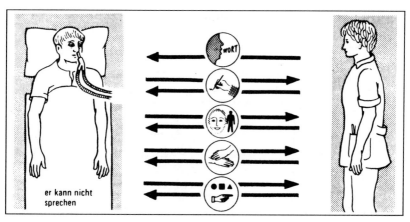

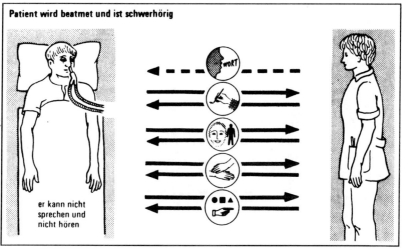

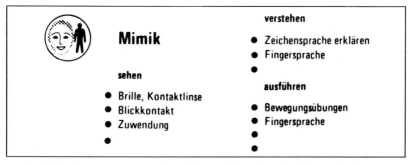

Die Zeichnungen stammen aus Hannich/Wendt/Lawin: Psychosomatik der Intensivmedizin, Stuttgart 1983, und wurden uns freundlicherweise vom Georg Thieme Verlag zur Verfügung gestellt.

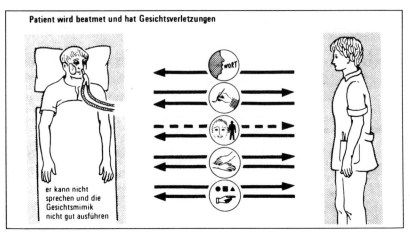
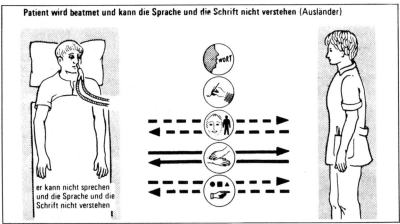
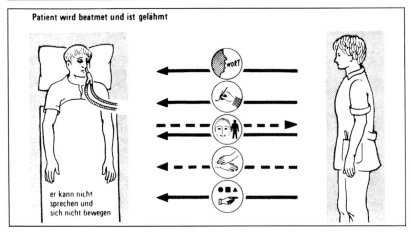

Patient wird beatmet und kann nicht sehen

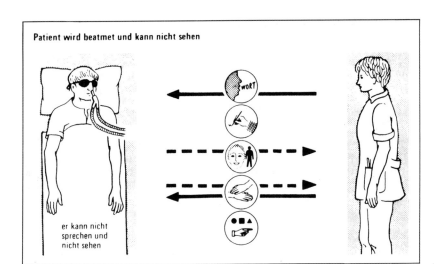

er kann nicht sprechen und nicht sehen

Hautkontakt

fühlen, empfinden, wiedergeben

- innere Bereitschaft
- menschliche Nähe, Zuwendung
- vertraute Atmosphäre, Geborgenheit
- Körperkontakt
- z.B. streicheln, Hand halten, umarmen, festhalten, Hand auflegen
-
-

Patient wird beatmet und ist bewußtlos

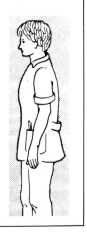

er hat eine totale Kommunikationsbehinderung

Für den nicht mehr sprechfähigen, also z. B. den intubierten Patienten ist die *schriftliche Kommunikationsform* von großer Bedeutung. Als Schreibmaterial kommen in erster Linie Filzstift (keine Kugelschreiber) und Papier oder Tafel und Kreide in Frage. Untersuchungen haben gezeigt, daß diese Kommunikationsmethode (Schreibwunsch äußern, Schreibmaterial zureichen, schreiben lassen, Schrift entziffern) relativ viel Zeit, im Durchschnitt 5—9 Minuten, benötigt. *Kommunikationstafeln,* die immer wiederkehrende wichtige Bedürfnisse des Patienten enthalten und von ihm nur durch Fingerhinweise auf das Wort „ja" oder „nein" zu beantworten sind, können die Verständigung deutlich erleichtern. Selbst beim sprechunfähigen und weitgehend bewegungsunfähigen Patienten können beispielsweise noch Augenzeichen ausgemacht werden, die zumindest eine Antwort nach ja oder nein erlauben, wie z. B. blinzeln = ja bzw. Augen langsam zumachen = nein. Es ist selbstverständlich, daß in dieser Situation nur geschlossene Fragen gestellt werden dürfen.

Schriftliche Äußerungen von sprechunfähigen (meist intubierten oder beatmeten) Patienten auf Intensivstationen.

1. „Herr Dr., nicht so eilig."

2. „Bitte kalt abwaschen. Ich bin nicht so krank wie Sie glauben. Ich muß von den Schläuchen runter."

3. „Die Krankheit ist so schlimm."

4. „Ich habe früher viel mehr Luft bekommen, als ich am Apparat lag. Rhythmus etwas schneller."

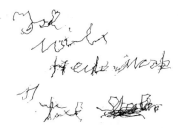

5. „Ich will heute noch sterben."

6. „Meine Tochter hat mich verkauft, bin noch nicht tot."

7. „Raus, raus."

8. „Ich bin im Mai und Juni auf der Inneren Station gewesen, da wurde mir ein Herzkatheter vom Hals ins Herz gelegt. Ferner bin ich pflaster- und spritzenempfindlich, ich mußte dieserhalb nach Essen in die Hautklinik. Vorübergehend. Es röchelt so im Hals oder der Lunge, als wenn noch etwas darin wäre."

9. „Das Personal ist fleißig."

Für das *Gespräch zwischen Arzt und Patient* auf der *Intensivstation* gelten eine Reihe von einfachen Grundregeln:

1. Grundregel: Den Patienten mit Namen ansprechen und den eigenen Namen nennen.

Dazu ein ehemaliger Intensivpatient (G. HENSEL): „Jedes Wort, das an den Patienten auf der Intensivstation gerichtet wird, jedes Wort, und sei es noch so simpel, holt ihn aus dem Gefühl, vereinsamt und verlassen zu sein. Und kein Wort hört der Patient so gern wie seinen Namen. Obwohl es sich niemand gern eingesteht, jedem Menschen ist sein Name in gewisser Weise heilig. Wird sein Name vergessen, verwechselt oder verstümmelt, so trifft ihn dies wie eine körperliche Verletzung. Dieses Gefühl verstärkt sich verständlicherweise noch in der Extrem- bzw. Ausnahmesituation der Intensivstation. Wer mit Namen angesprochen wird, ist kein ‚Namenloser' mehr, er ist keine Nummer, er wird als Individuum behandelt, er bleibt nicht in einer beängstigenden Anonymität. Hinzu kommt ein weiterer Aspekt: Gerade der hilflose Patient fürchtet die Verwechslung ganz besonders: Denn die Angst, verwechselt zu werden, gehört zu den Urängsten des Patienten."

Wird der Patient mit Namen angesprochen, dann ist das für ihn ein Signal, daß man ihn als Person, seine speziellen Probleme und seine spezifische Situation kennt. Durch das Nennen des eigenen Namens und der Funktion können Arzt und Helfer wiederum ein Stück Anonymität und Hintergrundangst abbauen. Das System der Intensivstation mit ihrem hohen Personalaufwand, dem Schichtdienst und einem rasch wechselnden Behandlungsteam erschwert die Orientierung in besonderem Maße. Bei länger dauernder intensivmedizinischer Betreuung ist es sehr wichtig, daß der Patient zumindest *eine feste Bezugsperson* aus dem Ärzteteam und eine aus dem Pflegeteam dem Namen nach kennt.

2. Grundregel: Rasch die notwendigen Orientierungshilfen geben.

Dazu gehört, daß der Patient ruhig und unmißverständlich über Ort, Uhrzeit und Zweck der intensivmedizinischen Betreuung informiert wird. Nirgendwo kann das Zeitgefühl des Patienten so stark gestört sein wie in der Atmosphäre einer Intensivstation. Manche Unruhezustände von Patienten, die auf einer subjektiven Verwechslung von Tages- und Nachtzeit basieren, könnten durch diese einfachen Informationen vermieden werden. Meist ist es medizinisch unbedenklich, dem Patienten die eigene Uhr zu belassen; dennoch ist die Unsitte, Patienten auf der Intensivstation alle „persönlichen Gegenstände" abzunehmen, weit verbreitet.

Der Zweck der intensivmedizinischen Betreuung soll möglichst einfach dargestellt werden. Dazu genügen Termini wie „die Krankheit besser überwachen", „um Ihnen rasche Erleichterung zu bringen", „die Krankheit möglichst optimal in den Griff zu bekommen" usw. Auch sollte der Patient die voraussichtliche Dauer der Behandlung erfahren. Ist diese noch nicht konkret abzusehen, so kann es dennoch hilfreich sein, dem Patienten zu sagen, daß sein Aufenthalt „so kurz wie nötig" sein wird.

Sehr wichtig ist es, den Patienten darüber zu informieren, daß und inwieweit seine Angehörigen benachrichtigt worden sind. Unklarheit in diesem Punkt wirkt besonders quälend und beunruhigend. Eine Information wie: „Wir haben Ihre Frau angerufen und ihr gesagt, daß bei Ihnen alles gut verläuft" ist Beruhigung im doppelten Sinne.

3. Grundregel: Einfache und verständliche Sprache.

Diese Regel gilt auf der Intensivstation, wo die Auffassungsfähigkeit des Patienten oft durch die Schwere seiner Erkrankung und durch therapeutische Maßnahmen eingeschränkt ist, in besonderem Maße. Hier erhält jedes Wort ein eigenes Gewicht, und jede unverständliche oder mißverständliche Äußerung kann intensive Angst induzieren. Es sollte selbstverständlich sein, daß bei der Visite auf der Intensivstation nur *zum* und nicht *über den* Patienten gesprochen wird. Das Sprechen über den Patienten, noch dazu im medizinischen Fachjargon, verstärkt sein Gefühl der Isolation, weckt neue Ängste und kann als Unsicherheit des Behandlungsteams ausgelegt werden.

Bedside-Diskussionen lassen sich nicht immer verhindern. Aber dann sollte man dem Patienten klar sagen, worum es geht: „Was wir hier jetzt besprechen, ist keine Geheimnistuerei, sondern wir überlegen, wie Ihre Behandlung möglichst optimal gestaltet werden kann."

4. Grundregel: Erklären, was geschieht und was geplant ist.

Jede noch so kleine Maßnahme (beispielsweise Blutentnahme, ZVD messen) sollte dem Patienten, sofern er sie nicht kennt, in groben Zügen erklärt werden. Dadurch werden Mißdeutungen und Mißverständnisse reduziert und vermeidbare Ängste verringert. Daß ein Patient wortlos zu einer Untersuchung gefahren wird, deren Zweck und mögliche Bedeutung ihm nicht mitgeteilt wird, gehört zu den kommunikativen Todsünden.

5. Grundregel: Positive Sprache.

Ängste, Resignation und Depression bestimmen häufig die Verfassung des Patienten auf der Intensivstation. Jede Information, die als „positive Nachricht" oder „gute Botschaft" formuliert werden kann, ist daher besonders wichtig. Der Patient will nicht nur *sehen*, sondern auch *hören*, daß er aus der schlimmsten Gefahrenzone heraus ist. Die Information muß keineswegs detailliert sein, sondern wirkt um so überzeugender, wenn sie klar und einfach formuliert wird:

„Die Operation ist gut verlaufen."
„Die Röntgenaufnahme hat nichts Schlimmes ergeben."
„Ich bin mit dem bisherigen Verlauf bei Ihnen sehr zufrieden."

Das Sprechen in Bildern ist manchmal besser geeignet, den Trend im Krankheitsverlauf zu verdeutlichen, als langatmige Erklärungen von Einzelbefunden. Sätze, wie: „Jetzt kommt Land in Sicht" oder „Bald können Sie wieder Bäume ausreißen, allerdings zunächst nur kleine", können häufig Fortschritte überzeugender signalisieren als der Hinweis auf hämodynamische oder biochemische Parameter.

Ähnlich wie in der Onkologie ist es auch in der Intensivmedizin sehr wichtig, die sogenannten *„kleinen Probleme"* des Patienten ernst zu nehmen und sorgfältig zu berücksichtigen. Denn die sog. kleinen Probleme können subjektiv quälender sein als das medizinische Hauptproblem. Zum anderen muß der psychologische Effekt berücksichtigt werden: Der Patient, der erkennt, daß man sich um verhältnismäßig kleine Anliegen ebenso sorgfältig kümmert wie um die anderen medizinischen Probleme, erlebt seine Situation möglicherweise als weniger hoffnungslos. Das Berücksichtigen der kleinen Probleme mindert den Druck der großen.

Ein ehemaliger Intensivpatient schildert exemplarisch eine derartige Begebenheit: Neben ihm auf der Intensivstation lag ein Italiener, der nichts von dem begriff, was um ihn und mit ihm geschah. Das einzige Wort, das er ständig wiederholte und das zunächst keiner richtig verstand, war: „Friedhof". Alles, was mit ihm geschah, erschien ihm nur als ein weiterer Schritt näher zum Grab. Verschiedene Versuche zur Beruhigung des von Angst überwältigten Patienten scheiterten. Die Erlösung aus dieser quälenden Situation gelang erst, als eine schlagfertige Schwester dem Italiener das Frühstück mit den Worten hinschob: „Nix Friedhof, mangiare!" und der behandelnde Chirurg sich auch noch nach der Qualität des Frühstücks erkundigte. „Wenn", so dachte der italienische Patient wahrscheinlich, „der Arzt keine größeren Sorgen hat, als wie mir das Frühstück schmeckt, dann kann es um mich nicht ganz so schlimm bestellt sein."

6. Grundregel: Hoffnung geben.

Alles, was geeignet ist, die Hoffnung des Patienten zu stärken, ist gerade auf der Intensivstation von besonderer Bedeutung. Dazu gehört auch, daß noch so kleine Fortschritte nicht nur *registriert*, sondern dem Patienten auch *gesagt* werden. Bei Rückschritten oder ungünstigen Verläufen ist es aber ebenso wichtig, die eigene Besorgtheit nicht erkennen zu lassen. Was der Patient braucht, ist ein stabil und sicher wirkendes Behandlungsteam, das im geeigneten Moment auch auf der Intensivstation mit Fröhlichkeit und sogar einer Spur Humor reagieren darf.

Wenn der Patient über Sinnfragen, „die letzten Dinge" oder auch über den Tod und Sterben sprechen möchte, sollen diese Gespräche nicht abgewehrt werden. Wann sonst, wenn nicht in der Extremsituation der vitalen Bedrohung, sollte der Mensch sich Gedanken um Dinge machen, die er meist ein Leben lang verdrängt? In diesen Gesprächen fällt dem Arzt und seinem Team weniger die Aufgabe zu, Antworten auf Fragen zu finden, die im Einzelfall nicht zu beantworten sind, sondern aktiv zuzuhören und präsent zu sein (s. Kapitel „Sprechen über Gott?").

Grundzüge der Gesprächsführung bei Intensivpatienten

1. *intensives kontaktives* Angebot!
2. *alle* Kommunikationsmittel nutzen (Wort, Schrift, Mimik, Hautkontakt, Symbole)
3. *Orientierungshilfen* anbieten
4. *informieren* (Ort, Zeit, Team, Behandlung)
5. *keine Ängste induzieren,* bestehende Ängste abbauen
6. *einfache, verständliche, positive Sprache*
7. *zum* Patienten, nicht *über* den *Patienten* sprechen
8. *Hoffnung* geben
9. *Selbstwertgefühl* des Patienten *stützen*
10. Gesprächen über *Sinnfragen* nicht ausweichen

Betreuung der Angehörigen

Die Behandlung eines Familienmitglieds auf der Intensivstation ist für Angehörige ein meist unvorhergesehenes Ereignis, das sie wie ein Schock trifft. Ihr *Verhalten* ist zunächst in hohem Maße *emotional* bestimmt. Es hängt ferner von der Qualität der Beziehung zu dem erkrankten Angehörigen ab und wird mitbestimmt durch das meist negativ geprägte Bild der Intensivmedizin in der Öffentlichkeit.

Die *Betreuung der Angehörigen* ist keine lästige Nebenaufgabe in der Intensivmedizin, sondern *gehört zum Gesamtbehandlungskonzept*. Die Betreuung der Angehörigen ist mittelbar auch eine Betreuung des Patienten, denn die Krise des Patienten ist vielfach auch eine Krise der Angehörigen. Der sorgfältig und vernünftig vorbereitete Angehörige kann für den Kranken zu einer nicht zu unterschätzenden Quelle der Kraft werden. Andererseits kann der Angehörige, der im Behandlungsteam und in der Intensivstation nur Feindbilder erkennt, die Betreuung des Patienten erheblich erschweren. Im Idealfall gelingt es, den Angehörigen im weitesten Sinne in das Behandlungsteam zu integrieren.

Der Arzt auf der Intensivstation, nicht selten physisch und emotional bis an die Grenzen belastet, sieht sich immer wieder vor die manchmal kaum lösbar erscheinende Aufgabe gestellt, eine tragfähige Brücke zu einem Angehörigen zu schlagen, den er vielleicht als schwierig oder zumindest als zusätzliche Belastung erlebt. Er wird mit den vielfältigsten Reaktionen und Verhaltensweisen konfrontiert: Aggression, Trauer, Hilflosigkeit, Unsicherheit, Schuldgefühle, Ängste, Vorwurfshaltung und Anspruchsdenken. Er begegnet möglicherweise einer Feindseligkeit, die durch das Bild der Intensivmedizin in der Öffentlichkeit und durch die Medien bestimmt ist. In anderen Fällen bewegen den Angehörigen kindlich-naive, magisch anmutende Illusionen einer „totalen Machbarkeit durch den Einsatz des gesamten intensivmedizinischen Repertoires" (Monika DORFMÜLLER). Vielleicht wird er auch von apokalyptischen Visionen verfolgt, weil er in der Tagespresse das prolongierte Sterben prominenter Politiker, wie Franco in Spanien oder Tito in Jugoslawien, in allen Details mitverfolgen konnte.

Die Schwierigkeiten, in einer solchen psychologisch komplexen und emotional hochgespannten Situation Gespräche zu führen, die die Belange des Patienten berücksichtigen, den Ansprüchen der Angehörigen Rechnung tragen und die medizinischen Notwendigkeiten plausibel machen, können enorm sein. Sie sind der Grund dafür, daß häufig eingehenden Gesprächen mit Angehörigen ausgewichen wird oder Gespräche scheitern, weil eine gemeinsame Wirklichkeit zwischen Behandlungsteam und Angehörigen nicht gefunden werden kann.

Präsenz, Zuwendung, Empathie und *Akzeptanz* der entgegengebrachten Gefühle sind die Grundlage jeder Kommunikation zwischen Behandlungsteam und Angehörigen. Der nächste Schritt ist eine regelmäßige, verständliche, Angst abbauende und warmherzige *Information*. Was der Angehörige ganz entscheidend erwartet, ist das unmittelbare Eingehen auf seine aktuelle Situation und Hilflosigkeit.

Zunächst ist es wichtig, den *Schock der ersten Konfrontation* mit dem kranken Anverwandten zu *mildern*. Denn die Angehörigen sind „diejenigen, die zunächst am meisten erschrecken, mehr als der Patient selbst. Sie sind schockiert über den großen Aufwand der Apparaturen, hinter denen sie ihren kranken Angehörigen oftmals nur schwer finden können" (B. F. KLAPP). Dieses Erschrekken kann gemildert werden, wenn man den Angehörigen gut vorinformiert, ehe man ihn zum Patienten führt. Der Arzt sollte bei der ersten Begegnung dabei sein, um ggf. auftauchende Fragen gleich beantworten zu können. Das Gespräch soll bestimmt werden von einer behutsamen, einfachen Sprache, die immer auch Hoffnung signalisiert.

Es ist anzustreben, daß die Angehörigen auf einem möglichst *gleichen Informationsstand* gehalten werden, da sonst die Gefahr gegenseitiger Verunsicherung besteht. Günstig wirkt es sich aus, wenn bei mehreren Angehörigen ein *Hauptansprechpartner* gefunden werden kann, der für eine gleichmäßige Information, Beruhigung und Beschwichtigung innerhalb der Familie sorgt. Dies muß nicht immer der nächste Angehörige sein.

Wichtig ist es auch, zu analysieren, in welcher der oben geschilderten „Phasen" sich die Angehörigen befinden, um ihre Fragen und ihr Verhalten besser einordnen zu können, scheinbar irrationale Reaktionen besser zu verstehen und zu tolerieren, Anschuldigungen und aggressives Verhalten richtig einzuordnen und das emotionale Aufschaukeln von Spannungen zwischen Angehörigen und Behandlungsteam zu verhindern. Ob der Angehörige also zum „Freund" oder zum „Feind" des Behandlungsteams wird, liegt zu großen Teilen am Team selbst.

Der Mensch ist das Wesen, das spricht. Sprache ist seine Fähigkeit, sie birgt und enthüllt seine Möglichkeiten. Stummheit ist ein Gebrechen. Der sprechen kann und der Sprache hat, ist ein Mensch. Sprache ist menschlich. Die Menschlichkeit des Menschen zeigt sich in seiner Sprache, in der Sprache schlechthin.

Dolf STERNBERGER (1986)

Sprechen mit Sprachlosen — Kommunikation mit Aphasikern

Der Verlust der Sprache (Aphasie) ist die *schwerste Form der Kommunikationsstörung,* die der Mensch erleiden kann. Aphasie als Verlust der Sprache ist mehr, als zur Stummheit verurteilt zu sein. Der Begriff Aphasie umfaßt viele Fähigkeiten, die an das Sprechen gebunden sind. Beim Aphasiker können daher eine oder mehrere der folgenden Fähigkeiten gestört sein: Sprechen, Sprachverständnis, Lesen, Schreiben, Buchstabieren, Zählen, Rechnen. Gerade weil der Aphasiker sprachlich unfähig ist, seine Kommunikationsstö-

Formen der Aphasie

Aphasie	*reine motor. A.*	*totale motor. A.*	LICHTHEIM *motor. A.*	*reine sensor. A.*	*totale sensor. A.*	LICHTHEIM *sensor. A.*	*totale Aphasie*	*Leitungsaphasie*	*Alexie (reine)*
Spontansprechen	aufgehoben	aufgehoben	aufgehoben	erhalten; Paraphasie	schwer gestört; Paraphasie, Logorrhö	erhalten; Paraphasie	aufgehoben	erhalten; Paraphasie	erhalten
Nachsprechen	aufgehoben	aufgehoben	erhalten	aufgehoben	aufgehoben	erhalten	aufgehoben	schwer gestört od. aufgehoben	erhalten
Lautlesen	aufgehoben	aufgehoben	erhalten	erhalten	aufgehoben	erhalten (ohne Verständnis)	aufgehoben	erhalten; Paraphasie	aufgehoben
Spontanschreiben	erhalten	aufgehoben	schwer gestört	erhalten	schwer gestört; Paragraphie	erhalten; Paragraphie	aufgehoben	erhalten; Paragraphie	erhalten
Kopieren	erhalten	erhalten	erhalten	erhalten	erhalten	erhalten	erhalten	erhalten	erhalten
Diktatschreiben	erhalten	aufgehoben	erhalten	aufgehoben	aufgehoben	erhalten	aufgehoben	erhalten; Paragraphie	erhalten
Sprachverständnis	erhalten	erhalten	erhalten	aufgehoben	aufgehoben	aufgehoben	aufgehoben	erhalten	erhalten
Schriftverständnis	erhalten	schwer gestört	erhalten	erhalten	aufgehoben	aufgehoben	aufgehoben	erhalten	aufgehoben

Aus: G. THIELE (Hrsg.), Handlexikon der Medizin, Urban und Schwarzenberg, München — Wien — Baltimore 1980

rung zu artikulieren, und sich die Verständigung mit ihm daher äußerst mühevoll gestalten kann, droht ihm ständig die Gefahr, nicht nur seinem „Käfig der Sprachlosigkeit" nicht entrinnen zu können, sondern in ihm auch noch allein gelassen zu werden. Ein beredtes Beispiel dafür im klinischen Alltag ist der Umgang mit aphasischen Apoplektikern. Eine Systematik der aphasischen Störungen enthält die Tabelle auf Seite 274.

Da die Zahl geschulter Logopäden bei weitem nicht ausreicht, alle Aphasiker zu betreuen, muß jeder Arzt, der mit Aphasikern zu tun hat, die Grundzüge der Kommunikation mit Patienten, die unter aphasischen Störungen leiden, beherrschen. Langfristig ist die Einschaltung von Angehörigen und anderen Bezugspersonen für den aphasischen Patienten von großer Bedeutung. Ihnen kann das Buch von Martha L. TAYLOR „Mit Aphasikern leben" (siehe Literaturverzeichnis) hilfreich sein.

Die Welt des Aphasikers

Der meist plötzlich eingetretene Sprachverlust löst beim Aphasiker Gefühle der Hilflosigkeit, der Verzweiflung und des Ausgeliefertseins aus, zu denen sich Ängste gesellen. Anfänglich ist es für den Betroffenen kaum zu verstehen, warum er nicht mehr reden, verstehen und schreiben kann und warum die Umwelt ihn nicht versteht. Im Aphasiker kann sich dann leicht die Vorstellung festsetzen, geisteskrank zu sein.

Die Aphasie ist nie eine einfache und isolierte Störung, sondern eine *komplexe Behinderung,* die auch zu Veränderungen der Persönlichkeit und des Verhaltens führt. Die Patienten sind häufig rasch ermüdbar, leiden unter Konzentrationsstörungen und Störungen der Merkfähigkeit, sind affektlabil, leicht reizbar und gelegentlich aggressiv. Aggressionen entstehen nicht selten als Reaktion auf das Verhalten einer verständnislosen Umwelt. Die intellektuelle und körperliche Leistungsfähigkeit weist starke Schwankungen von Tag zu Tag auf.

Der *erste wichtige Schritt* besteht darin, dem Aphasiker mit einfachen Worten zu erklären, daß er unter einer Sprachstörung leidet, worauf sie beruht und daß sich diese Störung im Laufe der Zeit mit großer Wahrscheinlichkeit bessern oder ganz verschwinden wird. Oft ist es notwendig, die Problematik mehrfach zu erklären. Ebenso wichtig ist es, dem Aphasiker klarzumachen, daß er nicht geisteskrank oder geistesgestört ist. Als nächstes sollte ihm erklärt werden, daß gezielte Sprachübungen geplant sind und in Kürze beginnen werden, die es ihm erleichtern sollen, sich möglichst rasch wieder verständlich zu machen. Bei diesem Vorgehen werden Ängste und Aggressionen abgebaut und Hoffnung vermittelt.

Viele Aphasiker sind in der Lage, kurze gebräuchliche Redewendungen („Wie geht's?", „Guten Tag" usw.) im Sinne einer *automatisierten Sprache* zu verwenden. Viele Aphasiker sind auch in der Lage zu zählen, das Alphabet aufzusagen oder Lieder zu singen. Diese automatisierten, von selbst ablaufenden Sprachleistungen besitzen jedoch nicht unbedingt eine prognostische Bedeutung. Es ist auch nicht möglich, durch Singen das Sprechen des Aphasikers zu verbessern. Natürlich soll ein Aphasiker, der früher gern gesungen hat, auch jetzt versuchen zu singen, weil ihm dies Auftrieb geben kann.

Möglichkeiten und Grenzen der Sprachtherapie

Nach der akuten Krankheitsphase kann es innerhalb der nächsten 6—12 Monate zu spontanen Verbesserungen kommen. Der *Sinn der Sprachtherapie* besteht u.a. darin, diese spontane Besserung zu beschleunigen und eine möglichst große Beständigkeit der sprachlichen Leistungen zu erzielen. Das Sprachtraining verfolgt aber nicht nur das Ziel, die sprachlichen Leistungen zu verbessern, sondern auch als eine Form der menschlichen Zuwendung den Kranken zu stützen, zu motivieren und aufzurichten.

Die Sprachtherapie darf den Patienten nicht überfordern. Deshalb sind kurze, häufige Übungen besser als längere, die den Patienten ermüden. Motivation und Ermunterung zur Sprachtherapie sind nützlich, Sprachtherapie unter Druck hingegen kann die sprachliche Rehabilitation gefährden.

Versuche mit sogenannten *Ersatzsprachen* (z. B. Zeichensprache) haben sich beim Erwachsenen als nicht erfolgreich erwiesen. Für den Aphasiker scheint es schwieriger zu sein, eine neue Kommunikationsform zu erlernen, als wieder einen begrenzten normalen Wortschatz aufzubauen. Bei Aphasikern, die mehrere Sprachen beherrscht haben, läßt sich die Muttersprache am raschesten wieder lernen.

Der *Erfolg einer Sprachtherapie* hängt von dem Schweregrad der Sprachstörung, der zugrundeliegenden Erkrankung, den verbliebenen intellektuellen Fähigkeiten, dem Lebensalter und der Motivierbarkeit zum Sprachtraining ab. So gibt es auf der einen Seite

Patienten, die trotz fachkundiger Sprachübungen völlig aphasisch bleiben, und andere, die im Idealfall lernen, wieder weitgehend normal zu sprechen (prominente Beispiele: Präsident Eisenhower, Sir Winston Churchill).

Sprachtraining

Die Sprachbehandlung soll so *rasch* wie möglich einsetzen. Der Aphasiker versteht am besten, wenn mit ihm *langsam* und in *einfachen, kurzen* Sätzen gesprochen wird. Ein beliebter Fehler ist es, mit dem Aphasiker laut zu sprechen, in der Annahme, sein Verständnis dadurch zu verbessern.

Das Ziel der Sprachübungen soll darin bestehen, daß der Aphasiker lernt, einen *begrenzten Wortschatz* wiederzugewinnen, der auf seine individuelle Situation abgestimmt ist. Für den bettlägerigen Krankenhauspatienten sind daher beispielsweise die Wörter „Teller", „Bett" und „Verdauung" wichtiger als „Wald", „Straßenbahn" oder „Hund". Wesentlich ist es zunächst, *gegenständliche und wirklichkeitsbezogene* und nicht abstrakte *Begriffe* zu üben. Der Aphasiker lernt die Bezeichnung für Dinge, die er sehen, hören oder fühlen kann, leichter als abstrakte oder Sammelbegriffe. So gelingt es ihm in der früheren Phase der Restitution leichter, Wörter wie „Brot", „Bein" oder „Hemd" zu erlernen als „Essen", „Gehen" oder „Kleidung". Bei Wörtern mit gleicher Bedeutung soll der gebräuchlichere Begriff verwendet werden („Stuhl" statt „Sitzgelegenheit", „Auto" statt „Kraftfahrzeug").

Zunächst soll ein *kleiner Sprachschatz* erlernt werden, der die *wichtigsten Gegenstände des Alltags* betrifft, wie z. B.: „Bett", „Stuhl", „Toilette", „Geld", „Uhr", „Brot", „Butter", „Kaffee", „Telefon", „Arzt", „Schuhe", „Mund", „Schlüssel", „Seife", „Hand", „Bein", „Tisch", „Haus". Später kommen dann Wörter hinzu, zu denen der Aphasiker eine persönliche Beziehung hat. Also beispielsweise für einen Gärtner „Blumen", „Samen", „Beet", usw.

Es ist ferner wichtig, daß der Aphasiker die verschiedenen Wortarten in einer sinnvollen *Reihenfolge* erlernt. Zunächst sollte der Aphasiker Substantive (Hauptwörter), Verben (Tuwörter) und Adjektive (beschreibende Eigenschaftswörter) erlernen. Erst zuletzt werden Adverbien (Umstandswörter), Artikel (Geschlechtswörter), Präpositionen (Fürwörter) und Konjunktionen (Bindewörter) erlernt. Vielen Aphasikern bereiten die „kleinen Wörter" (Präpositionen, Konjunktionen und Artikel) wesentlich mehr Schwierigkeiten als das Erlernen von Hauptwörtern. Dies gilt in erster Linie für den Patienten mit motorischer Aphasie, während es bei amnestischen Aphasikern gerade umgekehrt ist.

Der Aphasiker sollte immer wieder zum *Sprechen angeregt* werden. Dies gelingt am ehesten, wenn das Gespräch zum angenehmen Erlebnis für den Aphasiker wird (Lob, Zuwendung). Der Aphasiker sollte generell viel Gelegenheit haben, Sprache zu hören, ohne jedoch überfordert zu werden (Mitverfolgen von Gesprächen, Radio, Fernsehen). *Häufige kurze Übungen* sind wichtiger und effektiver als ausgedehnte Sprachübungen in langen Intervallen. Das Behandlungsziel sollte realistisch und auf die kurzfristig erreichbaren Möglichkeiten abgestimmt sein. Durch empathisches Verhalten soll der Aphasiker das Gefühl haben, daß seine Umwelt versteht, wie schwer ihn seine Behinderung trifft.

Zusätzliche *Schreibübungen* können das Lesen und Sprechen fördern. Da bei hemiplegischen Aphasikern meist die rechte Körperhälfte betroffen ist, muß der Patient häufig lernen, die linke Hand zum Schreiben zu benutzen. Die Schreibübungen sollten in Schreibschrift und nicht mit Druckbuchstaben durchgeführt werden, weil die meisten Menschen die Schreibschrift besser als die Druckschrift beherrschen und weil später in einem neuen Lernprozeß von Druckschrift auf Schreibschrift übergegangen werden müßte.

Für *Leseübungen* eignen sich gedruckte oder maschinengeschriebene Texte besser, da die meisten Menschen vorwiegend gedruckte Texte lesen. Aphasiker können eher Texte mit übergroßen Buchstaben als mit normal großen Lettern lesen, möglicherweise, weil die außerordentliche Buchstabengröße stimulierend wirkt. Wegen der eingeschränkten Konzentrationsfähigkeit sind die Patienten allerdings anfangs nicht in der Lage, längere Zeit zu lesen. Viele Aphasiker beschäftigen sich mit ihrer Tageszeitung, obwohl sie sie noch nicht wieder lesen und verstehen können. Dennoch kann das Beibehalten dieser Gewohnheit anregend sein.

Fehler im Umgang mit Aphasikern

Das *Erzwingen* des Sprechens oder einer Sprachbehandlung ist meist nicht erfolgreich. Der Nutzen einer Sprachbehandlung ist eng an die Bereitschaft des Patienten geknüpft, sich behandeln zu lassen. Besuche einzuladen, in der Absicht, den Patienten dadurch zu vermehrtem Sprechen anzuregen, ist nur sinnvoll, wenn der Patient den Besuch selbst wünscht und nicht durch eine lange Besuchsdauer überfordert wird.

Es ist *ungünstig, anstelle* des Aphasikers zu sprechen, weil dadurch sein Gefühl der Abhängigkeit verstärkt und das Selbstvertrauen untergraben wird.

Menschen beim Sprechen zu unterbrechen, ist immer ungünstig. Dies trifft ganz besonders für den Aphasiker zu. Er muß genügend Zeit bekommen, ohne Ungeduldsreaktionen der Umgebung nach seinen Worten zu suchen.

Es ist zunächst auch nicht wichtig, daß der Aphasiker jedes Wort perfekt ausspricht, wichtig ist es zunächst, daß er sich inhaltlich verständigen kann. Jede Form der Isolierung führt zu einer Verschlechterung der Sprechleistung, jede Überforderung zu einer Störung des Selbstvertrauens. Bei allen Bemühungen um den Aphasiker ist es wichtig, ihn zu einem aktiven Verhalten anzuregen und seine Eigeninitiativen nicht abzublocken.

Im Idealfall wird durch das „Sprechen mit Sprachlosen" nicht nur Verständigung und das teilweise Wiedererlernen der Sprache möglich, sondern auch das Verarbeiten und Überwinden der Krankheit, die zur Aphasie geführt hat.

Leitlinien zum Umgang mit Aphasikern

1. Die *Aphasie erklären* und *Verstehen* signalisieren
2. *Besserung in Aussicht stellen*
3. Erklären: *Aphasie* bedeutet *nicht Geisteskrankheit*
4. *langsam* in *einfachen* und *kurzen Sätzen* sprechen
5. Sprachübungen nicht erzwingen
6. häufige kurze Übungen
7. *realistisches Therapieziel* anvisieren
8. *Wortauswahl* in Abhängigkeit von der persönlichen Situation des Patienten
9. *Reihenfolge der Wortarten:* zunächst Substantive, Verben und Adjektive, zuletzt Adverbien, Artikel, Präpositionen und Konjunktionen
10. *Schreibübungen* in Schreibschrift (linke Hand?), *Leseübungen* in großer Druckschrift
11. *loben, motivieren, zum Sprechen anregen* (Radio, Fernsehen)
12. viel Geduld, sparsame, behutsame Kritik

> *Zwischen Furcht und Hoffnung kann der*
> *Mensch leben, aber nicht ohne Hoffnung*
> C. W. HUFELAND

Gespräche mit Todkranken und Sterbenden

Die Situation

Während der letzten Krise im Leben eines Menschen, wenn die Krankheit zum Tode da ist und das Sterben nicht mehr verhindert werden kann, braucht der Patient am dringendsten das Gespräch mit dem Arzt. Aber genau diese Phase wird meist bestimmt von Pseudokontakten, Täuschung, Lüge oder Sprachlosigkeit. Zwischen dem Wunsch des Kranken nach Kommunikation und der Kommunikation, die seine Umwelt ihm zuteil werden läßt, besteht eine tiefe Kluft. Nicht das Gespräch, sondern der Abbruch der Gespräche, nicht Zuwendung, sondern Isolation kennzeichnen häufig die Situation des Schwer- und Todkranken.

Die Mehrzahl der Todkranken und Sterbenden wird im Krankenhaus versorgt. Die Tendenz ist steigend: 1968 betrug der Prozentsatz im Krankenhaus Verstorbener noch 44,2%, 1978 59,2% und 1984 bereits 65%. Durch die höhere Lebenserwartung werden Familienmitglieder immer seltener innerhalb der eigenen vier Wände mit Tod und schwerer Krankheit konfrontiert. Technisch sind die meisten Krankenhäuser für die Betreuung von Todkranken und Sterbenden besser ausgerüstet. Weil jedoch „diese Aufgabe dem Selbstverständnis dieser Institution, das auf Heilen, Wiederherstellung und Gesundung ausgerichtet ist", widerspricht, resultieren gerade aus der Krankenhausbetreuung die größten Probleme (U. KOCH, Ch. SCHMELING).

Der Routineablauf des *Krankenhausalltags* verhindert weitgehend die Auseinandersetzung mit Sterben und Tod. Zahlreiche Reglementierungen und Einschränkungen sorgen für entsprechende Barrieren: Die Angehörigen dürfen nur kommen, wenn es die Besuchszeit erlaubt, und nicht, wenn der Kranke es am dringendsten nötig hätte. Der Stationsablauf wird durch Wecken, Mahlzeiten, Untersuchungen und therapeutische Maßnahmen ausgefüllt. Der Kranke erhält „viele Anweisungen, aber wenig Erklärungen". Die letzten Tage seines Lebens muß er gemeinsam mit Fremden (Mitpatienten, Ärzten, Pflegekräften) verbringen.

In einer Studie an *Krankenhausärzten* (Ch. REIMER) räumte ein Drittel der Befragten ein, daß sie Krebskranke „weniger gern" behandeln als andere Patienten. Nur zwei Drittel der Ärzte sprechen mit ihren Todkranken und Sterbenden (Gesprächsdauer zwischen 5 und 20 Minuten), aber der Anstoß geht meistens vom Patienten aus. Auch die Wahl der Themen ist bezeichnend: Am häufigsten wird über therapeutische Aspekte gesprochen, selten über die Prognose, nie über den Tod. Dennoch bewerteten die befragten Ärzte ihr Verhalten alles in allem positiv. Die in der gleichen Studie befragten Patienten konstatierten hingegen eine *unzureichende Gesprächsbereitschaft* der Ärzte. Am meisten wurden klare Antworten und Offenheit vermißt („Wir bestrahlen jetzt, dann wird es besser..."). Beklagt wurde, daß die Ärzte *zu wenig Zeit* für ihre Patienten aufwenden. Die wesentliche Aussage war, daß die Patienten sich *allein gelassen* fühlten. Ein Patient: „Hier gibt es Ärzte, Schwestern, Priester — einen Menschen habe ich hier noch nicht gesehen." Natürlich wissen auch Ärzte um die „Hilflosigkeit der Helfer": „Der Mediziner neigt zum Lügen, zur Verlängerung des Sterbens, zum Geben von Hoffnung wider besseres Wissen" (Franco REST).

Im Umgang mit Todkranken und Sterbenden neigt der Arzt dazu, dem Patienten wichtige Informationen vorzuenthalten, *die Angehörigen* jedoch häufig über Gebühr zu informieren, sogar über den wahrscheinlichen Todeszeitpunkt. Die dadurch ausgelöste antizipatorische Trauer der Angehörigen enthält die Gefahr, daß der Patient vorzeitig abgeschrieben wird. Mit dem Patienten wird über alles gesprochen, nur nicht über den Tod. Und alles, was getan wird, trägt den Keim in sich, die Isolation und Einsamkeit des Todkranken zu verstärken.

Dazu Elisabeth KÜBLER-ROSS: „Die Einsamkeit, die unpersönliche Behandlung setzt schon ein, wenn der Kranke aus der gewohnten Umgebung herausgerissen und hastig ins Krankenhaus geschafft wird. Wer sich jemals in solchem Augenblick nach Ruhe und Trost gesehnt hat, vergißt niemals, wie man ihn auf die Trage packte und mit heulenden Sirenen ins Krankenhaus transportierte: Der Transport ist bereits der Beginn einer langen Leidensgeschichte. Schon der Gesunde erträgt kaum die Geräusche, das Licht, die Pumpen, die vielen Stimmen, die den Kranken im Notaufnahmeraum überfallen... Im Notaufnahmeraum der Klinik entfaltet sich sofort die Geschäftigkeit von Schwestern, Pflegern, Assistenzärzten; vielleicht stellt sich eine Laborantin zur Blutabnahme ein, ein Spezialist, der ein Elektrokardiogramm machen will; vielleicht packt man den Kranken auf den Röntgentisch. Jedenfalls fängt er hier und da eine Bemerkung über seinen Zustand oder entsprechende Fragen an seine Angehörigen auf. Langsam, unausweichlich beginnt man ihn als Gegenstand zu behandeln, er hört auf, eine Person zu sein. Oft entscheidet man gegen seine Wünsche, und wenn er sich dagegen aufzulehnen versucht, verabreicht man ihm ein Beruhigungsmittel... Er mag um Ruhe, Frieden und Würde flehen — man wird ihm Infusionen, Transfusionen, die Herz-Lungen-Maschine, eine Tracheotomie verordnen — was eben medizinisch notwendig erscheint. Vielleicht sehnt er sich nur danach, daß ein einziger Mensch einmal einen Augenblick bei ihm stillhält, damit er ihm eine einzige Frage stellen kann — doch ein Dutzend Leute machen sich rund um die Uhr an ihm zu schaffen, kümmern sich um seine Herz- und Pulsfrequenz, um Elektrokardiogramm und Lungenfunktion, um seine Sekrete und Exkrete — nur nicht um ihn als Persönlichkeit..."

Die Schwierigkeiten

Warum sind das Sprechen und der Umgang mit Todkranken und Sterbenden so schwierig zu bewältigen? Warum sträuben sich Ärzte vor dieser Aufgabe und sehen in ihr etwas für „Profis", d.h. Psychiater, Psychologen oder Onkologen?

Es gibt dafür offensichtliche und tieferliegende Gründe. Offensichtliche Gründe sind der erforderliche Zeitaufwand, die mangelnde Schulung für diese Aufgabe und die Schwierigkeit der Materie selbst. In Wirklichkeit spielen oftmals andere Gründe eine Rolle: Der *Tod* hat zwar zu allen Zeiten den Menschen mit Furcht und Schrecken erfüllt, aber zu keiner Zeit sind Tod und Sterben so sehr zum Tabu geworden wie in der unsrigen, die charakterisiert ist durch eine Flucht vor der Wirklichkeit des Todes. In einem Zeitalter, wo dem technisch Machbaren nahezu keine Grenzen gesetzt sind, muß die Erkenntnis, daß es dennoch *eine* nicht „machbare Sache" im Leben des Menschen gibt, nämlich die Überwindung des Todes, ein besonders unerträgliches Gefühl von Ohnmacht auslösen. Andererseits hat gerade diese nahezu grenzenlose Machbarkeit in technischen Dingen dazu geführt, „daß Sterben heute grausamer ist als früher, so einsam, so mechanisiert und unpersönlich, daß man zuweilen nicht mehr angeben kann, in welchem Augenblick der Tod eintritt" (E. KÜBLER-ROSS).

In der Frage nach den Gründen gibt Elisabeth KÜBLER-ROSS gleichzeitig die Antwort: „Liegt die Ursache dieser immer mehr mechanischen, unpersönlichen Behandlung in uns selbst, in unserer eigenen Abwehrhaltung? Können wir vielleicht nur auf diese Weise mit den Ängsten fertig werden, die ein schwer oder hoffnungslos Erkrankter in uns auslöst?... Denn Instrumente bedrükken uns weniger als die leidenden Züge eines menschlichen Wesens, das uns wieder einmal an die eigene Ohnmacht erinnert, an unsere Grenzen, unser Versagen, unsere eigene Sterblichkeit."

Den meisten Ärzten fällt es schwer, mit ihren todkranken Patienten ein tragfähiges Bündnis zu schließen, das von Offenheit und Vertrauen bestimmt wird. Unsere Schwierigkeit, spontan mit Todkranken und Sterbenden in der richtigen Weise umzugehen, wird durch die Tatsache verdeutlicht, daß es erst einer Systematik der Erforschung des Sterbens bedurfte, um eine klinisch tragfähige Sterbebeistandshilfe zu konzipieren. Diese Sterbebeistandshilfe ist aber nicht Sache von Spezialisten, Onkologen oder speziell geschulten Psychotherapeuten, sondern eine Aufgabe für den praktisch und klinisch tätigen Arzt.

Ich möchte an der Hand eines Menschen sterben.
L. BARTHOLOMÄUS

In dieser letzten Minute unseres Seins bestätigt sich, was unser ganzes Leben zuvor gefüllt hat: Daß der Mensch den Menschen braucht, der zugleich sein ärgster Feind und sein bester Helfer ist.
H. SCHAEFER

Das Ziel

Todkranke und Sterbende führen, heißt in Grenzbereichen operieren, nicht jedoch auf verlorenem Posten oder im Niemandsland. Dieser Weg hat folgende Ziele (E. KÜBLER-ROSS, U. KOCH, S. SCHMELING, R. ADLER, W. HEMMELER, E. AULBERT):

1. Ein tragfähiges *Arbeitsbündnis* aufbauen.
2. Die *Einsamkeit* nehmen.
3. *Hoffnung* vermitteln.

4. *Ängste* abbauen
5. Ungerechtfertigt erscheinende *„negative Gefühle"* akzeptieren.
6. *Abwehrmechanismen* nicht durchbrechen.
7. Die *Familie* des Erkrankten einbeziehen.

Die *Einsamkeit,* in der sich der Kranke befindet, ist tödlich im wahrsten Sinne des Wortes: Täuschung und Lüge isolieren ihn, die Helfer ziehen sich zurück, die Angehörigen sind bestürzt oder überfordert, der Kranke selbst in dem Entsetzen vor dem Unfaßlichen wie gelähmt. Seine Fragen stoßen ins Leere, die Gesichter um ihn drücken Befremden aus, vieles wird an ihm getan, aber niemand befaßt sich mit ihm. Angehörige, Besucher, Ärzte und Schwestern begrenzen den Aufenthalt bei ihm auf die kürzest mögliche Zeit. Seine eigene Sprachlosigkeit über das kaum Faßbare baut weitere Mauern um ihn auf. Schließlich befindet er sich in der schrecklichsten aller denkbaren Situationen: Der Tod nähert sich, und er ist allein gelassen. So geht manchmal der „soziale Tod" dem physischen Tod voraus.

Der Pathologe S. SANES, der kurz nach seiner Emeritierung an einem malignen Lymphom erkrankte, hielt seine Gedanken und Erlebnisse in den nächsten 5 Jahren bis kurz vor seinem Tode schriftlich in dem Buch „A Physician Faces Cancer in Himself" (1979) fest. Er mußte die Erfahrungen machen, daß es den meisten Kollegen, die ihn betreuten, an Einfühlungsvermögen mangelte. Aus der Summe seiner Erfahrung leitete er praktische Vorschläge für die Betreuung Krebskranker ab: „Eine persönliche Beziehung herstellen zu Patient und Familie; verfügbar und pünktlich sein; sich Zeit nehmen; sich vorstellen (dies gilt für die Spitalsituation); das Gespräch bezüglich Ort und Zeit so festlegen, daß unnötige Unterbrechungen unterbleiben; einfache Begriffe gebrauchen und medizinische Ausdrücke vermeiden; sich selbst genau beobachten und kontrollieren, um nicht durch Betonung, Mimik und Gestik eigene Ängste, Befürchtungen und Sorgen, die die Diagnose im Arzt hervorruft, auf den Patienten überspringen zu lassen; wenn es sich um Krebs handelt, das Wort auch gebrauchen und die besondere Art des Krebses dieses Patienten erklären, zu Bleistift und Papier greifen, um die Erklärungen zu verdeutlichen; sich den Fragen von Patient und Familie öffnen; dem Patienten und der Familie die eigene Telefonnummer geben und mitteilen, wer einspringt, wenn der Arzt abwesend ist; sich nicht ärgern, wenn Patient und Familie unlogische Fragen stellen oder sich nach Behandlungen erkundigen, die sie in der Laienpresse gelesen haben."

Das *Arbeitsbündnis* ist ein „ungeschriebener Vertrag" zwischen Arzt und Patient. Die wesentlichen „Leistungen" dieses Vertrags sind die Vermittlung des sicheren Gefühls für den Patienten, daß er in keiner Phase der Krankheit allein gelassen wird. Der Aufbau eines solchen Arbeitsbündnisses hängt entscheidend von der vertrauensvollen und einfühlsamen Gesprächsführung ab, sie vermittelt dem Patienten das Gefühl emotionaler Wärme und positiver Wertschätzung, sie läßt ihn erkennen, daß seine Gefühle verstanden und akzeptiert werden.

Ohne das Vermitteln von *Hoffnung* ist eine wirkliche Betreuung des todkranken Patienten nicht möglich, denn der Mensch kann zwar zwischen Furcht und Hoffnung leben, „aber nicht ohne Hoffnung". Dies gilt für alle Phasen der Krankheit. Elisabeth KÜBLER-ROSS: „In jeder Phase vorhanden ist fast immer die Hoffnung... Wenn wir unseren todkranken Patienten zuhören, macht es uns immer wieder tiefen Eindruck, daß auch diejenigen, die sich mit ihrem Schicksal abgefunden haben und ihre Krankheit durchaus realistisch beurteilen, immer noch mit der Möglichkeit einer besonderen Heilung spielen, an die Entdeckung eines neuen Medikamentes glauben, an den ‚Erfolg eines Forschungsprojekts in letzter Minute'... Diese Hoffnung hilft dem Todkranken, bei Verstand zu bleiben und alle Untersuchungen über sich ergehen zu lassen. Sie verspricht sozusagen eine Rechtfertigung des Leidens... Wir stellten fest, daß alle Patienten Hoffnung hegten und sich in besonders schwierigen Perioden von ihr tragen ließen."

Um jedem Mißverständnis zu begegnen: Es geht *nicht* um das Wecken unrealistischer Hoffnungen um jeden Preis. Eine derartige Rechnung kann über kurz oder lang nicht aufgehen. Was der Arzt aber immer darf, ist eine „glückliche Wendung" nicht ausschließen. *Hoffnung* beim Tod- und Sterbenskranken *heißt nicht nur Hoffnung auf Heilung*. Die Hoffnung nimmt hier andere Dimensionen an als beim Gesunden. Aber sie ist im Kern immer da und muß erhalten bleiben. Oft ist es nur die Hoffnung auf ganz vordergründige Dinge: die Hoffnung auf ein paar Stunden oder Tage ohne Schmerzen, auf etwas Ruhe, auf schweigende Zuwendung oder als letzte Hoffnung, daß „bald das Ende" da sein oder jemand um einen trauern wird. In den Gedanken eines betroffenen Krebskranken schildert U. HILLEBRAND einen mittlerweile verstorbenen Leidensgenossen, der eine Schwesternschülerin extra herbeischellt, um ihr die Frage zu stellen: „Weinst du um mich, wenn ich tot bin?"

Für den gläubigen Patienten eröffnen sich schließlich vollkommen andere Perspektiven der Hoffnung. Es ist die Hoffnung auf das grundsätzlich Neue, auf die andere, die wirklich „Neue Welt", die in der geheimen Offenbarung mit wenigen, aber überwältigenden Worten in Aussicht gestellt wird: „Siehe, ich mache alles neu" (Geheime Offenbarung, 21,5).

Die Welt des Todkranken und Sterbenden ist voller *Ängste*. Eine der wichtigsten Aufgaben des Arztes ist es, diese Ängste nicht noch zu vermehren, sondern wenn möglich zu reduzieren. Dazu zählt, daß die Angst nicht durch das ungeschickte oder unklare Wort, überflüssige Untersuchungen, Verschleierungstaktiken und Entzug der menschlichen Zuwendung vermehrt wird und daß der Arzt die Abwehrmechanismen der Angst erkennt (s. Kapitel „Angst und ihre Abwehr").

Ganz wesentlich für die Betreuung todkranker Patienten sind die Einbeziehung und die Begleitung der *Angehörigen*. Grundvoraussetzung ist, daß Aufklärung und Informationsstand von Patient und Angehörigen möglichst wenig voneinander abweichen. Sie erleben, oft nur zeitverschoben, ähnliche Phasen des Trauerprozesses wie der Kranke (s. Abschnitt „Der Weg zum Tod"). Auch die Angehörigen bedürfen der ärztlichen Begleitung. So fällt es ihnen leichter, bestimmte Verhaltensweisen des Patienten, die sonst uneinfühlbar wären, besser zu verstehen, z. B., daß der Rückzug des Patienten von ihnen ein typisches Verhalten im Verlauf der Krankheit ist und nicht Ablehnung bedeutet. Die Besuchszeiten und die Wache am Bett des Sterbenden müssen großzügig geregelt werden. Die Betreuung der Angehörigen muß von der Erkenntnis ausgehen, daß sie selbst in hohem Maße leiden und insofern ebenfalls „Patienten" sind (R. MÖHRING, A. VON VIETIEGHOFF-SCHELL).

In manchen Fällen sollte die Begleitung der Angehörigen über den Tod hinausreichen. Oft genügen einige wenige Aussprachen in den Wochen nach dem Verlust, um Hilfe in der schwersten Phase der Trauer zu geben. Viele Angehörige erschrecken, wenn sie nach dem Tod des Patienten von intensiven Träumen verfolgt werden oder glauben, die Stimme des Verstorbenen zu hören oder ihn vor sich zu sehen. Wenn sie erfahren, daß dies nicht ungewöhnliche Phänomene der Trauerarbeit sind, kann dadurch viel Unruhe von ihnen genommen werden.

Der Weg zum Tode

Wir können nicht lange in die Sonne blicken, und wir können dem Tod nicht immer ins Auge sehen.

Quelle unbekannt

Gespräche mit Todkranken und Sterbenden haben das Ziel, die letzte schwierige Phase im Leben so erträglich wie möglich zu machen, im Idealfall dem Patienten die Wege für das „Reifwerden zum Tode" zu ebnen. Diese Gespräche zählen zu den schwierigsten, die der Arzt zu bewältigen hat: Jedes Sterben eines Menschen ist ein einmaliger Vorgang, wo Routine keinen Platz hat. Weil sich das Rad nicht zurückdrehen läßt, ist auch die Chance, dem Todkranken und Sterbenden im Gespräch beizustehen, jeweils nur einmal gegeben. Der Arzt bewegt sich hier auf einem psychologisch hochsensiblen Terrain. Erfolg und Mißerfolg hängen wie sonst kaum von der Behutsamkeit der Worte, einer größtmöglichen Einfühlung und Grundkenntnissen über die psychologischen Reaktionsmuster sterbender Patienten ab.

Den Grundstein zum vertieften Verständnis seelischer Vorgänge bei Todkranken und Sterbenden hat Elisabeth KÜBLER-ROSS durch ihre Forschungen über Tod und Sterben gelegt. Es ist ihr in Gesprächen mit Hunderten von todgeweihten und sterbenden Kranken gelungen, aufzuzeigen, daß Menschen in diesem letzten Abschnitt ihres Lebens bestimmte Phasen durchlaufen, deren Kenntnis ihr Befinden und ihre Verhaltensweisen besser verständlich macht und Wege eröffnet, in Gesprächen Hilfe zu leisten. Diese Phasen entsprechen in allen ihren Schattierungen der *Trauer* und ihrer Verdrängung über die Zeit, dem *Trauerprozeß*. Die von KÜBLER-ROSS beschriebenen Phasen des Sterbens dürfen nicht streng schematisch gesehen werden. Sie selbst räumt ein, daß der Kranke keineswegs immer alle Phasen durchläuft. Sie betont, daß verschiedene Phasen nebeneinander bestehen können. Es ist wesentlich, zu wissen, daß die Phasen meist nicht chronologisch ablaufen; der Patient kann lange in einer Phase verbleiben oder von einer späteren Phase wieder in eine frühere zurückkehren.

Beim Trauern muß der Faktor *Zeit* berücksichtigt werden: Er ist von außen her kaum zu verändern. Der Arzt kann also die einzelnen Phasen nicht beschleunigen, indem er z. B. mit „vernünftigen Argumenten" operiert.

In diesem Zusammenhang muß noch einmal erwähnt werden, daß auch die *Angehörigen* praktisch die gleichen Phasen wie der Kranke, allerdings zeitverschoben, durchlaufen. Der Arzt kann dem Patienten und den Angehörigen nur mit größter Geduld beistehen, während sie sich ganz individuell in einer jeweils bestimmten Phase ihrer Trauerarbeit mit der Krankheit auseinandersetzen. Der klinische Alltag zeigt tatsächlich, daß manche Patienten *keineswegs alle Phasen* durchmachen und nicht regelhaft die beschriebenen Verhaltensmuster aufweisen. (F. REST: „Der Patient soll nicht bestimmte Sterbephasen durchlaufen *müssen*.")

Hier eine kurze Übersicht über die 5 Phasen:

1. Phase: Nicht-wahrhaben-Wollen und Isolierung (Verweigerung)

Die erste Reaktion eines Patienten, der erfährt, daß er unheilbar krank und sein Tod abzusehen ist, lautet: „Ich doch nicht, das ist ja gar nicht möglich!" Es ist die Phase der Verweigerung. Sie wird besonders dann drastisch durchlebt, wenn der Patient unvorbereitet oder zu früh aufgeklärt wurde. Das Nicht-wahrhaben-Wollen schiebt sich „wie ein Puffer zwischen den Kranken und sein Entsetzen über die Diagnose". Nur dieser Verdrängungsmechanismus erlaubt es ihm überhaupt in dieser Phase, das zunächst Unfaßliche zu ertragen.

Die *Abwehrmechanismen* können vielgestaltig sein: Der Patient glaubt die Diagnose einfach nicht. Er ist fest überzeugt, Opfer einer Fehldiagnose zu sein (das Röntgenbild, die Blutprobe, der histologische Schnitt wurden verwechselt, der diagnostizierende Arzt ist nicht kompetent), oder die Diagnose mag zwar stimmen, sie bedeutet aber keineswegs das endgültige Aus.

In dieser Phase neigt der Patient dazu, verschiedene Ärzte aufzusuchen, sich Rat von den verschiedensten Seiten zu holen und seine Hoffnung an Außenseitermethoden zu klammern. Die Ablehnung der Realität kann so weit gehen, daß sein „irreales" Verhalten für denjenigen, der die Psychodynamik nicht kennt, uneinfühlbar sein muß: Neue geschäftliche Pläne werden auf den Tisch gelegt, große Reisen geplant, ein Hausbau für das kommende Jahr ins Auge gefaßt.

In dieser Phase sollen Gespräche nur dann stattfinden, wenn der *Patient* dazu bereit ist, und nicht, wenn der Arzt es für richtig hält. Der Arzt muß auch jederzeit das Gespräch abbrechen, wenn der

Patient zu erkennen gibt, daß er das Thema nicht erträgt. Der Arzt muß also fähig sein, zu erkennen, wann der Patient sich in dieser Phase der Wahrheit entziehen möchte, weil er sonst nicht überstehen kann.

In der Phase des Nicht-wahrhaben-Wollens sollte der Patient *nicht* auf die Widersprüche seines Verhaltens und Denkens hingewiesen werden, damit dieser Schutzmechanismus nicht entkräftet wird. Es ist aber auch nicht Aufgabe des Arztes, solche Abwehrreaktionen zu fördern. Die Neigung dazu besteht durchaus, weil sie es dem Arzt und seinen Helfern erleichtert, den schwierigen Zeitpunkt hinauszuschieben, in welchem sich der Patient endgültig mit der tödlichen Diagnose abfinden muß.

Das Verhalten des Kranken wird auch von seinem Gesprächspartner bestimmt: Es scheint, daß Kranke besonders dann im Gespräch der Wahrheit ausweichen, wenn ihr Gesprächspartner selbst noch keine eigene sichere Beziehung zu Tod und Sterben gewonnen hat. Das erklärt, warum der Patient in dieser Phase verschiedenen Beobachtern in seinen Reaktionen sehr unterschiedlich vorkommen kann.

Die Phase des Nicht-wahrhaben-Wollens und der Verdrängung ist meist nur vorübergehend. Da sie einen besonders quälenden Abschnitt darstellt, sollte sie der Arzt nicht durch sein Verhalten verlängern.

2. Phase: Zorn

Diese Phase läßt sich mit den Worten charakterisieren: „Warum denn gerade ich?" Die Phase des Zorns ist eine sehr schwierige Phase. Denn der Zorn des Patienten geht weitgehend ungezielt in alle Richtungen und kann jeden treffen. Das ist verständlich, denn wohin er auch blickt, er findet Anlaß zum Zorn. KÜBLER-ROSS: „Im Fernsehen sieht er junge Leute bei ihren wilden Tänzen, während er im Bett liegen muß und sich kaum rühren kann; er sieht einen Western-Film, in dem Männer kalten Blutes umgebracht werden vor den Augen anderer, die seelenruhig ihr Bier trinken — und sofort fällt ihm ein, wie herzlos sich seine Angehörigen und die Schwestern benehmen. Der Nachrichtendienst quillt über von Katastrophen, Kriegen und Zerstörungen, und alles ist doch so weit entfernt — aber seine Tragödie hier wird rasch vergessen sein. Doch das will er nicht, dagegen wehrt er sich, ihn soll man nicht so rasch vergessen!"

Der Zorn kann sich gegen Ärzte, Schwestern und Angehörige richten, gegen die Diät, die Behandlung, das Krankenhaus, die Zimmergenossen, die Krankenkasse usw. Es ist wichtig, sich die *zufällige* Zielrichtung dieser Zornausbrüche vor Augen zu halten, um sich nicht als Arzt persönlich betroffen zu fühlen, darauf zu reagieren und sich dadurch den Weg zum Patienten zu verbauen.

3. Phase: Verhandeln

Diese Phase ist meist nur flüchtig, fällt kaum auf, kann aber für den Patienten sehr hilfreich sein. Nachdem er erkannt hat, daß er tatsächlich todkrank ist, daß er mit seinem Zorn wirklich nichts an seiner Situation ausrichten kann, beginnt er sich ähnlich zu verhalten wie Kinder, die trotz aller Ablehnung der Eltern doch noch einen Wunsch erfüllt haben möchten. Sie beginnen Angebote zu machen und zu verhandeln: „Wenn ich die ganze Woche über meine Hausaufgaben pünktlich mache — darf ich dann ...?"

Die Wünsche des Patienten in der Phase des Verhandelns sind schon nicht mehr die Wünsche nach Heilung oder Rettung, denn mittlerweile hat er erkannt, daß es diese Rettung nicht gibt. Was er sich wünscht, ist eine etwas längere Lebensspanne, vielleicht auch nur ein paar Tage ohne Schmerzen, Beschwerden und in Ruhe. KÜBLER-ROSS: „Meistens wird der Handel mit Gott geschlossen, streng geheim gehalten und höchstens in der Sprechstunde des Seelsorgers angedeutet. Bei unseren Einzelunterredungen ohne Publikum haben wir festgestellt, daß viele Patienten als Preis für eine etwas längere Frist ihr ‚Leben Gott widmen', ‚sich dem Dienst der Kirche weihen wollen'." Da sich hinter solchen Angeboten und Versprechungen Schuldgefühle verbergen können, sollten derartige Andeutungen nicht beiseite geschoben werden. Hier kann sich die Zusammenarbeit mit dem Seelsorger als besonders nützlich erweisen.

4. Phase: Depression

Diese Phase wird bestimmt vom Gefühl „eines schrecklichen Verlustes". Es ist die Phase, in der dem Menschen der Verlust alles dessen droht, was ihm wichtig ist: körperliche Unversehrtheit, Besitz, Bewegungsfreiheit, die Nähe und Liebe anderer Menschen. Ein Verlust, und zwar der schwerste für die meisten Menschen, steht nunmehr fest, der Verlust des eigenen Lebens.

Die Depression in der 4. Phase kann in *zweierlei Form* ablaufen:

a) Als *reaktive Depression* auf den Verlust von Geld, Beruf, körperlicher Unversehrtheit oder Führungsposition. Oft handelt es sich tatsächlich um große konkrete und praktische Probleme, die — zumindest dem Patienten — lebenswichtig erscheinen. Er möchte, wenn er geht, daß für alles gesorgt ist. Selbst bei todkranken Kindern im Alter über 5 oder 6 Jahren sind solche Reaktionen zu beobachten: Sie machen sich z. B. Gedanken über ihr Fahrrad, wer die Puppen oder die Eisenbahn bekommen soll. Es ist daher sehr wichtig, in dieser Phase der reaktiven Depression zusammen mit den Angehörigen oder beispielsweise dem Sozialarbeiter praktisch lösbare Probleme anzugehen. Es hat sich gezeigt, daß die Lösung solcher Probleme eine starke Entlastungsfunktion für den Kranken besitzt.

b) Die 2. Form der Depression ist die *„vorbereitende Depression"*, die nicht aus einem bereits erlittenen, sondern durch einen drohenden Verlust ausgelöst wird. Sie ist ihrer Natur nach etwas *ganz anderes* als die reaktive Depression und erfordert daher auch von seiten des Arztes, der Angehörigen und der Helfer eine *andere Reaktion*. Der vorbereitende Charakter dieser Depression liegt darin, daß sie den Weg darstellt, „auf dem sich der Kranke auf den bevorstehenden Verlust aller geliebten Dinge vorbereitet, um sich so die endgültige Annahme seines Schicksals zu erleichtern". Hier sind im Gegensatz zur reaktiven Depression Aufheiterungen und Ermunterungen fehl am Platz. Sie erschweren es dem Kranken, über sein nahes Ende nachzudenken, reif zu werden zum Tode und schließlich die letzte Phase, die Zustimmung, zu erreichen. KÜBLER-ROSS sagt es mit einfachen Worten: „Er muß trauern dürfen."

Im Gegensatz zur reaktiven Depression, in der der Patient sehr viel besprechen will und ordnen möchte, verläuft die vorbereitende Depression sehr still. Während dieser Depression sind Worte des Arztes meist nicht nötig: „Der vorbereitende Schmerz braucht kaum Worte." Viel wichtiger ist es, dem Patienten durch Gesten oder öftere, wenn auch nur kurze Visiten zu signalisieren, daß man als Arzt weiß, was ihn in dieser Phase bewegt und ausfüllt.

5. Phase: Zustimmung

Nachdem der Kranke alles durchlaufen hat: Entsetzen, Auflehnung, Zorn, vergebliches Verhandeln und Depression, kann er fähig werden, seinem Ende mit mehr oder weniger „ruhiger Erwartung" entgegenzusehen. Die Phase der Zustimmung oder auch Hinnahme ist nicht gleichbedeutend mit Resignation oder hoffnungslosem Aufgeben. Sie darf jedoch auch nicht glorifiziert und als „glücklicher Zustand" mißdeutet werden. Ihr Wesen scheint darin zu liegen, daß der Patient nunmehr „fast frei von Gefühlen ist". Sein Interessenkreis verengt sich mehr und mehr, er möchte weitgehend in Ruhe gelassen werden, Besucher sind ihm häufig nicht willkommen, Nachrichten und Probleme aus der Außenwelt berühren ihn nicht mehr.

In dieser Phase sollte sich die Kommunikation mehr auf Gesten als auf Worte beschränken. Hier liegt die große Domäne des *verstehenden und zustimmenden Schweigens* in der Begegnung zwischen Arzt und Patient. Der Patient soll auch wissen, daß er nun nicht zu reden braucht, denn alle wichtigen Angelegenheiten sind geregelt, es gibt nichts mehr, wofür sich Worte lohnen. Für Visiten in dieser Phase eignet sich besonders der frühe Abend, wenn die Hektik und Routine des Krankenhauses abgeebbt sind und der Arzt damit rechnen kann, ungestört eine gewisse Zeit bei dem Kranken zu verbringen. Es ist wichtig zu wissen, daß in dieser Phase die Familie meist mehr Hilfe, Unterstützung und Verständnis benötigt als der Patient selbst. Eine meiner Patientinnen sagte in dieser Phase: „Alle weinen, nur ich nicht."

Human kind cannot bear very much reality.
T. S. ELIOT

Was ist Wahrheit?
PILATUS (JOHANNES 18, 38)

Die Stunde der Wahrheit

Die Begegnung zwischen dem Arzt und dem Sterbenden schließt immer auch die „Stunde der Wahrheit" ein. Sie ist nicht immer identisch mit der Stunde der Aufklärung. Es kann auch jener Zeitpunkt sein, wo der Patient, ohne es direkt in Worte zu kleiden, von seinem Arzt wissen will, wie es um ihn steht, und der Arzt ihm eine Antwort geben muß, die ebenfalls nicht unbedingt nur in Worte gekleidet ist.

Nach einer Befragung des Mainzer Rechtsinstituts bei niedergelassenen Ärzten (1973) klären 89,4% ihre Patienten bei leichten Befunden unaufgefordert auf. Eine Aufklärung bei unheilbar progredienten Krankheiten erfolgt nur in 11,2% und bei bösartigen Tumoren nur in 8,9%. Der Ehepartner hingegen wird bei unheilbaren Erkrankungen in 96,8% vom Arzt aufgeklärt. Untersuchungen von HINTON (1976) haben ergeben, daß rd. 75% aller Patienten „wissen", daß sie todkrank sind. Daraus resultiert jener ebenso unerträgliche wie unwürdige Zustand, den Leo TOLSTOI im „Der Tod des Iwan Iljitsch" so treffend beschreibt:

„Die Hauptqual für Iwan Iljitsch war die Lüge — jene aus irgendeinem Grunde von allen anerkannte Lüge, daß er nur krank sei, nicht aber sterbe, und daß er sich nur ruhig halten, die Kur durchführen müsse, damit alles wieder sehr gut werde. Er aber wußte: Wir konnten tun, was wir wollten, es würde doch nichts mehr herauskommen als noch qualvollere Leiden und der Tod. Ihn quälte diese Lüge; es quälte ihn, daß man nicht eingestehen wollte, was alle wußten und was auch er wußte, und daß man ihn zwingen wollte, an dieser Lüge teilzunehmen. Die Lüge, dieser an ihm am Vorabend seines Todes verübte Betrug, die Lüge, welche dieses schreckliche, feierliche Ereignis seines Todes auf das Niveau all ihrer Besuche und Gardinen sowie des Störs zum Mittagessen herabdrücken sollte ... Das war schrecklich, qualvoll für Iwan Iljitsch. Und seltsam! Er war viele Male, während sie mit ihm alle diese törichten Dinge anstellten, um ein Haar nahe daran, sie anzuschreien: So hört doch auf zu lügen, Ihr wißt es, und ich weiß es, daß ich sterbe. So hört doch wenigstens auf zu lügen! Aber er hatte nie den Mut, dies zu tun."

Wie viele Menschen *wirklich wissen wollen,* daß sie unheilbar krank sind, läßt sich allenfalls statistisch erfassen, d. h., es muß in der konkreten Situation des einzelnen immer wieder neu herausgefunden werden. Eine vor kurzem abgeschlossene Studie der Hamburg-Mannheimer-Stiftung für Informationsmedizin ergab, daß 59% aller Befragten einer repräsentativen Umfrage vom Arzt die volle Wahrheit auch dann erwarten, wenn sie an einer „unheilbaren" oder „tödlichen" Krankheit leiden. 14% der Befragten sprachen sich klar dagegen aus, die ganze Wahrheit zu erfahren. Die Bereitschaft, die volle Wahrheit zu erfahren, war bei Männern größer als bei Frauen, ebenso bei jüngeren Menschen und solchen mit höherer Vorbildung.

Die Ergebnisse solcher bei Gesunden durchgeführten Studien sind nur mit größter Vorsicht auf den bereits wirklich Erkrankten zu extrapolieren. Selbst wenn man jedoch davon ausgeht, daß diese Ergebnisse grundsätzlich übertragbar sind, so besagen sie in erster Linie, daß nur etwas mehr als die Hälfte aller Menschen wirklich die volle Aufklärung wünscht.

Die klassische *Fragestellung:* „Die Wahrheit sagen — ja oder nein?" ist bereits im Ansatz falsch gestellt und kann in dieser alternativen Form nicht befriedigend beantwortet werden. Wer die Frage mit „Nein" beantwortet, verkennt, daß der Patient häufig schon weiß, meistens jedoch ahnt, wie es um ihn steht. Diese Ahnung oder diese Art „Vorwissen" kann viele Wurzeln haben: die breite Aufklärung durch die Medien, Todesfälle an Krebs in der eigenen Umgebung, das Verhalten des Arztes und des Pflegepersonals, die empfohlenen oder bereits in Angriff genommenen Therapiemaßnahmen. Die Tendenz, die Frage nach der Wahrheit mit Nein zu beantworten, entspringt meist der eigenen Angst des Arztes und weniger der Vorstellung, daß hier „... das Gebot der Wahrhaftigkeit in Konkurrenz mit dem Gebot der Liebe..." tritt (MARTINI). Das Nein des Arztes aber versetzt den ahnenden oder bereits wissenden Patienten genau in die Situation des Iwan Iljitsch.

Wird die Frage mit „Ja" beantwortet, dann wäre dieses Ja ein wirkliches Ja ohne Wenn und Aber, wenn man das Erleben des Patienten als Adressaten der Antwort ausklammert; „denn", so ADLER und HEMMELER, „es wird übersehen, daß die Auseinandersetzung des Patienten mit der Tatsache, an Krebs erkrankt zu sein, einen Prozeß darstellt mit einem zeitlichen Verlauf, währenddem der Patient aus seiner individuellen Wirklichkeit heraus ‚Tatsachen' fortwährend anders erlebt. Es gibt also gar keine ‚Wahrheit', die einfach mitgeteilt werden kann. Diese Art, mit der Frage umzugehen, schließt den Patienten aus." Nach diesen Überlegungen stellt sich aber wahrscheinlich noch drängender die Frage: Wie soll sich der Arzt in der *Stunde der Wahrheit* verhalten?

Zunächst: Meist sollte es die „Stunde" der Wahrheit gar nicht geben, denn es ist „zu bedenken, daß diese Aufklärung ein langwieriger Prozeß mit wechselnder Bereitschaft ist, der Geduld und sehr viel persönliches Einfühlungsvermögen verlangt" (H. E. BOCK).

Der 1. Schritt besteht darin, in Gesprächen herauszufinden, ob *dieser* Patient in *dieser* Phase seiner Erkrankung überhaupt aufgeklärt werden will. Dabei ist weiter zu bedenken, daß die *Bereitschaft* des Patienten, sich vielleicht nur in groben Zügen mit der wirklichen Natur seiner Erkrankung auseinanderzusetzen, phasenabhängig *wechseln* kann. Der Arzt muß also fähig sein, auf die „Gunst der Stunde" zu warten, die für das aufklärende Gespräch am besten geeignet erscheint.

Wenn nicht dringende medizinische Aspekte es notwendig machen (z. B. Notfalloperation), soll der Patient nicht zu dem Zeitpunkt aufgeklärt werden, der aus der Sicht des *Arztes* als der günstigste erscheint, sondern dann, wenn die bestmögliche Bereitschaft und Aufnahmefähigkeit beim *Patienten* zu erwarten ist.

Ein weiteres Ziel aufklärender Gespräche ist es, möglichst genau herauszufinden, welche Ahnungen den Patienten bereits erfüllen, über welche Vorinformationen er möglicherweise schon verfügt und vor allem, wie weitgehend er wirklich informiert werden möchte.

> Die *Grundregel* lautet, daß *kein Patient weiter aufgeklärt werden sollte, als er es selbst möchte.*

Zwar ergibt sich für den Arzt die Rechtspflicht der Diagnosevermittlung aus dem Behandlungsvertrag zwischen ihm und dem Patienten. Sie gilt allerdings mit der wesentlichen Einschränkung: Sofern der Patient eine ernsthafte Information wünscht.

Aufklärungsgespräche sollten möglichst *nicht am Abend* stattfinden, damit der Patient nicht dem Gewicht der Wahrheit in der Nacht hilflos ausgesetzt ist. Das Gespräch in den Vormittagsstunden ermöglicht es ihm, wenn er es wünscht, im Laufe des Tages nachzufragen und weitere Informationen zu bekommen.

Das Spektrum der *„Wahrheit"* umfaßt einen weiten Bogen. Auf der einen Seite kann Wahrheit die nicht einmal in konkrete Worte gefaßte Bestätigung der Ahnung, krebskrank zu sein, bedeuten, auf der anderen Seite die Präzision bis hin zur histologischen Diagnose. Auch der vollkommen aufgeklärte Patient muß mit größter Behutsamkeit auf seine Krankheit angesprochen werden. Der Arzt kann niemals sicher sein, ob der Kranke sich nicht gerade in einer Phase des Nicht-wahrhaben-Wollens und der Auflehnung mit Flucht in irreale Vorstellungen befindet, also in jenem scheinbar merkwürdigen Zustand des gleichzeitigen Wissens und Nichtwissens, der für Außenstehende oft unbegreiflich erscheint. Wird in dieser Situation schonungslos über die „Wahrheit" gesprochen, kann dies verheerende Folgen nach sich ziehen.

Immer muß der Arzt sich einfühlend klar darüber werden, wie grundsätzlich unerhört und unfaßlich auch die noch so vorsichtig formulierte Wahrheit ist: Ich muß sterben, und keiner kann mich retten. Ein Führen des Patienten durch die schwierigen letzten Phasen seines Lebens, ein ehrliches Beistehen, die Mithilfe beim Reifwerden zum Tode sind an bestimmte, individuell höchst variable Grade der Einsicht in die Natur und Bedeutung der Todeskrankheit gebunden.

Was wirklich zählt, ist nicht die Entscheidung des Arztes, die „Wahrheit" zu sagen oder zu verschweigen, sondern die *Wahrhaftigkeit* seines Umgangs mit dem sterbenden Patienten. Wahrhaftigkeit bedeutet, daß er sich ihm nicht entzieht, daß er herausfindet, wie weit der Patient sich rational und emotional seiner Krankheit annähern will und kann, daß er sich nicht in das unwürdige und vergiftete Klima von Lüge, Theater und Täuschung hineinziehen läßt. Im Idealfall handelt es sich in den Gesprächen zwischen Arzt und Patient um „die Begegnung von zwei Menschen, die ohne Furcht und Vorbehalte miteinander sprechen".

Aufklärung kann daher niemals das Durchbrechen aller Dämme und Schutzwälle bedeuten, die der Mensch gerade dann braucht, wenn er mit der Aussicht auf den nahen Tod konfrontiert wird. Die Schutzwälle der Hoffnung, der Hilfsbereitschaft und der Zuwendung müssen unter allen Umständen erhalten bleiben.

Die Aufklärung von Patient und *Familie* soll möglichst wenig voneinander abweichen, d.h. sich im wesentlichen auf dem gleichen Stand bewegen. Nur so ist eine sinnvolle Einbeziehung der Familie in die Betreuung des Patienten gewährleistet. Asymmetrien des Wissensstandes bei Patient und Angehörigen bedeuten meist eine zusätzliche schwere Belastung des Patienten, verstärken seine Isolation und machen eine Wahrhaftigkeit der Gespräche unmöglich. Diese Einbindung der Angehörigen während der Betreuung in der letzten Lebensphase des Patienten ist von großer Wichtigkeit. Erst wenn eine *vertrauensvolle Beziehung* zwischen *Arzt, Patient* und *Familie* aufgebaut worden ist, können alle Quellen der psychischen Stützung des Todkranken voll ausgeschöpft werden. Auch hier muß mit großer Behutsamkeit vorgegangen werden.

Leitlinien für die Aufklärung bei unheilbaren Krankheiten

1. *Wahrhaftigkeit* hat Vorrang vor der sogenannten vollen Wahrheit.
2. Die *„Gunst der Stunde"* abwarten.
3. „Vorwissen und Vorahnungen" herausfinden.
4. *Nicht aufklären gegen den Wunsch* des Patienten.
5. *Nicht weiter aufklären,* als der Patient es will und erträgt.
6. *Möglichst gleicher Stand der Aufklärung* bei Patient und Angehörigen.

An dieser Stelle ist es wichtig, sich noch einmal zu vergegenwärtigen, daß auch die Angehörigen meist „phasenverschoben" zum Patienten unterschiedliche Stadien der Trauerarbeit zu durchlaufen haben. Daher muß der Arzt auch bei den Angehörigen auf scheinbar unverständliche, paradoxe oder aggressive Reaktionen eingestellt sein. Wie in der Phase des Zorns beim Patienten, sollte er diese Angriffe nicht persönlich werten, sondern als Reaktionen auf die bestürzende Erkenntnis, daß der Verlust eines nahestehenden Menschen unabweislich bevorsteht. Je eher der Arzt in der Lage ist, sich nicht nur gezwungenermaßen den häufig sehr belastenden Fragen der Angehörigen zu stellen, sondern von sich aus die Initiative zu ergreifen, auf die Angehörigen zuzugehen und ihnen das Gespräch anzubieten, um so eher wird es gelingen, affektive Entgleisungen in Grenzen zu halten und eine vertrauensvolle Beziehung aufzubauen.

Angst und ihre Abwehr

Die moderne Psychoonkologie hat gezeigt, daß *Angst* zu den beherrschenden psychischen Phänomenen des Tumorkranken zählt. Ihr kommt insofern eine *Signalfunktion* zu, als sie den Verlust der körperlichen und/oder seelischen Integrität als drohendes oder schon erfolgtes Ereignis deutlich macht. Diese Angst beinhaltet häufig alle gängigen Vorstellungen, die mit dem Begriff „Krebs" assoziiert werden: Angst vor Verlassenwerden, sozialer Isolation, passivem Ausgeliefertsein, verstümmelnden chirurgischen Eingriffen, Verlust der Autonomie und Lebensqualität, Angst vor Schmerz, Unheilbarkeit und Tod. Kern der *Todesangst* ist die Angst vor psychischer Desintegration, gleichsam dem „inneren Absturz". Diese Angst des Tumorpatienten hat aber auch die Funktion, *psychische Kräfte zu mobilisieren,* die darauf abzielen, seine Integrität wieder herzustellen (F. MEERWEIN).

Eine wesentliche *Führungsaufgabe* des Arztes ist es, diese Angst und ihre Abwehrmechanismen, die nach außen hin völlig verdeckt sein können, zu erkennen. Er wird mit der Angst seines Patienten sehr viel mehr durch die ganze Skala der *Abwehrphänomene* konfrontiert als durch das offene Eingeständnis: „Ich habe Angst." Die Abwehrmechanismen erlauben es dem Kranken, nicht hilflos der Angst ausgeliefert zu sein. Es gelingt ihm damit eine gewisse *Kontrolle der Angst,* ein bestimmter Anteil an unkontrollierter, sog. *frei flottierender Angst* bleibt jedoch übrig. Aufgabe des Arztes ist es, neben den Angst-Abwehr-Phänomenen diesen Anteil der freien Angst zu erkennen und den Kampf gegen diese Angst gemeinsam mit dem Patienten in den Behandlungsplan einzubeziehen. F. MEERWEIN gibt folgende Beispiele für die wichtigsten *Angst-Abwehr-Mechanismen:*

Verleugnung: „Ich habe keine Angst und bin auf alles vorbereitet."

Rationalisierung: „Die Krankheit als solche macht mir keine Angst. Hingegen fürchte ich die Einnahme der Medikamente. Wenn ich gelegentlich Angst verspüre, so sind die starken Medikamente daran schuld."

Vermeidung: „Ich möchte über meine Krankheit nicht reden und vermeide alle Gedanken daran, so komme ich am besten darüber hinweg."

Identifikation mit dem Aggressor: „In meiner Krankheit kommt all das Böse, das mir in meinem Leben angetan worden ist, zum Ausdruck. Deshalb fühle ich mich jetzt selbst böse und flöße anderen Menschen dadurch Angst ein."

Projektion: „Meine Frau macht sich über meinen Zustand große Sorgen. Ich bitte Sie, ihr beizustehen, denn ihre Angst belastet mich mehr als alles andere."

Kontraphobische Abwehr: „Meines Wissens beträgt die Gefahr der Erkrankung der zweiten Brust nach Brustkrebs etwa 15%. Ich schlage vor, daß Sie mir sofort beide Brüste amputieren, damit ich mich als endgültig geheilt betrachten kann."

Phallische Abwehr: „Ich brauche keine Hilfe und kann mit meiner Krankheit selbst fertig werden. Ich kann mich ohnehin auf niemanden verlassen. Niemand ist mächtiger als ich selbst."

Verkehrung ins Gegenteil: „Noch nie fühlte ich mich so gut, wie seit ich krank bin. Mein Leben ist intensiver und gefühlsmäßig reicher geworden."

Diese Beispiele der *Verbalisierung von Angstabwehr* zeigen deutlich, auf wie gefährlichem Boden sich der Therapeut bewegt, wenn er Aussagen seines Patienten, wie „Ich habe keine Angst und bin auf alles vorbereitet" oder „Noch nie fühlte ich mich so gut, wie seit ich krank bin", wörtlich nimmt, ohne den psychologischen Hintergrund zu erfassen. Es entwickelt sich dann zwischen Arzt und Patient ein Klima der Pseudosicherheit und Pseudoangstfreiheit, das jeden wirklichen Zugang zu den tiefen Ängsten des Patienten verschüttet. Hier ist Zuhören im doppelten Sinne die wichtigste Fähigkeit des Arztes im Gespräch mit dem Kranken: das Hören der Botschaft und das Hören der „Botschaft hinter der Botschaft".

Wie sehr gerade das *Verleugnen* zu den häufigsten und wirksamsten Abwehrhaltungen von Tumorpatienten zählt, ist durch zahlreiche Untersuchungen belegt. WEISMANN und WORDEN (1976/77, zitiert nach F. MEERWEIN) haben beispielsweise festgestellt, daß von 120 frisch diagnostizierten Krebspatienten, die am Massachusetts General Hospital sorgfältig über Befund und Diagnose informiert worden waren, wenige Tage später jeder 10. behauptete, seine Diagnose nicht zu kennen. Wird das Phänomen der Verleugnung nicht erkannt, muß das Verhalten des Patienten für den Arzt uneinfühlbar erscheinen, und das manchmal abrupte Hin- und Herpendeln zwischen „Wissen" und „Nichtwissen" bleibt unverständlich. Dieses Phänomen kann sich beispielsweise so äußern, daß der Krebskranke an einem Tag fast beiläufig erwähnt: „Beim nächsten Weihnachtsfest bin ich ja nicht mehr dabei" und kurz darauf davon spricht, daß er zumindest das Abitur seines Sohnes, das erst in 4 Jahren möglich ist, erleben möchte. Dieser Eindruck der psychischen „doppelten Buchführung" ist ein deutliches Charakteristikum von Verleugnung.

Für den Arzt ist es wichtig zu wissen, daß es beim Krebskranken fast regelhaft Abwehrmechanismen in den vielfältigsten Formen gibt, wie sie sich äußern können und daß sie *nicht durchbrochen werden sollen,* weil sie eine unverzichtbare Hilfe für die Bewältigung einer sonst kaum erträglichen Realität darstellen.

Die Sprache

Gespräche mit Sterbenden sind Gespräche von höchstem Schwierigkeitsgrad. Es gibt keine Situation zwischen Arzt und Patient, in der Worte mit größerer Behutsamkeit, Vorsicht und Sparsamkeit verwendet werden müssen. Von dem Onkologen Th. E. BREWIN stammt die kurze Formel: „Sag genug, aber nicht zuviel." Die richtige Wahl von Zeitpunkt, Thematik und Gesprächsumfang setzt ein Höchstmaß an Einfühlungsvermögen voraus. Der Arzt muß ausloten können, wann, worüber und wie lange ein Patient in der letzten Lebensphase wirklich sprechen will.

Im Gespräch mit Todkranken und Sterbenden hat das „Wie" Vorrang vor dem „Was". Hier kommt der *Echtheit des Gesprächs* größte Bedeutung zu. Alle Gespräche, die professionell, fassadenhaft, gekünstelt oder routiniert ablaufen, sind fehl am Platz.

In diesen Gesprächen gilt das Prinzip der völligen Klarheit der Sprache nur bedingt. Natürlich sollen auch die Gespräche mit Todkranken und Sterbenden von Offenheit bestimmt werden und ein vernünftiges Ausmaß an Information bieten. Aber Information darf nicht auf Kosten der Hoffnung und für den Preis des Entsetzens gegeben werden. Die Formulierung „nicht gutartiges Gewebe" beinhaltet praktisch die gleiche Information wie „Krebszellen", ist aber möglicherweise weniger belastend. Und die Aussage, daß die „Zeit begrenzt erscheint", ist vielleicht leichter zu verarbeiten als der Hinweis auf den „nahen Tod".

Sterben und Tod bergen Schrecken genug und sind mit stark angstbesetzten Assoziationen verbunden. Daher fällt dem Arzt in dieser Situation in besonderem Maße die Aufgabe zu, durch die Sprache nicht noch zusätzlich Ängste zu induzieren. Natürlich bedeutet dies nicht, daß der Arzt nur Euphemismen benutzen soll. Aber im Gespräch mit dem bereits aufgeklärten Patienten wird wahrscheinlich das Wort „Krebs" nicht mehr fallen müssen, damit der Patient versteht, was gemeint ist, wenn der Arzt von „dieser Krankheit" spricht. Der Arzt kann seinem Patienten deutlich machen, daß er und seine Helfer alles nur Erdenkliche tun werden, um die zu erwartenden „Beschwerden" so gering wie möglich zu halten, ohne von „Schmerzen" zu reden. Pathologisch-anatomische Begriffe sind häufig angstinduzierend und können weitgehend aus dem Vokabular gestrichen werden. Auch ohne Begriffe wie „Metastase", „Tumorzelle" oder „Knochenherd" zu verwenden, ist es möglich, mit dem Patienten offen zu sprechen. Will der Patient Genaues wissen, wird ihm eine „Mitbeteiligung" eines Organs oder eine „Veränderung" meistens ebenso viel sagen wie „Lebermetastase" oder „Knochenherd", ganz zu schweigen davon, daß Detailbeschreibungen wie „zerfallender Lungentumor" oder „verstopfter Gallengang" die Vision eines Obduktionsbefundes beim Patienten heraufbeschwören können.

Es ist durchaus legitim, auch nur marginal günstige Ergebnisse im Krankheitsverlauf, wie vorübergehende Fieberfreiheit, Normalisierung bestimmter Laborwerte, leichte Gewichtszunahme usw., hervorzuheben. Sie sind der Stoff, „aus dem die Hoffnung ist". Auch unvermeidbare ungünstige Nachrichten oder Befundverschlechterungen sollten immer mit einem Funken Hoffnung verbunden werden, wie beispielsweise mit dem Hinweis auf einen anderen Kranken, bei dem in der gleichen Situation, wenn auch nur vorübergehend, eine deutlich günstige Entwicklung oder ein Rückgang der Beschwerden beobachtet werden konnten. Gerade in Anbetracht der Rückschläge und Komplikationen bei der Betreuung Todkranker und Sterbender muß der Arzt es lernen, im Gespräch *nicht seine eigene Ohnmacht auf den Kranken zu projizieren.* Besonders in den frühen Phasen des Wissens um die Unheilbarkeit seiner Erkrankung muß dem Patienten immer wieder versichert werden, daß unheilbar nicht damit gleichzusetzen ist, daß nun „nichts mehr gemacht werden kann", sondern daß es zahlreiche Möglichkeiten der Hilfe, Beschwerdelinderung, Entlastung und Stützung gibt und die Devise für die weitere Betreuung lautet, daß alles Menschenmögliche getan wird. Auch das vorsichtig eingesetzte Bild kann hilfreich sein. Daß der Tod „noch meilenweit entfernt ist", ist als Aussage wahrscheinlich erträglicher als Angaben über die statistische Lebenserwartung. SAUERBRUCH soll auf die Frage des sterbenden Hindenburg, wie nahe der Tod wirklich sei, geantwortet haben: „Er ist noch nicht im Zimmer, Exzellenz, aber er geht ums Haus."

Wenn der Patient im Augenblick nicht sprechen möchte, weil er erschöpft oder aus anderen Gründen nicht gesprächsfähig ist, soll der Arzt diese Haltung akzeptieren, aber ein „zweites Angebot machen": „Wenn Sie möchten, besuche ich Sie später noch einmal..." oder „Sollen wir vielleicht besser morgen weiter darüber sprechen?" Der Kranke weiß dann, daß sein Wunsch, jetzt ungestört zu sein, respektiert wird, der Arzt ihm aber trotzdem zur Verfügung steht. So sehr der Sterbende besonderer Hilfe bedarf, so sehr ist es auf der anderen Seite auch Aufgabe des Arztes, das persönliche Sterben nicht zu stören.

Aktives Zuhören und *verstehendes Schweigen* gewinnen hier besondere Bedeutung. Nicht widersprechen oder schweigen können Antwort genug sein. Vielfach ist die *nonverbale Kommunikation* in Form von Gesten der Zuwendung im Umgang mit Sterbenden der Sprache überlegen. Je enger sich das Verhältnis zwischen Arzt und Patient in dieser letzten Lebensphase gestaltet, um so mehr werden beide in Form der „schweigenden Übereinstimmung" kommunizieren können.

Möglichkeiten und Grenzen

Alle ärztlichen Bemühungen bei Todkranken und Sterbenden laufen im Kern darauf hinaus, dem Patienten zu helfen, Formen der Bewältigung seiner Situation zu finden. So unfaßlich und unerträglich das Wissen um den baldigen eigenen Tod auch sein kann, der Patient muß schließlich einen Weg zur „emotionalen Anpassung" seines Schicksals finden. Im Idealfall wird ihm vielleicht sogar die individuelle Bejahung des Todes möglich sein. Für den Arzt ist es daher hilfreich zu wissen, welche Faktoren diese *Bewältigungsprozesse fördern*.

Das Hilfs- und Forschungsprogramm „Leben bis zum Tod" (R. C. CARY, in: E. KÜBLER-ROSS, Reifwerden zum Tode) hat im wesentlichen ergeben, daß die *emotionale Anpassung* am besten gelingt, wenn

- die körperlichen Beschwerden möglichst gering sind,
- der Patient bereits früher einen engen Kontakt zu einem friedlich sterbenden Menschen hatte,
- der Patient religiös orientiert ist.

Auch ein höherer Bildungsgrad scheint die emotionale Anpassung zu erleichtern. Diese Ergebnisse unterstreichen die besondere Bedeutung einer *ausreichenden* und *kontinuierlichen* Versorgung mit Analgetika. Wesentlich ist die *nahtlose* und nicht intermittierende *Analgesie,* die das ständige Auf und Ab zwischen Beschwerdefreiheit und Schmerzspitzen vermeidet. Die Gesamtdosen an Schmerzmitteln sind bei diesem Therapiekonzept niedriger als bei dem immer noch häufig praktizierten Vorgehen, erst bei massiven Schmerzen zu intervenieren.

Wir wissen heute auch genauer, welche *Ängste* sterbende Patienten in erster Linie bewegen: Am häufigsten ist die Befürchtung, anderen zur Last zu fallen, gefolgt von der Sorge, von nahestehenden Menschen getrennt zu werden, und schließlich die Angst vor einem schmerzvollen Tod. Für den betreuenden Arzt bedeutet dies: Der Patient muß spüren, daß seine *Betreuung keine Last,* sondern eine ernstgenommene Aufgabe darstellt, der *Kontakt* zur Familie muß so eng und *großzügig* wie möglich gestaltet werden, und der Patient muß schließlich die Gewißheit haben, daß auch im Endstadium eine *optimale Schmerzbekämpfung gewährleistet* ist.

Die Betreuung von Todkranken und Sterbenden bedeutet auch das Sich-Kümmern um alle Details, selbst wenn sie aus der Sicht eines Außenstehenden noch so geringfügig erscheinen mögen. Diese Haltung macht dem Patienten deutlich, daß auch der „Rest" seines Lebens vollkommen ernstgenommen wird und er nicht bereits auf ein „totes Gleis" geschoben wurde.

Der todkranke Patient ist in seinen Freiheiten meist extrem eingeschränkt. Dieses manchmal an sich schon kaum erträgliche Maß an Unfreiheit kann etwas gemildert werden, indem man dem Kranken alle sinnvollen Freiheiten einräumt. Dies bedeutet in erster Linie, daß die ganze Skala der *Entmündigungsstrategien,* die gerade im Krankenhaus rasch Oberhand gewinnen können, vermieden wird. Konkret heißt dies, daß der Patient in alle medizinischen *Entscheidungen* in Grenzen des Vertretbaren *miteinbezogen* wird: die Abstimmung mit ihm über den Einsatz von Analgetika und sedierenden Medikamenten, Flexibilität, was Zeitpunkt, Art und Umfang diagnostischer Maßnahmen anbetrifft, die Möglichkeit, Gewohnheiten und die bisherige Lebensweise — soweit es geht — beizubehalten, die Freiheit, Kontakte und Besuche nach eigenem Ermessen zu bestimmen.

They also serve who only stand and wait ...
MILTON

Die Chance

Die Betreuung des Kranken, der nicht mehr geheilt werden kann, verlangt vom Arzt ein Höchstmaß an Einfühlungsvermögen, emotionaler Zuwendung, Gesprächsbereitschaft und die Fähigkeit zu verstehender Präsenz. Haben aber alle diese Bemühungen angesichts der Tatsache, daß der letale Ausgang der Krankheit unabwendbar ist, eine wirkliche Chance? Die Antwort lautet aus der Summe des Wissens und der Erfahrungen mit Sterbenden: ja.

Die Würde des Menschen, so schwierig dieser Begriff auch zu definieren ist, ist in der Krankheit *immer* bedroht und am stärksten in der Krankheit zum Tode. Gesundheit und Heilung sind die originären Ziele ärztlichen Handelns, aber *nicht* die einzigen. Wo Heilung nicht mehr möglich ist und der Tod in greifbare Nähe rückt, in der „letzten großen Krise des Lebens", wenn das Maximum an technisch-medizinischem Einsatz per saldo keinen Erfolg bewirkt, wird besonders deutlich, wie sehr der Mensch auf den Menschen angewiesen ist. Deshalb sind gerade auf dem Feld, wo der Arzt seine größten Niederlagen erlebt, auch seine besten, wenngleich nicht die spektakulärsten Siege möglich: Wenn er weiß, was den Sterbenden bewegt und sein Verhalten bestimmt, hat er eine vernünftige Chance, durch Einfühlung, Gespräch und behutsame Lenkung zu helfen, das Unerträgliche erträglich und das Unannehmbare annehmbar zu machen. Vielleicht erlebt er dann das „Wunder der kleinen Geste": Von William OSLER berichtet sein Biograph Harvey CUSHING, daß er seine sterbenden Patienten täglich, ja mehrfach täglich besucht habe. Einem an einem Tumor sterbenden Mädchen brachte er an einem trüben Novembermorgen die letzte Rose aus seinem Garten und versöhnte es so mit dem Tode.

Unter günstigen Umständen, wenn die verbliebene Lebensspanne noch ausreicht und der Arzt im Gespräch wirklich fähig ist, den Kranken zu stützen und zu führen, wenn sich eine vertrauensvolle Beziehung zum Patienten und zur Familie entwickeln läßt, kann er auch in dieser scheinbar aussichts- und hoffnungslosen Lage so etwas wie einen Erfolg erzielen, der als „Reifsein zum Tode" bezeichnet wird: ein Annehmen der Krankheit zum Tode. Gelingt dies, so kann es sein, daß er nach dem Tode des Patienten von den Angehörigen sinngemäß erfährt: „Der einzig Starke in der Familie war eigentlich der Kranke."

Elisabeth KÜBLER-ROSS machte deutlich, daß im Umgang mit Todkranken und Sterbenden sich für den *Arzt* noch eine andere neue Chance eröffnet, nämlich die zu lernen: „Wenn ich anfing zu reden, überwanden sie sehr schnell ihre anfängliche Scheu und ließen uns recht bald Anteil haben an der unvorstellbaren Einsamkeit, die sie empfanden. Fremde Menschen, die wir niemals zuvor getroffen hatten, teilten uns ihren Kummer, ihre Isolierung und ihre Unfähigkeit mit, mit ihren nächsten Verwandten über ihre Krankheit und den Tod zu reden. Sie drückten ihren Ärger über die Ärzte aus, die sich nicht auf eine Ebene mit ihnen stellten, über die Pfarrer, die sie mit der nur allzu oft wiederholten Phrase ‚Es ist Gottes Wille' zu trösten suchten, und über ihre Freunde und Verwandten, die sie mit dem Unvermeidlichen ‚Nimm's nicht so schwer, so schlimm ist es doch gar nicht' besuchten. Wir lernten rasch, uns mit ihnen zu identifizieren, und wir entwickelten eine größere Sensibilität für ihre Bedürfnisse und Befürchtungen als je zuvor. Sie lehrten uns eine Menge über das Leben und das Sterben, und sie freuten sich darüber, daß wir sie baten, unsere Lehrer zu sein."

Die Frage nach dem Sinn

Die Frage nach dem Sinn eines Lebens, wenn es zu Ende geht, ist wahrscheinlich die schwierigste Frage, die der Patient seinem Arzt stellen kann. Ist sie überhaupt zu beantworten? In einem weitgefaßten Sinne ja.

Vielleicht genügt es schon, dem Patienten beim Ziehen der Bilanz zur Seite zu stehen, ohne zu werten, oder ihm allenfalls aus der Kenntnis seiner persönlichen Geschichte heraus behilflich zu sein, einige Akzente positiv zu setzen.

Viktor FRANKL weist darauf hin, daß die Sinn-Frage von einem ganz anderen Standort aus gestellt werden kann: „Wir wollen einmal überlegen, was wir tun können, wenn ein Patient fragt, was der Sinn des Lebens ist. Ich habe Zweifel, ob ein Arzt diese Frage im allgemeinen beantworten kann. Denn der Sinn des Lebens unterscheidet sich von Mensch zu Mensch, von Tag zu Tag und von Stunde zu Stunde. Worauf es daher ankommt, ist nicht der Sinn des Lebens im allgemeinen, sondern vielmehr der besondere Sinn eines menschlichen Lebens zu einem gegebenen Zeitpunkt... Da jede Lebenssituation eine Herausforderung an den Menschen darstellt und ihm ein Problem zur Lösung vorlegt, könnte die Frage nach dem Sinn des Lebens tatsächlich umgekehrt werden. Letzten Endes sollte der Mensch nicht danach fragen, was der Sinn des Lebens sei, sondern vielmehr begreifen, daß er es ist, der gefragt wird. Mit einem Wort: Jeder Mensch wird vom Leben befragt;

und er kann dem Leben nur antworten, indem er für sein eigenes Leben antwortet. Dem Leben kann er nur antworten, indem er sich verantwortlich verhält."

Die Erfahrung zeigt, daß viele Patienten, die wissen, daß der Tod unausweichlich ist, eher Fragen nach dem Prozeß des Sterbens als nach dem Sinn des Lebens stellen und was wohl nach dem Tode kommt. Wenn aber der Patient wirklich nach dem Sinn des Lebens fragt, könnte eine Antwort darin bestehen, ihm die Fragestellung „verändert" zurückzugeben und *ihn* antworten zu lassen auf die Frage: „Welchen Sinn habe *ich* für das Leben, d.h. für meine Mitmenschen gehabt?" Wahrscheinlich finden sich dann in jeder Biographie Antworten, die zeigen, daß keine Existenz wirklich ohne Sinn ist.

Ein Krankheitsbericht

Den Schluß dieses Kapitels bildet ein Krankheitsbericht, der möglicherweise besser als allgemeine Betrachtungen zeigt, daß der Arzt, auch wenn er konkrete Therapiemaßnahmen nicht mehr anbieten kann, im Umgang mit seinen todkranken Patienten nicht mit leeren Händen dastehen muß. Sicher waren die Voraussetzungen in diesem Fall besonders günstig:

Eine meiner langjährigen Patientinnen, eine 57jährige Dame, die mich in größeren Abständen wegen eines leichten Asthma bronchiale konsultierte, kam nach längerer Zeit wieder in meine Sprechstunde wegen „Müdigkeit in den letzten Monaten und etwas Gewichtsverlust". Schon bei Betreten des Sprechzimmers war unverkennbar, daß sie vom Tode gezeichnet war. Die klinische Untersuchung ergab den dringenden Verdacht auf eine ausgedehnte intraabdominelle Tumorausbreitung mit Lebermetastasen und Aszites. Bereits während dieser Untersuchung bat mich die Patientin, „ehrlich" zu sein, denn möglicherweise sei es „ja etwas Schlimmes", was hinter ihrer Müdigkeit stecke. Ich antwortete, daß ich auch diese Möglichkeit nicht ausschließen könne, und schlug ihr eine kurze stationäre Untersuchung vor. Als Primärtumor ergab sich ein nicht wesentlich stenosierendes Sigmakarzinom mit ausgedehnten Lebermetastasen, Aszites und mehreren Lungen- und Knochenmetastasen. Gemeinsam mit dem Ehemann, einem Zahnarzt, besprachen wir die Befunde.

Die Patientin bat mich um eine offene Antwort auf die Frage: „Habe ich Krebs?" Ich bejahte die Frage, aber in der Folgezeit war dann in allen Gesprächen immer nur von „der Krankheit" oder „dem Krankheitsprozeß" die Rede. In diesem Gespräch gingen wir noch nicht auf Behandlungsmöglichkeiten ein. Ich bot dem Ehepaar an, in den nächsten Tagen selbst einen Termin zu bestimmen, an dem wir über die therapeutischen Möglichkeiten und Aussichten sprechen könnten. In der Zwischenzeit könne ich jederzeit telefonisch angerufen werden. Das Ehepaar bat 2 Tage später um einen neuen Termin. Die Phase der Auflehnung schien nur kurz gedauert zu haben und bestand vor allem darin, daß ein Heilpraktiker befragt und ein befreundeter Chirurg des Ehepaares konsultiert und gebeten wurde, mich anzurufen.

Beim darauffolgenden Gespräch erklärte ich in groben Zügen die Möglichkeiten einer Chemotherapie mit einer „gewissen Chance, den Krankheitsprozeß zurückzudrängen". Auch über die prophylaktische Anlage eines Anus praeter wurde gesprochen. Die Patientin und ihr Ehemann erbaten sich erneut Bedenkzeit.

Beim nächsten Gesprächstermin fragte die Patientin mich, ob die Behandlung eventuell noch 14 Tage hinausgeschoben werden könnte. Wenn dies der Fall sei, würde sie gerne gemeinsam mit ihrem Mann einen 14tägigen Urlaub an der See verbringen. Ich riet zu dem Urlaub und versicherte ihr gleichzeitig, daß sie mich auch aus dem Urlaub jederzeit anrufen könne, wenn weitere Fragen auftauchen sollten, insbesondere aber, wenn Beschwerden aufträten. Die Patientin rief mich jedoch nur einmal kurz vor Ende des Urlaubs an und erzählte mir, es sei „der beste Urlaub seit Jahren", den sie mit ihrem Mann verbracht habe, Appetitlosigkeit und Müdigkeit hielten sich in Grenzen. Sie wollte wissen, ob es vertretbar sei, noch eine Woche länger zu bleiben. Wir vereinbarten die Verlängerung des Urlaubs um eine Woche.

Danach besuchte mich die Patientin wieder und bat mich um meine ehrliche Meinung, ob eine Behandlung „überhaupt unbedingt erforderlich" sei. Sie habe zwar jetzt leichte Leibbeschwerden, aber vielleicht wäre ein Versuch zu Hause mit Schmerzmitteln gerechtfertigt. In Anbetracht der weitgehend fortgeschrittenen Tumorkrankheit stimmte ich dieser Behandlung zu. Wir arbeiteten einen genauen Plan für eine kontinuierliche Analgesie mit oral zu verabreichenden Analgetika aus.

14 Tage später kam die Patientin wieder in die Sprechstunde und sagte: „Es geht ganz gut mit den Schmerzmitteln." Am Tag zuvor hatte mich der Ehemann aufgesucht und mir berichtet, wie unerträglich ihn die Krankheit seiner Frau belaste, daß aber auch er der Ansicht sei, daß sie mit kontinuierlicher Gabe von Schmerzmitteln zu Hause am besten aufgehoben sei.

Wenige Tage später ließ sich die Patientin noch einmal in die Sprechstunde bringen, berichtete, daß die Schmerzen jetzt stark seien, aber daß sie unter konsequenter Analgetikatherapie damit „leben" könne. Mit großer Gelassenheit sagte sie dann einen für diese Phase bezeichnenden Satz: „Alle weinen — nur ich nicht." 24 Stunden später starb sie zu Hause an einer fulminanten Lungenembolie.

Manchmal habe ich das Gefühl, ich schlafe mit dem Tod.
Ein Patient

Die Krankheit AIDS hat die Aura von Krebs und Syphilis.
S. BECKER

Das Gespräch mit dem AIDS-Kranken

Die epidemiologische Situation

Noch ist AIDS in der Bundesrepublik Deutschland eine seltene Erkrankung (180 Todesfälle bis Jahresmitte 1987). Im März 1987 waren bei der WHO über 42 000 AIDS-Fälle registriert (31 000 Erkrankungsfälle in den USA), wobei etwa die Hälfte der Patienten bis zu diesem Zeitpunkt schon verstorben war. Nach Hochrechnungen der Weltgesundheitsorganisation werden bis 1991 weltweit zwischen $1/2$ und 3 Millionen Menschen an AIDS erkrankt und etwa 100 Millionen Menschen vom AIDS-Virus infiziert sein. In Europa breitet sich die Epidemie mit einer Verzögerung von etwa 2 Jahren hinter der Entwicklung in den USA aus. Die Krankheitsstatistik des Bundesgesundheitsamtes läßt auch in der Bundesrepublik die für AIDS typischen Eigenheiten und einen vergleichbar steilen Anstieg der Erkrankungszahl erkennen. Dies bedeutet, daß die Betreuung von AIDS- und AIDS-Vorfeldpatienten in naher Zukunft eine *allgemeine ärztliche Aufgabe* sein wird.

Die besondere Situation des AIDS-Kranken

AIDS-Patienten sind überwiegend junge, homosexuelle ($3/4$ der AIDS-Patienten) Menschen. Der homosexuelle Mann befindet sich häufig noch in einem Prozeß der Identitätsfindung. Sein „coming out" ist noch nicht abgeschlossen. AIDS zwingt den Patienten jedoch, seine von der Gesellschaft geächtete Erkrankung *und* seine Homosexualität auf einmal zu „bekennen". Viele Homosexuelle haben durch erkrankte Freunde oder Bekannte ein klares Bild von allen Schrecken der AIDS-Krankheit, fast jeder kennt in seinem Bekanntenkreis einen AIDS-Todesfall. Der AIDS-Kranke lebt in einer Gesellschaft, in der — vor allem geschürt durch die Medien — eine emotionsgeladene öffentliche Diskussion über seine Erkrankung geführt wird. Die AIDS-Diskussion löst Ängste und Phantasien aus über Tod, Homosexualität, sexuelle Perversionen usw. In den Medien wird seine Krankheit als „Schwulenpest", „Lustseuche" oder „Geißel Gottes" angeprangert.

Der Patient leidet an einer unheilbaren Krankheit und weiß dies; wie jeder Todkranke schwankt er zwischen Verzweiflung, Hoffnung und Verleugnung und klammert sich an „neue Heilmittel", von denen er täglich in der Presse liest. Durch die Öffentlichkeit, seine Umgebung, aber nicht selten auch durch seine medizinischen Betreuer erfährt er Ablehnung, Verurteilung und Ausgrenzung. Der Frankfurter Klinikseelsorger Gregor SCHORBERGER nennt Beispiele der leidvollen Erfahrungen von AIDS-Patienten in der Klinik: „Jetzt haben Sie die Quittung für ihr schweinisches Leben" oder „Der versaut unsere ganzen Geräte wieder, den nehmen wir als letzten dran." Die Reaktionen der Umwelt schüren Phantasien und Ängste: „Die Krankenkasse will mich rausschmeißen", „Wie damals die Juden und Schwulen im KZ, will auch heute eine Gruppe von Ärzten alle HIV-Infizierten tätowieren, sie wollen mir einen Stempel in mein Fleisch brennen." Der AIDS-Kranke ist dem schonungslosen Bombardement von Schlagzeilen in der Boulevardpresse ausgesetzt: „Sind AIDS-Kranke unsere Mörder von morgen?", „Kein AIDS-Infizierter in den öffentlichen Dienst, Bayern zieht erste Konsequenzen", „In den nächsten 10 Jahren gibt es kein Heilmittel."

AIDS als unheilbare, potentiell tödliche Krankheit zeigt viele *Parallelen zum Krebs:* Auch AIDS-Patienten zeigen typische Phasen wie Verleugnung, Protest oder Depressionen. Es hat sich aber gezeigt, daß AIDS häufig intensiver als Krebs Ängste und Phantasien auslöst. Zu den schweren körperlichen, meist auch entstellenden Symptomen (Abmagerung, Haarausfall, Kaposi-Sarkome) kommen noch spezifische Belastungsfaktoren hinzu:

- Der Kranke leidet an einer *sexuell übertragbaren Krankheit* und weiß, daß er sie weiterhin sexuell übertragen kann;
- er gehört meist einer *Minderheitengruppe* an (Homosexuelle) oder war schon krank (Hämophiler, Fixer);
- er lebt mit der zusätzlichen Bedrohung durch die „AIDS-Hysterie", die sich beispielsweise in einer übertriebenen Angst vor Ansteckung äußert (S. BECKER).

Hinzu kommen krankheitsbedingte psychische Veränderungen, vor allem verschiedene Formen von Depressionen, Ängsten, deliranten Symptomen und Demenzanzeichen (AIDS-Enzephalopathie). Die spezielle psychosoziale Situation des AIDS-Patienten und die im 3. Lebensjahrzehnt allgemein erhöhte Bereitschaft für suizidale Handlungen erklärt die weit *überdurchschnittliche Häufigkeit* von *Suiziden* von AIDS-Erkrankten.

Die aufgezeigten Faktoren erklären, warum der AIDS-Kranke — anders als beispielsweise der Krebskranke — zwei zusätzlichen *spezifischen Belastungen* ausgesetzt ist:

- *Schuldgefühlen* und der
- *Isolation*.

Unheilbar Kranke, wie beispielsweise Krebspatienten, neigen an sich schon zu Schuldgefühlen. Diese treten beim AIDS-Patienten in verstärktem Maße auf, weil er unter einer prinzipiell sexuell übertragbaren Erkrankung leidet. Der homosexuelle AIDS-Kranke empfindet AIDS als „Strafe" für seine Homosexualität. Dies trifft vor allem für Patienten zu, die vor ihrer Erkrankung unbewußt ihre Sexualität bzw. Homosexualität verurteilt haben. Die Tendenz zur *Selbstverurteilung* wird noch erheblich durch Schuldzuweisungen von außen (Medien, Öffentlichkeit) verstärkt. So erleben die Patienten ihre AIDS-Erkrankung als durch ihren homosexuellen Lebensstil selbst verschuldet. Dies macht im übrigen deutlich, wie sehr in der Gesellschaft allgemein zwischen „anerkannten" (Herzinfarkt) und „abzulehnenden Krankheiten" unterschieden wird.

Schon der Krebspatient fühlt sich, obgleich ihn die Familie umsorgt, häufig isoliert, weil die Erkrankung ihm gegenüber verleugnet wird. Im Gegensatz dazu empfindet der AIDS-Patient nicht nur diese *innerliche* Isolation, sondern er erfährt sehr real auch die *äußere Isolation* von den anderen: das Wegrücken und die Abkehr der Familie, die Isolation im Beruf und im Wohnbereich, die Isolation als Homosexueller. Viele Homosexuelle, die wegen ihrer Homosexualität den Kontakt zu ihrer Familie abgebrochen haben, sind jetzt wegen ihrer Erkrankung gezwungen, zu ihrer Familie zurückzukehren. Diese Rückkehr wird in doppelter Weise erschwert, weil sie einerseits ihre Erkrankung, andererseits ihre Homosexualität offenlegen müssen. Frühere Freunde ziehen sich zurück oder werden gemieden. Hinzu kommt noch, daß das Erkrankungsalter an AIDS (um 30 Jahre) bei Homosexuellen nicht selten einen an sich krisenhaften Lebensabschnitt darstellt, nämlich das beginnende „Out" als Sexualpartner. Die zweifache Belastung durch *Selbstverurteilung* und *soziale Isolation* erklärt das häufige Vorkommen von schweren Depressionszuständen bei AIDS-Patienten.

Der HIV-Test

Der HIV-Test ist grundsätzlich anders zu bewerten als Tests, die üblicherweise bei Verdacht auf eine Infektionskrankheit durchgeführt werden. Es ist nicht richtig, den HIV-Antikörpertest als „AIDS-Test" zu bezeichnen. Mit dem HIV-Antikörpertest können im Blut Antikörper gegen das Virus nachgewiesen werden. Einen eigentlichen AIDS-Test gibt es nicht, denn das Testergebnis HIV-positiv bedeutet weder, daß der Betroffene an AIDS erkrankt ist, noch lassen sich zum heutigen Zeitpunkt sichere Aussagen darüber machen, wieviel Prozent der HIV-Positiven später erkranken werden. Dennoch ist das Testergebnis „HIV-positiv" für den Betroffenen ein schwerwiegender Befund, denn er weiß, daß er sich mit dem AIDS-Virus infiziert hat und eine große Wahrscheinlichkeit besteht, an AIDS zu erkranken und zu sterben. Das Resultat „HIV-positiv" schlägt oft wie eine Bombe ein, weil die meisten Probanden den Test in der Hoffnung durchführen lassen, daß sie ein negatives Ergebnis von ihrer AIDS-Angst befreien wird.

Die Erfahrung hat gezeigt, daß die meisten Probanden mit positivem Testergebnis zunächst mit Hilflosigkeit, Angst und Kontrollverlust reagieren und signifikant häufiger psychische Störungen aufweisen (72,5%) als an AIDS erkrankte Patienten (52,5%) (J. S. MANDEL). Auch scheint die *Suizidgefahr* beim HIV-Positiven, nicht Erkrankten, noch höher zu sein als beim AIDS-Patienten. Der *positive Test* stellt die Betroffenen schockartig vor eine Reihe von Fragen und Problemen:

- Sie sind gesund, aber potentiell lebensgefährlich erkrankt.
- Sie leben mit einer Zeitbombe: Werden Sie erkranken oder nicht?
- Wer hat Sie angesteckt, wen haben Sie angesteckt?
- Was wird weiter?
- Wie können und sollen Sie weiter leben?
- Wie ist ihre soziale Situation? (M. FRINGS)

Diese Fragen stellen sich auch deshalb mit besonderer Dringlichkeit, weil es sich bei den HIV-Positiven im Gegensatz zu Krebspatienten in der Regel um junge Menschen handelt, die statistisch gesehen noch ein langes Leben vor sich haben.

Die *HIV-Testberatung* umfaßt daher immer *2 Gespräche:* Das erste *vor* dem Test. Dieses Gespräch soll darüber aufklären, was der Test prinzipiell aussagt bzw. nicht aussagt und was er speziell für den, der ihn durchführen lassen will, bedeutet. Das *2. Gespräch* dient der Mitteilung des Testergebnisses, verbunden mit einer Aufklärung über die Konsequenzen und notwendigen Verhaltensmaßregeln. Beide Gespräche sind unerläßlich. A. JÖTTEN von der gemeinsamen AIDS-Beratungsstelle der Frankfurter Universitätsklinik und des Stadtgesundheitsamtes fordert: „Unter allen Umständen muß jeder, der einen HIV-Test anordnet, auch in der Lage sein, das Ergebnis adäquat mitzuteilen." Ist der Arzt im Zweifel, ob er den Patienten bei einem positiven Ausgang des Tests qualifiziert beraten und betreuen kann, soll er ihn lieber an eine Beratungsstelle oder an die nächste AIDS-Hilfe weitervermitteln.

Es gibt verschiedene *Gründe,* warum die Durchführung des HIV-Tests gewünscht wird:

- Es gibt Menschen, die den Test nur wollen, weil er angeboten wird, obwohl sie keinerlei erhöhtes Infektionsrisiko aufweisen.
- Nicht selten wünschen Personen die Durchführung des Tests, die sich auf einen lebensgeschichtlich bedeutsamen Schritt vorbereiten (berufliche Veränderung, Heirat, Kinderwunsch, neue Partnerschaft). Der negative Testausgang kann dieser Gruppe eine Menge Angst ersparen.
- In der 3. Gruppe finden sich Menschen, die ein eindeutig erhöhtes Infektionsrisiko haben (Homosexuelle, Bisexuelle, Drogenabhängige, Prostituierte, Bluter) und bei denen demnach eine klare medizinische Indikation für den HIV-Test besteht.
- Schließlich gibt es Patienten, die unter einer *AIDS-Phobie* leiden. Sie stellen für jeden, der mit der Betreuung von AIDS-Patienten zu tun hat, ein besonderes Problem dar. Es handelt sich um Menschen, die zu Unrecht fest überzeugt sind, AIDS zu haben und durch medizinische Mittel (wiederholte negative Testergebnisse) nicht zu einer Meinungsänderung zu bewegen sind. Sie gehören in der Regel keiner Hauptbetroffenengruppe an, haben meist zahlreiche negative HIV-Tests hinter sich, mißtrauen jedoch grundsätzlich den Testresultaten und suchen laufend die verschiedensten Beratungsstellen auf. Nicht selten stecken hinter diesem stark angstgefärbten Verhalten Schuldgefühle (Verurteilung der eigenen Sexualität). Die Patienten befinden sich sehr oft in großer Angst und Unruhe und wandern von einem AIDS-Experten zum anderen. Nicht selten erwecken sie den Eindruck,

daß sie unbewußt eine Bestätigung der Diagnose AIDS wünschen. Nach jedem negativen Test fassen sie den festen Vorsatz, keinen Arzt mehr aufzusuchen, durchbrechen ihn aber, wenn erneut überwältigend starke Ängste auftreten.

AIDS-Spezialisten raten von der Durchführung des HIV-Tests auch bei starkem Infektionsverdacht dann ab, wenn niemand da ist, der den HIV-Positiven nach der Mitteilung auffangen könnte.

Das Testergebnis darf unter keinen Umständen telefonisch oder brieflich eröffnet werden. Die Mitteilung darf immer nur in einem ausführlichen Gespräch erfolgen, das bei positivem Ausgang einen großen Zeitaufwand (AIDS-Experten geben 2—3 Stunden an) beansprucht. Denn selbst wenn die Prüflinge mit einem positiven Ergebnis gerechnet haben, besteht unmittelbar nach der Mitteilung *Suizidgefahr,* oder es kann zu panikartigen Fehlreaktionen kommen. Einem Bundeswehrsoldaten wurde das positive Testergebnis mit den Worten übermittelt: „Ich gratuliere Ihnen, Sie haben AIDS!" Die Reaktion des jungen Mannes waren Panik und Aggressionen, die in seiner Antwort zum Ausdruck kamen: „Wenn das so ist, dann nehme ich noch hundert andere mit!" Er erschien 4 Wochen später wieder bei seinem Truppenarzt mit einer frisch akquirierten Gonorrhöe (G. SALEWSKI). Als Vorbereitung auf den Test sollte mit dem Patienten auch immer die Frage geklärt werden: „Was macht es mir aus, positiv zu sein?"

Die Antwort auf die Frage, ob dem Patienten unbedingt die *volle Wahrheit* mitgeteilt werden muß, lautet: ja. Beim HIV-Test gibt es nur eine Wahrheit — positiv oder negativ. Im Gegensatz zur Krebserkrankung muß dem Betroffenen das positive Ergebnis mitgeteilt werden, weil er nur dadurch motiviert oder verpflichtet werden kann, sein sexuelles Verhalten so zu ändern, daß er nicht weiter zur Infektionsquelle wird („Safer Sex"). Der negative Testausgang kann als Motivation für ein präventives Verhalten genutzt werden.

Beim Patienten mit *AIDS-Phobie* ist es zunächst wichtig, das Problem als solches ernst zu nehmen, weil es für die Betroffenen in hohem Maße belastend ist. In strukturierten Gesprächen soll die psychologische Komponente des Syndroms herausgearbeitet, aber nicht gedeutet werden. Der Patient soll ohne weiteres seine Befürchtungen zu Ende denken, weil dies angstmindernd wirkt. Von neuen Tests soll abgeraten werden. Dem Patienten sollen weitere Kontakte angeboten bzw. eine erfolgversprechende Therapie (spezielle Psychotherapie) vermittelt werden (JÄGER).

Die Betreuung des AIDS-Patienten

Die optimale Betreuung des AIDS-Patienten wird in den meisten Fällen nur durch eine Kooperation von Ärzten, Psychotherapeuten, unterstützenden Organisationen (z. B. Deutsche AIDS-Hilfe) und Selbsthilfegruppen gelingen. Dennoch ist es wichtig zu betonen, daß ein vertrauensvolles Verhältnis zu dem primär verantwortlichen Arzt entscheidend dafür ist, wie der AIDS-Patient seine Erkrankung emotional verarbeitet (S. BECKER). Mit anderen Worten: Der AIDS-Kranke braucht innerhalb der Gruppe der Helfer eine *feste Anlaufstelle*, z. B. seinen Hausarzt. Darüber hinaus kann eine zusätzliche Betreuung notwendig werden, wenn eine „Grunderkrankung" (Drogenabhängigkeit, Bluterkrankheit) vorliegt. Bei der Kompetenzverteilung sollte die Regel gelten: „So viel ambulant wie möglich, so viel stationär wie nötig."

Die entscheidenden Ansatzpunkte für die psychosoziale Betreuung des AIDS-Patienten sind die Belastungsfaktoren *„Selbstverurteilung"* und *„soziale Isolation"*. Dabei ist es wichtig, daß die Betreuer des Kranken (Ärzte, Pflegepersonal, Psychologen) ihre *eigenen* Phantasien und Ängste reflektieren, da auch sie Teil einer Gesellschaft sind, die sich ihre Urteile und Vorurteile über AIDS gebildet hat. So kann es von Vorteil sein, sich solide sexualwissenschaftliche Kenntnisse über Homosexualität zu erwerben, um nicht den zahlreichen Vorurteilen über dieses Phänomen zu unterliegen.

Im Prinzip gelten für das Gespräch mit dem AIDS-Kranken die gleichen Voraussetzungen wie für die Betreuung anderer *Schwerkranker:* Empathie, die Fähigkeit, aktiv zuzuhören, die Echtheit der Zuwendung. Der Patient soll angenommen werden, wie er ist, und offen und ohne Angst vor moralischer Wertung über seine Probleme sprechen können. Wichtig ist es, ihn „dort abzuholen, wo er sich befindet". Befürchtungen, die den HIV-positiven Patienten besonders bewegen, sollen nicht abgeblockt, sondern zu Ende gedacht werden. Die Erfahrung, daß das Leben begrenzt ist, kann es auch wertvoller machen und als Motivation dienen, an sich selbst und an seinem Leben zu arbeiten (G. HÖCHLI, B. JÄGER-COLLET). Ähnlich wie der Krebskranke macht auch der AIDS-Patient typische Phasen (Verdrängung, Zorn, Depression) durch, bevor es ihm schließlich gelingt, sich gefühlsmäßig und kognitiv mit seinem Schicksal abzufinden (siehe Kapitel „Gespräche mit Todkranken und Sterbenden"). Die Aufgabe des Therapeuten besteht darin, den Patienten auf diesem Weg zu begleiten und nicht, die Entwicklungsschritte zu beschleunigen, was in der Regel auch nicht gelingt. HÖCHLI und JÄGER-COLLET fassen die Leitlinien des Umgangs mit dem AIDS-Kranken wie folgt zusammen: „In der Therapie, die mehr unterstützenden als aufdeckenden Charakter hat, werden positive Gefühle und Gedanken verstärkt, mögliche Krankheitsgewinne betont, Konflikte gelöst, Groll und Ressentiments bearbeitet, ‚unfinished business' behandelt, Fokus auf nahe und mittlere Zukunft gesetzt, Vorkehrungen getroffen, Befürchtungen zu Ende gedacht."

Beim AIDS-Kranken besteht besonders häufig der intensive Wunsch, Antworten auf Fragen nach dem Sinn des Lebens, nach Gott, nach einem Ewigen Leben zu finden. SCHORBERGER schreibt als Klinikseelsorger über seinen Umgang mit AIDS-Patienten: „Gemeinsam haben wir die Erfahrung, daß auf keiner anderen Station der Klinik in dieser Dichte der Wunsch besteht nach religiösen Handlungen; sei es Gebet- oder Wortgottesdienst am Krankenbett, sei es der Wunsch nach täglicher Bibellesung oder täglicher Krankenkommunikation, nach einem Beicht- oder Seelsorgergespräch oder sei es der Wunsch nach einer Krankensalbung..."

Die Verarbeitung der Krankheit ist gerade für den homosexuellen AIDS-Patienten von besonderer Schwierigkeit. Hier ist es eine Hauptaufgabe der Therapie, den Patienten durch einen *Erkennungsprozeß* seine *Identität* wiedergewinnen zu lassen (Was bin ich? Wie bin ich? Wohin will ich?). Es bedarf dann häufig langer und schwieriger Wege der Selbstfindung, um schließlich ohne Angst sagen zu können (entsprechend dem Song aus dem Musical „Le cage aux folles"): „I am what I am, and what I am needs no excuses."

Der AIDS-Kranke und seine Angehörigen

Für die Betreuung des AIDS-Kanken ist die Miteinbindung der *Angehörigen* von besonderer Wichtigkeit, weil sie hilft, das besonders ausgeprägte Gefühl der Isolation zu mindern. Die AIDS-Erkrankung ist für die Angehörigen in der Regel eine große Belastung und Herausforderung. Die Angehörigen bedürfen daher ebenfalls einer intensiven Führung im Gespräch, um nicht zu einer zusätzlichen Belastung für den Kranken, sondern zu einer wesentlichen Stütze und Hilfe zu werden.

Zunächst ist es wichtig, unbegründete *Ängste vor Ansteckung* in einem sachlichen Gespräch *abzubauen*. Es soll mit den Angehörigen offen besprochen werden, daß ihre Bereitschaft, die Krankheit mit dem AIDS-Patienten gemeinsam durchzustehen, sehr hilfreich, aber auch sehr schwierig und belastend sein kann. Sie müssen daher mit den *Erwartungen* und *Reaktionen* des AIDS-Kranken vertraut gemacht werden. Sie sollten wissen, daß ähnlich wie beim Krebspatienten Angst, Wut, Verzweiflung oder Anklagen aufbrechen können und daß sie nicht persönlich genommen werden sollten. Sie sollten ferner wissen, daß AIDS-Kranke Phasen der völligen *Überforderung* durchmachen, in denen sie jemanden brauchen, an den sie sich einfach anlehnen und bei dem sie sich ausweinen können. Der AIDS-Patient will aber auch nicht ständig an seine Krankheit erinnert werden, sondern sollte möglichst weitgehend am *Alltagsleben* teilnehmen. Daher ist auch jede Überbesorgtheit zu vermeiden. Es ist nicht immer nötig, zu sprechen, nonverbale Signale wie Lächeln oder Berühren können ebenso Zuneigung ausdrücken und Ruhe bringen. Es ist ungünstig, Fragen, die den Patienten besonders bewegen (Aussehen, Krankheitszustand, Zukunftserwartungen), auszuweichen.

Besondere Probleme ergeben sich, wenn Eltern oder Partner erst durch die AIDS-Krankheit von der *Homosexualität* oder der *Drogenabhängigkeit* des Patienten erfahren. Dann müssen eventuelle Vorurteile und falsche Vorstellungen über Homosexualität abgebaut und die Erkenntnis vermittelt werden, daß Homosexualität eine natürliche Variante des menschlichen sexuellen Erlebens und Verhaltens ist. Da AIDS-Patienten häufig wegen ihrer Erkrankung und ihrer gesamten Lebenssituation resigniert sind, müssen alle *Schuldzuweisungen und Vorwürfe vermieden* werden, um die Resignation nicht noch weiter zu vertiefen. Es kann den Angehörigen helfen, sich bewußt zu machen, daß *nicht* der *Lebensstil* des Erkrankten, sondern ein *Virus* Ursache seiner Krankheit ist. Mit Verwandten, Freunden, Nachbarn oder Arbeitskollegen sollte offen über die Erkrankung gesprochen werden. Für die Eltern drogenabhängiger AIDS-Patienten besteht außerdem die Möglichkeit, sich einer Elterngruppe anzuschließen. Auskünfte über bestehende Gesprächsgruppen für Angehörige von AIDS-Kranken und Elternkreise von drogenabhängigen Jugendlichen vermitteln regionale AIDS-Hilfegruppen oder die Deutsche AIDS-Hilfe e.V. (Berliner Straße 37, 1000 Berlin 31, Telefon 030/860651).

"Wenn der Mensch jemals ein Suchender, ein nach dem letzten Sinn Fragender gewesen ist, dann ist er es heute.
Josef, Kardinal HÖFFNER, 1985

Und Gott wird abwischen alle Tränen von ihren Augen, und der Tod wird nicht mehr sein, noch Leid, noch Geschrei, noch Schmerz wird mehr sein . . .
Geheime Offenbarung, 21, 4

Sprechen über Gott?

Soll der Arzt mit seinen Patienten in der heutigen Zeit über Gott sprechen? Die Antwort lautet: ja. Das Leben eines Menschen zu retten oder zu verlängern, ist nur eine Seite der Medaille. Die andere Seite ist ebenso wesentlich, und der Arzt, der nur eine Seite sieht, ist auch nur halbsehend oder halbblind. KIERKEGAARD meint den gleichen Sachverhalt mit dem zunächst befremdlich klingenden Satz: „Der Spaß, eines Menschen Leben für einige Jahre zu retten, ist nur Spaß. Der Ernst ist, selig sterben."

Gott in der heutigen Zeit

Aus mittelalterlichen Darstellungen können wir uns ein Bild damaliger Hospitäler machen: Die Kranken lagen an Längswänden in großen Sälen und wurden von Ordensbrüdern gepflegt. Der Priester ging im Hospital auf und ab, beugte sich zu den Sterbenden, betete mit ihnen und reichte ihnen die Kommunion. Der Arzt betrat nur selten den Raum, verordnete gelegentlich Medizin, und wenn die Grenze der ärztlichen Kunst erreicht war, trat er respektvoll zurück. So entstanden die Hospitäler aus den „Gottesherbergen", in denen der Priester dominierte und dem Arzt nur eine bescheidene Nebenrolle zukam.

Im Krankenhaus von heute — und Krankenhäuser sind immer auch ein Spiegel der gesellschaftlichen Systeme und geistigen Strukturen ihrer Zeit — existiert der Krankenhausseelsorger zwar immer noch, ist aber nur noch einer unter den vielen nichtmedizinischen Helfern neben Sozialarbeiter, Bademeister oder Klinikfriseur. Vor allem von jüngeren Ärzten wird der Klinikpfarrer häufig als „Luxuserscheinung" angesehen (H. BEGEMANN, Tagung der ev. Akademie Tutzing, Januar 1986). Allenfalls wird dem Klinikseelsorger die Rolle des Psychologen, falls ein solcher im Krankenhaus nicht tätig ist, zugeschoben. Der Krankenhausseelsorger als Psychologenersatz — und der Arzt vielleicht ein Ersatzpriester?

In einem 1983 erschienenen Buch über Patientenführung im Krankenhaus werden die Aufgaben von Krankenpfleger über Hebamme, MTA, Krankengymnastin, Diätassistentin, klinischen Soziologen, Ergo- und Logopäden, Sozialarbeiter bis zum Bibliothekar beschrieben. Dem Krankenhausseelsorger ist nicht eine Zeile gewidmet. So stellt sich die Frage, ob der kranke Mensch von heute überhaupt noch einen „Bedarf" an Auseinandersetzung mit religiösen Inhalten hat. Die Statistik spricht im ersten Anschein dagegen. ENGELKE führt in seinem Buch „Sterbenskranke und die Kirche" aus, daß nur 5% der Todkranken religiöse Fragen ansprechen und auch nur 5% um religiösen Zuspruch bitten. Sind andere Personen im Raum, schrumpft der Prozentsatz auf Null. Allerdings fragen 46% der Todkranken nach dem *Sinn* ihrer Krankheit. Elisabeth KÜBLER-ROSS schildert zwar, daß Sterbende eine Phase des Verhandelns durchmachen, in der sie meistens versuchen, mit Gott einen Handel zu schließen. Diese Phase ist jedoch meist kurz, wird in der Regel streng geheim gehalten oder höchstens dem Seelsorger angedeutet.

Gott scheint in unserer Zeit weniger „gefragt" zu sein denn je. Dazu Hans SCHAEFER: „Wir sind eine glaubenslose Gesellschaft geworden, jedenfalls, was die religiöse und sicherlich die kirchliche Gläubigkeit anbelangt. Wir sind eine Gesellschaft geworden, in welcher das Bewußtsein wachsender Gefährdung immer mehr Angst erzeugt und immer weniger Hoffnung zuläßt." Folgt man H. E. RICHTER (Der Gotteskomplex, 1979), dann hat sich der Mensch am Ende des Mittelalters, als er nicht mehr sicher war, Gott zu *haben,* angeschickt, selbst Gott *sein* zu wollen. „Nach Wegfall des göttlichen Schutzes wird das Selbstbewußtsein des individuellen Ich zum Garanten eines modernen Sicherheitsgefühls." Und weiter: „Die grandiose Selbstgewißheit des Ich ist an die Stelle der Geborgenheit... getreten... das individuelle Ich wird zum Abbild Gottes." Damit geht auch eine völlig veränderte Haltung gegenüber dem Leiden einher. RICHTER nennt es das *„Konzept der projektiven Leidensvernichtung".* Es geht davon aus, daß Leiden grundsätzlich etwas von außen Zugefügtes ist. Es stammt von Hexen, Asozialen, Extremisten, minderwertigen Rassen, Parasiten oder Giften. Damit verbindet sich die Illusion: „Mit der Ausschaltung der äußeren Verursacher wird das Leiden verschwinden. Die Leidensflucht wird praktiziert, indem das Leiden durch Überspielen oder Abspaltung verleugnet wird, mit Beschwichtigung durch Ersatzbefriedigungen, mit Verschleierung durch Sozialtechnik. Der heutige Mensch übt sich darin, sein Leiden zu verstecken, ein Phänomen, das besonders drastisch in den USA zu beobachten ist. Ein extremer und grotesker Ausdruck dieser Haltung ist die Unsitte, daß in Bestattungsinstituten Verstorbene durch Make-up zu scheinbar nur schlummernden, blühenden Jugendlichen hergerichtet werden. In einer phantastischen Illusion wird angenommen, daß man Leiden in Schach halten kann, indem man es sich und anderen nicht mehr zeigt."

Mit der *Verdrängung des Leidens,* mit der Abschaffung Gottes, mit dem Bemühen des Menschen, „selbst Gott sein" zu wollen (H. E. RICHTER), und einem verblendeten fortschrittssüchtigen Starren auf alle Möglichkeiten der High-Tech-Medizin hat sich auch das Verhältnis des Menschen zur Krankheit gewandelt. Gezüchtet wird eine Atmosphäre der Ansprüche, die natürlich, weil diese vielfach illusionär sind, zu bitteren Enttäuschungen führen muß. Propagiert wird, daß der Mensch „ein Recht auf Gesundheit" hat. Aber jeder weiß, „daß das Leben kein Amtsgericht ist, bei dem man seinen Anspruch auf Gesundheit einklagen könnte" (W. STROH, Krankenhausseelsorger). Diese Form der Leidensverdrängung gelingt natürlich nur oberflächlich und ist im weiteren Sinne inhuman. Schon PASCAL erkannte: „Die Größe des Menschen ist darin groß, daß er sich als elend erkennt. Der Baum weiß nichts von seinem Elend."

Aber das Leiden läßt sich nur unter die Oberfläche drücken, nicht jedoch durch selbsttäuscherische Praktiken „vernichten". Für körperliche Leiden sind die Ärzte da. Aber wohin mit den seelischen Problemen, den Leiden und Qualen, die sich dem Auto-Analyser und den elektronischen Meßfühlern entziehen? Wenn schon nicht Gott, so doch vielleicht Ersatzgötter? Die Flucht zu Psychologen, Psychotherapeuten, Psychiatern? Daß fast jeder in den USA, der es sich leisten kann, seinen eigenen Psychiater hat, ist wahrscheinlich nicht Ausdruck dessen, daß Amerikaner psychisch besonders anfällig sind, sondern daß hier ein nach außen hin deutlicher „Adressatenwechsel" stattgefunden hat.

Der Arzt als Gott?

Es liegt im Wesen der ärztlichen Tätigkeit, daß sie auch den Keim zur Verführung enthält, sich als Arzt gottähnlich zu erleben oder gottähnlich erlebt zu werden. Je mehr technische Macht der Arzt heute besitzt, um so mehr läuft er Gefahr, ohne sein Zutun in einer Art Flucht in eine gottähnliche Rolle zu geraten. A. B. BRENT beschreibt dieses Phänomen in seinem Artikel „Die Schwierigkeit, Gott zu spielen" („The stress of playing god"): „Unsere einmalige Rolle im Leben unserer Mitmenschen plaziert uns auf die meist privilegierte Position innerhalb der sozialen Ordnung dieser Welt. Wir retten Leben und helfen, Leben in die Welt zu bringen. Vor kurzem wurde mein Leben durch einen Laien bei einem Unfall im Gebirge gerettet. Das ganze Ereignis war nach wenigen Stunden vorüber — in etwa derselben Zeit, die ich gebraucht hätte, um einen Patienten mit anaphylaktischem Schock zu retten... Ich sah meinen Retter als Heroen — und ich fühlte ihm gegenüber eine Dankbarkeit, die ich niemals zuvor irgend jemand gegenüber gefühlt hatte. Ich hatte Angst, wie ich den richtigen Weg finden könnte, für dieses gottähnliche Geschenk zu danken. Ich erkannte, daß vielleicht viele andere in der gleichen Situation mit mir gewesen sind. Nachdem ich nun auf beiden Seiten dieser Art von Dankbarkeit gestanden hatte, gewann ich Einblick in mein eigenes Verhalten als Arzt. Wie nimmt man den Dank eines Patienten an, dessen Leben man gerettet hat...? Manche Ärzte werden mit dieser Belastung fertig, indem sie ein omnipotentes, kontrollierendes und bestimmendes Verhalten ihren Patienten gegenüber einnehmen. Diese gottähnliche Haltung bedingt, daß wir für unsere gottähnlichen Taten gelobt und für unser nicht gottähnliches Versagen gescholten werden. Es ist ein Abwehrmechanismus, der uns isoliert, der verhindert, daß wirklich warmherzige und menschliche Interaktionen zustande kommen... Wie können wir in unserem Beruf vermeiden, daß wir ein derartiges Verhalten nicht annehmen, wenn wir tatsächlich doch in der Lage sind, unglaubliche Hilfe zu leisten, Schmerz dramatisch zu beseitigen und Leben zu retten — und dies alles als Teil unserer täglichen Arbeit? Indem wir teilnehmen am Leben und Sterben unserer Patienten. Vielleicht besteht der beste Weg, den Dank von Patienten, denen wir geholfen haben, anzunehmen, indem wir ihnen danken, daß sie uns Gelegenheit gegeben haben zu helfen. Dies könnte ihr größtes Geschenk an uns sein."

Der kranke Mensch auf der Suche nach Gott

Der Blick hinter die Fassaden zeigt: Wahrscheinlich sucht und braucht auch der Kranke in der heutigen Zeit — wie zu allen Zeiten — Gott. Vielleicht ist heute Krankheit sogar eine der ganz wenigen Situationen, in denen der Mensch es *wagt,* nach Gott zu fragen. Eine Quelle dieser Gottessuche ist die *Angst.* Angst ist ein dominierendes Phänomen der heutigen Zeit, die geradezu als „Zeitalter der Angst" bezeichnet werden könnte.

In diesem Zeitalter der Angst wird Krankheit, wenn der Mensch konkret erlebt, daß ihn der Körper irreparabel im Stich läßt, daß das Leben unaufhaltsam zu Ende geht, zu einer besonders tiefen Quelle der Ängste. Der Arzt, der sich Zeit nimmt zuzuhören, stößt dann sehr wohl auf die uralten Fragen, die hinter diesen Ängsten stehen. Was ist der Sinn des Lebens und Leidens? Hilft beten? Existiert Gott? Gibt es das ewige Leben? Gibt es Wunder?

Die Auseinandersetzung mit der Frage nach dem Sinn, der Möglichkeit von Wundern, die Gedanken an ein Weiterleben nach dem Tode können nicht mit vordergründigen Argumenten aus der Kompetenz des Arztes ausgeklammert werden. Der Arzt muß sich diesen Fragen stellen, gleichgültig, ob er selbst glaubt oder ungläubig ist. Nicht etwa, weil er auch noch die Rolle des Priesters zu übernehmen hat, sondern weil es im Wesen der ärztlichen Tätigkeit liegt, „Seelsorger" des Patienten zu sein.

Fragen und Hoffnungen

Schwerkranke konfrontieren ihre Umgebung häufig mit *2 Fragen,* die mit Glauben oder Nichtglauben zusammenhängen: Warum läßt (der liebe) Gott dieses Leid zu? Warum gerade ich?

Nirgendwo im Alten oder Neuen Testament gibt es einen Hinweis darauf, daß Gott Krankheiten oder Böses in dieser Welt „gewollt" hat. Die Evangelien zeichnen vielmehr ein Bild von Jesus von Nazareth, das geprägt ist durch Auflehnung und Kampf gegen die Krankheit. Nirgendwo im Neuen Testament erklärt Jesus einem Kranken seine Krankheit als tiefere göttliche Weisheit oder belehrt er Kranke, sie müßten ihr Leiden als Gottes Willen erdulden. Er hat im Gegenteil die Kranken ermutigt, sich ihrer Krankheit zu erwehren. Er hat Krankheiten nicht als Sache Gottes, sondern als etwas Widergöttliches dargestellt.

KÄUNICKE (1987, Seelsorger in einer Tumorklinik) sagt zu der Frage: „Warum gerade ich?": „Obwohl mit Vorliebe an den Pfarrer gestellt, ist diese Frage übrigens bei Licht betrachtet keine theologische Frage, sondern eine allgemein anthropologische. ... Ich persönlich halte diese Frage nicht einmal für eine typisch religiöse Frage. Es ist die ganz normale psychische Abwehrreaktion auf eine böse Überraschung... Natürlich kann die ‚Warum-ich-Frage' in allerlei religiöse Gewänder schlüpfen, gleichsam religiöse Variationen bilden, so z. B. in Form des uralten Schuld-Sühne-Glaubens. Sie lautet dann: ‚Womit habe ich das verdient?' Dahinter steht nicht selten die Vorstellung von einem Rachegott, der den Menschen mit Krankheiten schlägt und foltert. Dieses Bild vom krankmachenden Rachegott ist aber gerade durch Jesus von Nazareth im Neuen Testament widerlegt worden. Dort wird deutlich gemacht, daß Rache krank macht, Vergebung aber die Kräfte der Heilung freisetzt." KÄUNICKE weist im übrigen darauf hin, daß sich die geschilderte religiöse Variante der „Warum-gerade-ich-Frage" eigenartigerweise besonders bei halbsäkularisierten Traditionschristen mit diffuser allgemeiner Gläubigkeit an „einen allmächtigen Herrgott", der nicht selten autoritäre Züge trägt, hält.

Die Frage „Warum gerade ich?" ist eine erlaubte Frage, nur — Gott ist der falsche Adressat. Selbst Jesus von Nazareth hat im Garten von Gethsemane mit Gott um sein Schicksal gehadert und ihn angefleht, den Kelch an ihm vorübergehen zu lassen. Auf die Frage „Warum gerade ich?" *gibt es* zunächst *keine akzeptable Antwort,* und darum ist es für den, an den diese Frage gerichtet wird, legitim, eine Antwort darauf zu verweigern. Und es ist wichtig, klarzumachen, daß es keine Gründe gibt, diese Frage an *Gott* zu richten und damit in einen nutzlosen Hader zu geraten. Jesus hat einerseits das Leid mit großer Kraft bestritten. Er hat für den Kranken plädiert („Selig sind, die da Leid tragen, denn sie sollen getröstet werden", Matthäus 5, 4), andererseits hat er Leiden und Tod im Namen Gottes akzeptiert („Fürwahr, er trug unsere Krankheit und nahm auf sich unsere Schmerzen", Jes. 53, 4).

In seinem Beitrag „Als Seelsorger in einer Tumorklinik" schreibt KÄUNICKE: „Wenn ich dies Patienten so zuspreche, dann spüre ich manchmal, wie die dogmatische Distanz zwischen Gott und Mensch, zwischen Himmel und Erde wegschrumpft. Ja, zu einem Gott, der weiß, wie einem zumute ist, wenn man um sein Leben kämpft und doch den Tod fürchtet, kann auch ich wieder beten. Der ist nahe. Jener angeblich allmächtige liebe Herrgott dagegen, der erstens nicht ‚allmächtig‘, zweitens nicht ‚lieb‘ und drittens offenbar auch nicht der ‚Herr‘ ist angesichts des realen Leidens, der mag sich in seiner Allmacht wo auch immer um sich selbst drehen. Der ist fern. Aber der Gott, den Jesus im Leben und Sterben verkörperte, den er anflehen durfte in Gethsemane: ‚Bitte nicht ich!‘ ... der weiß, wie das ist, wenn man mit seinem Leben ans Ende kommt, der ist gerade dann hautnah an meiner Seite."

Aus diesem Beten und Glauben lassen sich auch *Hoffnungen* schöpfen. Wenn ich glaube, daß der Tod „als Ende nicht gilt", daß er nicht das letzte Wort hat, daß ich wieder dahin gehe, wo ich hergekommen bin, dann ist Hoffnung wieder möglich. Das „Siehe, ich mache alles neu" ist die tiefste Quelle aller Hoffnungen. Zu dem Gestalten der Hoffnung des Todkranken und Sterbenden führt KÄUNICKE aus: „Ohne Hoffnung kann man nicht leben — aber erst recht nicht sterben. Solche Hoffnung kann freilich mancherlei Gestalt haben: Hoffnung, daß meine Lieben es nun auch ohne mich schaffen; Hoffnung, in den Kindern weiterzuleben; Hoffnung, die vor mir Gestorbenen wiederzusehen; Hoffnung, daß die Ärzte durch meinen Fall eines Tages noch erfolgreicher therapieren; Hoffnung, daß ich im Sterben nicht allein gelassen werde; Hoffnung, daß kein Tod den Sinn meines Lebens zerstören kann; Hoffnung, nun zur Ruhe zu kommen, und Hoffnung, für immer bei Gott zu sein."

Versuche und Wege

Meistens genügt es schon, einfach *zuzuhören*. Vielleicht will der Patient überhaupt nur die Möglichkeit bekommen, lange verschüttete Fragen nach dem Sinn des Lebens, nach Gott, nach einem Leben nach dem Tode für einen anderen hörbar zu formulieren, statt sich schamhaft in Schweigen zu hüllen.

Manchmal fragen Patienten, wenn alles nicht mehr zu helfen scheint, ob wenigstens *Beten* hilft oder vielleicht auch nur, daß jemand für sie betet. Ich antworte meinen Patienten, daß ich persönlich von der Kraft des Gebetes überzeugt bin. Ich sage ihnen aber auch, daß es heute wissenschaftliche Hinweise für die Hilfe des Gebetes gibt. Der amerikanische Kardiologe Randy BIRD, ehemaliger Professor an der University of California in San Francisco, ist dieser Frage mit wissenschaftlichen Methoden (1985) nachgegangen. Er organisierte in einer doppelblinden, randomisierten Studie für 192 Patienten der Koronarstation des San Francisco General Hospitals Gebetsgruppen. Im ganzen Land wurden Fürbitter (Pro-

testanten, Katholiken und Juden) mobilisiert. Ihnen wurden die Namen, die Diagnosen und der Gesundheitszustand der Patienten mitgeteilt, für die sie beten sollten. Auf jeden Patienten der „Verumgruppe" entfielen 5—7 allein oder in Gruppen Betende. Das Ergebnis der Studie war verblüffend. Patienten, die sich in der Gruppe befanden, für die gebetet wurde, benötigten signifikant seltener Antibiotika (3 gegenüber 16), erlitten seltener Lungenödeme (6 gegenüber 18) und mußten im Gegensatz zu 12 Patienten der Kontrollgruppe in keinem einzigen Falle intubiert werden. BIRD, gleichzeitig medizinischer Direktor der Fellowship For World Christians (FWC), zu dem Resultat: „Diese Studie liefert den wissenschaftlichen Beweis für das, was Christen seit jeher glauben — daß Gott sie erhört."
Zwei amerikanische Kardiologen, A. KENNEL von der Mayo-Medical School in Rochester, und John E. MERRIMAN am Doctors Medical Center in Tulsa, Oklahoma, sehen in den Ergebnissen der Studie von BIRD nichts Erstaunliches. Beide beten regelmäßig für ihre Patienten und haben, wie sie versichern, durchaus den Eindruck, daß Beten hilft. Laut MERRIMAN schnitten Patienten, die in Gebete eingeschlossen waren, besser ab als solche, für die niemand an Gott appelliert hatte. Die Kraft für seine Gebete zieht MERRIMAN aus der Bibel: „Betet füreinander, daß ihr gesund werdet. Des Gerechten Gebet vermag viel, wenn es ernstlich ist." (Jakobus, 5, 16). Für den Nichtgläubigen kann diese Studie keinen *Beweischarakter* haben. Für den Gläubigen — ist sie in ihrem Ergebnis letztlich selbstverständlich. Im Kern geht es nicht darum, zu „beweisen", ob Beten hilft oder nicht. Außer Zweifel steht jedoch, daß Beten ein hochwirksames Instrument der Hoffnung darstellt.
„Im Gebet spricht sich, natürlich nicht immer und ausschließlich, so doch in der Mehrzahl der Fälle, Hoffnung aus" (H. SCHAEFER). *Hoffnung* ist das stärkste Gegengewicht zur Angst. Denn die Angst befürchtet die Veränderung, die Hoffnung bejaht sie. Menschliche Existenz ohne Hoffnung ist wahrscheinlich nicht möglich. GOETHE schrieb 1807 an REINHARDT: „Es scheint, daß die menschliche Natur eine völlige Resignation nicht allzu lange ertragen kann." Und in einem Brief an Frau von STEIN führt er aus: „Die Hoffnung ist bei den Lebendigen, ohne Hoffnung sind die Toten." Bei NIETZSCHE findet sich der Satz: „Die starke Hoffnung ist ein viel größeres Stimulanz des Lebens als irgendein einzelnes, wirklich eintretendes Glück." Gabriel MARCEL sagt, Hoffnung sei „wahrscheinlich der Stoff selbst, aus dem unsere Seele gemacht ist".

Zur Hoffnung ist im Prinzip jeder Mensch fähig. Ob es ihm aber gelingt, die höchste Stufe der Hoffnung, nämlich die auf das Jenseitige (Transzendente) gerichtete Hoffnung zu erreichen, ist eine Frage seines Glaubens. H. SCHAEFER: „Hoffnung bricht in der tiefsten menschlichen Verzweiflung aus der Gewißheit eines Heiles aus der Welt der Transzendenz hervor. Wer den Glauben an die Macht des Transzendenten verliert, der hat den tiefsten Quell der Hoffnung verloren. Wer diesen Glauben zerstört, sät Hoffnungslosigkeit und zerstört die Lebensfähigkeit des Menschen." Hoffnung ist nicht Sache des *Habens,* sondern des *Seins* (E. FROMM). Da es zu den wesentlichen Aufgaben des Arztes gehört, die Hoffnung seines Patienten unter allen Umständen zu erhalten, muß er, auch wenn er selbst nicht glaubt, seinem Patienten den *Glauben als Quelle der Hoffnung* zugestehen. Dies gilt selbst dann, wenn es sich — wie beispielsweise beim Todkranken — um letzte Formen der Hoffnung, nämlich die *Hoffnung wider alle Hoffnung* (spes contra spem), handelt.

Auf Wunder hoffen?

In verzweifelten Krankheitsphasen können Gedanken an ein „Wunder" zum letzten Rettungsanker werden. Dieser Rettungsanker kann nur halten, wenn der *Glaube* an das Wunder nicht zerstört wird. Niemand hat daher das Recht, gleichgültig, wie er zu Wundern steht, den Glauben eines anderen an Wunder zu erschüttern.

Das Neue Testament ist eine reiche Quelle von Berichten über an Wunder grenzende Heilungen. Im Markus-Evangelium findet sich der Bericht der Heilung eines epileptischen Jungen. Dem skeptischen Vater antwortet Jesus: „Alle Dinge sind möglich dem, der da glaubt." Der Vater des Kindes antwortete: „Ich glaube; hilf meinem Unglauben!" (Markus, 9, 23—24). Im Lukas-Evangelium wird von der Heilung des Blinden von Jericho berichtet: „Jesus aber stand still und hieß ihn zu sich führen. Da sie ihn aber nahezu hinbrachten, fragte er ihn und sprach, was willst du das ich dir tun soll? Er sprach: Herr, daß ich wieder sehen möge. Und Jesus sprach zu ihm: Sei sehend! Dein Glaube hat dir geholfen. Und alsbald ward er sehend" (Lukas 18, 40—42).

Daß sich durch rein psychische Einflüsse körperliche Phänomene induzieren lassen, ist wissenschaftlich lange belegt. Dies läßt sich beispielsweise durch Experimente in Hypnose zeigen. Wird einem

Menschen in Hypnose suggeriert, daß man seine Hand mit einem glühenden Eisen berührt, in Wirklichkeit aber nur einen Stab von Zimmertemperatur benutzt, so empfindet der Proband einen heftigen Schmerz, und es entwickelt sich an der Berührungsstelle eine tiefe Rötung, u.U. eine echte Brandblase (G. L. PAUL). Ein Reiz, der physiologischerweise eine pathologische Reaktion nicht auslösen kann, führt offensichtlich dann zu einer abnormen Hautreaktion, wenn die Einbildungskraft der Versuchsperson als rein seelischer Faktor diesen Reiz „verändert".

In Lourdes werden vom dortigen Bureau des constatations alle sogenannten *„wundersamen Heilungen"* dokumentiert. Derartige wundersame Heilungen unterscheiden sich von dem Brandblasenexperiment in Hypnose sozusagen nur durch die Richtung ihres Ablaufs. Während im Hypnoseexperiment pathologische Reaktionen induziert werden, werden bei der Wunderheilung pathologische organische Befunde, nämlich Krankheiten, durch psychische Einflüsse normalisiert. F. SCHLEYER hat 232 Fälle von Wunderheilungen in Lourdes einer gründlichen Analyse zugeführt. Es zeigte sich, daß die Mehrzahl der „Wunder" letztlich medizinisch doch erklärbar war. Immerhin aber fanden sich unter den 232 Fällen 33 (14%), welche auch den strengen Anforderungen an die Kennzeichnung als „unerklärbar nach üblichen medizinischen Gesichtspunkten" genügten. Offenbar gibt es Heilungen, die nicht anders als durch seelische Einflüsse zu erklären sind.

Auch das umgekehrte Phänomen ist belegt, nämlich der rein seelisch bedingte Tod. Es gibt eine Reihe gut dokumentierte Berichte über den sogenannten Voodoo-Tod bei Naturvölkern. Bekommt beispielsweise ein Eingeborener Streit mit einem Medizinmann, so kann es geschehen, daß dieser ihm prophezeit, er werde in Kürze zu einer genau angegebenen Stunde sterben. Der Eingeborene zieht sich kurz vorher in seine Sippe zurück und stirbt zum vorhergesagten Zeitpunkt. Über den Mechanismus, der dieser Art von „psychogenem Tod" zugrundeliegt, ist nichts Sicheres bekannt. Es wird diskutiert, daß eine überwältigende Angst als primär psychische Ursache zum Tod führt (möglicherweise über eine abnorme Sympathikusaktivierung mit Kammerflimmern).

Glaube und Hoffnung des wirklich Gläubigen bedürfen natürlich nicht derartiger Phänomene als Beleg. Für den Menschen in der Krise, der vielleicht wieder glauben möchte, ohne es zu können, stellen sie jedoch möglicherweise argumentative Hilfen dar.

Ewiges Leben?

Gedanken und Gespräche über letzte Dinge münden häufig in die Frage ein: Was kommt nach dem Tod? Gibt es ein Leben nach dem Tod? Gibt es ein ewiges Leben? Auch mit diesen Fragen kann der Patient seinen Arzt konfrontieren. Antworten, die Philosophen auf diese Fragen gegeben haben, reichen von „Wunschdenken", „Opium" oder „Illusion" über das „große Vielleicht" von Ernst BLOCH bis zum uneingeschränkten Ja der Theologie.

Wie intensiv die Frage nach einem ewigen Leben die Menschen auch heute bewegt, kommt u.a. auch dadurch zum Ausdruck, daß Bücher wie die des amerikanischen Psychiaters Raymond A. MOODY „Life after Life" (Leben nach dem Tode) in den Weltbestsellerlisten ganz oben rangieren.

Ewigkeitsglaube ist grundsätzlich *nicht beweisbar,* aber wie Hans KÜNG es formuliert, „doch zu bewahrheiten". KÜNG hat in seinem faszinierenden Buch „Ewiges Leben?" das ganze Panorama historischer, philosophischer, medizinischer und theologischer Aspekte der Frage eines Lebens nach dem Tod entworfen. Die wichtigste Passage dieses Buches lautet: „An ein ewiges Leben glauben heißt, mich in vernünftigem Vertrauen, in aufgeklärtem Glauben, in geprüfter Hoffnung darauf verlassen, daß ich einmal voll verstanden, von Schuld befreit und definitiv angenommen sein werde und ohne Angst ich selber sein darf... Glaube ich an ein ewiges Leben, dann ist mir immer wieder neu in meinem Leben und im Leben der anderen Sinnstiftung möglich... Ewiges Leben: Dies meint Befreiung ohne neue Versklavung. Mein Leiden, das Leiden der Menschen, ist aufgehoben, der Tod des Todes ist eingetreten...".

Auf der letzten Seite des Neuen Testaments, am Ende der geheimen Offenbarung, findet sich, ausgedrückt in Sätzen der Verheißung und der Hoffnung, die Vision dieser anderen, *wirklich neuen Welt:* „Und ich sah einen neuen Himmel und eine neue Erde; denn der erste Himmel und die erste Erde sind vergangen, auch das Meer ist nicht mehr... Und Gott wird abwischen alle Tränen von ihren Augen, und der Tod wird nicht mehr sein, noch Leid, noch Schmerz wird mehr sein... Und der auf dem Thron saß, sprach: Siehe, ich mache alles neu!"

Arzt und Patient im Gespräch — der Schritt von der Theorie zum klinischen Alltag

Der Leser, der dem Autor bis hierher geduldig gefolgt und nunmehr bereit ist, in Zukunft anders als bisher, nämlich verstehend, mit seinen Patienten zu sprechen, wird sich möglicherweise nicht ohne Beklemmung fragen, wie er unter dem Druck des ärztlichen Alltags seinen guten Willen in die Wirklichkeit umsetzen soll. Möglicherweise schwirren jetzt viele Begriffe noch ohne feste Ordnung und Zuordnung durch seinen Kopf: geschlossene und offene Fragetechnik, aktives Zuhören, Empathie, Wirklichkeit erster und zweiter Ordnung. Wahrscheinlich bewegt ihn auch die Frage, ob bei allem guten Willen die zur Verfügung stehende Zeit überhaupt etwas anderes zuläßt, als so wie bisher mit seinen Patienten zu sprechen.

Um die letzte Frage zuerst zu beantworten: Das erfolgreiche, weil verstehende Gespräch zwischen Arzt und Patient ist kein zeitraubendes Gespräch. Das Erfassen der individuellen Wirklichkeit eines Patienten durch Empathie, die Fähigkeit zuzuhören, eine richtige Gesprächstechnik und eine strukturierte Gesprächsführung kosten nicht zusätzlich Zeit, sondern können Zeit sparen.

Der *Weg* aus der *Theorie in den klinischen Alltag* läßt sich am besten *systematisch in einzelnen Schritten* gehen. Der folgende Vorschlag soll es dem Leser ermöglichen, in 9 Schritten, deren Länge er selbst bestimmen mag, diese Strecke zurückzulegen. Der *Startpunkt* ist eine selbstkritische Analyse der Qualität und Effizienz seiner bisherigen Gespräche. Weitere Etappen des Weges sind gesprächstechnische Lernprozesse, eine Neuorientierung des eigenen Standorts sowie der Einstellung zum Patienten. Die *letzte Etappe* ist die schwierigste, weil der Ballast alter Vorstellungen über das Wesen der Wirklichkeit abgeworfen werden muß, um schließlich zu erkennen, daß Kommunikation im eigentlichen Sinne zwischen Arzt und Patient nur möglich ist, wenn es gelingt, eine *gemeinsame Wirklichkeit* aufzubauen.

Wenn der Leser nunmehr bereit ist, sich auf diesen Weg zu begeben, sollte er diese Aufgabe ruhig und gelassen angehen. Alle Schritte lassen sich en passant im ärztlichen Alltag vollziehen und bedürfen keines zusätzlichen Zeitaufwands. Und je weiter der Leser auf diesem Weg vorankommt, um so mehr wird ihn das erfüllen, was in seinen bisherigen Gesprächen meist Seltenheitswert hatte, nämlich *Freude*. Freude, weil er erlebt, was sich mit dem wichtigsten, bislang aber meist vernachlässigten ärztlichen Instrument bewegen läßt, mit der *Sprache*.

1. Schritt — Eine selbstkritische Frage

Der 1. Schritt setzt ein gerütteltes Maß an Fähigkeit zur Selbstkritik voraus. Er soll eine ehrliche Antwort auf die Frage ermöglichen: Wieviele der Gespräche mit meinen Patienten sind unbefriedigend — für den Patienten, für mich selbst oder für beide? Die Arbeitslast des ärztlichen Alltags ist häufig so groß, daß der Arzt schon froh ist, wenn er sein Pensum überhaupt geleistet hat. Die Frage, ob all die Gespräche auch noch dazu gute und für beide Gesprächspartner befriedigende Gespräche waren, tritt dann leicht in den Hintergrund. Aber unbefriedigende Gespräche lassen sich nicht sozusagen unter den Teppich kehren.

War der *Patient* unbefriedigt, so kann sich dies in vielfacher Weise ausdrücken: Nur im Ausnahmefall wird der Patient *direkt* sagen, daß er mit dem Gespräch nicht zufrieden war. Durch nonverbale Kommunikation kommt dies möglicherweise schon eher zum Ausdruck. Die Folgen eines unbefriedigenden Gesprächs äußern sich sehr viel eher im *Verhalten* des Patienten: Er reagiert mit Aggressionen, Ablehnung oder Ängsten. Er stellt immer wieder die gleichen Fragen. Seine Compliance ist unbefriedigend. Er lehnt sinnvolle Untersuchungs- und Behandlungsvorschläge ab. Er erweckt den Eindruck, als verstände er uns nicht und als verstünden wir ihn nicht. Er verhält sich „schwierig". Er kommt immer wieder mit dem gleichen Anliegen. Er kommt nicht mehr wieder.

Natürlich gibt es Gespräche, an deren Ende der *Arzt* ganz klar erkennt, daß das Gespräch ein Fehlschlag war. Sehr viel häufiger aber wird ihm nur unbewußt klar, daß er ein unbefriedigendes Gespräch geführt hat. Unbefriedigende Gespräche wirken besonders belastend, sie erschöpfen leicht, machen reizbar und aggressiv. Sie wecken den Wunsch, diesen Patienten möglichst nicht so bald wiederzusehen. Kommt er wieder, lösen sie innere „Stoßseufzer" und ein Gefühl der Ablehnung aus. Es bleibt nach dem Gespräch ein schales Gefühl zurück, das Empfinden, daß das ganze Gespräch ein Schlag ins Leere war. Es ist nichts bewegt worden, im Gegenteil, die Situation hat sich festgefahren, oder das Gespräch hat eher neue Schwierigkeiten auf den Plan gerufen als ursprüngliche beseitigt. Das für den Arzt unbefriedigende Gespräch — und dies ist eine tückische Falle — kann für den *Patienten* oberflächlich betrachtet, durchaus zufriedenstellend gewesen sein, weil er vordergründig „ruhiggestellt wurde" und gerade deshalb nicht bemerkt, daß die eigentlich anstehende Problematik ausgeklammert, verschoben oder bagatellisiert wurde.

Fragen Sie sich nach jedem Gespräch einige Tage lang so offen wie möglich: War es befriedigend oder unbefriedigend, und wenn es unbefriedigend war, war es unbefriedigend für den Patienten, für mich selbst oder für beide Gesprächspartner? Das Ergebnis dieser „internen Analyse" kann für Ihre Motivation ausschlaggebend sein, Ihre Gesprächsführung in Zukunft anders zu gestalten. Eine weitere Möglichkeit, die Qualität der eigenen Gespräche zu beurteilen, besteht darin, Mitarbeiter um offene Kritik zu bitten. Sehr aufschlußreich können schließlich — wenn der Patient damit einverstanden ist — Videoaufzeichnungen sein.

2. Schritt — Sich selbst zuhören

Sich selbst zuhören ist ebenfalls ein selbstkritischer Prozeß, der Aufschlüsse darüber geben kann, ob und wieweit die eigene Gesprächsführung und -technik verbesserungsbedürftig sind. Beim kritischen Sich-selbst-Zuhören sollten Sie besonders auf folgende Punkte achten: Ist meine *Fragetechnik* adäquat und erfolgreich? Kommt in meinem Verhalten *Empathie* zum Ausdruck? *Höre* ich *aktiv* zu? Lege ich *Gesprächspausen* ein, und bin ich in der Lage, Pausen zu tolerieren und richtig zu interpretieren? Welche *Terminologie* verwende ich? Befinden sich darunter „kommunikative Unverbindlichkeiten"? Wie häufig verwende ich Man-Appelle, unbestimmte Einschränkungen, Verallgemeinerungen, Es-Aussagen, Übertreibungen, Wir-Aussagen, Ja-aber-Formulierungen, „Trojanische Pferde" oder sogenannte „Killer-Phrasen"? Ist meine Gesprächsführung *angsterzeugend?* Benutze ich *Abweisungsstrategien* (Ablenken, Ausweichen, Bagatellisieren, Entmündigen)?

Neben diesen gesprächstechnischen Aspekten ist die *inhaltliche Analyse* wichtig: Wird das Gespräch der jeweils speziellen Zielsetzung gerecht? Beispiele: Gelingt es, den Patienten zu motivieren? Zeigt der Patient Ängste, und ist das Gespräch gegen seine Angst gerichtet? Wird der sogenannte schwierige Patient im Gespräch angenommen? Liegt eine inhaltliche oder beziehungsmäßige Konfliktsituation vor, und gelingt es im Gespräch, aus dem nichtlösbaren Konflikt ein lösbares Problem zu machen? Berücksichtigt das

Gespräch, daß es sich um einen chronisch Kranken oder alten Menschen handelt? Berücksichtigt das Visitengespräch die Belange von Team und Patient? Wird das Gespräch den Kommunikationsbedürfnissen des Intensivpatienten gerecht? Ist das Gespräch mit dem Todkranken oder Sterbenden seinem Wesen nach wahrhaftig? Weicht das Gespräch bei eventuell auch nur indirekt gestellten Fragen nach dem Sinn von Krankheit oder Sein, nach Gott oder dem „Drüben" aus?

3. Schritt — Den Gesprächsrahmen optimal gestalten

Oft ist der Wille zum guten Gespräch vorhanden, aber der Gesprächsrahmen und die äußeren Umstände stehen einem befriedigenden Gespräch im Wege. Die Erfahrung zeigt, daß der Gesprächsrahmen in der Medizin, gleichgültig, ob in der Praxis oder in der Klinik, nicht selten sträflich vernachlässigt wird. Was sich keine Behörde, Bank oder Fluggesellschaft leisten dürfte, ohne Schiffbruch zu erleiden, ist in der Medizin gang und gäbe. Der Gesprächsrahmen ist aber wesentlich mitbestimmend, unter welchem „Stern" das Gespräch steht und wie erfolgreich es verläuft.

Achten Sie daher auf folgende Punkte: Laufen Ihre *Gespräche* so *ungestört* wie möglich ab? Werden Unterbrechungen durch Mitarbeiter, Telefon, Gegensprechanlage oder andere Patienten unterbunden oder minimiert? Ist der *Ort* des Gesprächs adäquat (keine Flurgespräche, kein „Zwischen-Tür-und-Angel-Syndrom")? Stimmen *Distanz* und *Sitzordnung?* Ist der *Zeitpunkt* des Gesprächs richtig gewählt (zum Beispiel kein Aufklärungsgespräch mit dem Krebspatienten am Abend, keine Mitteilung eines positiven HIV-Testergebnisses am Freitag)? Werden *Hektik* und erkennbarer *Zeitdruck* vermieden? Stimmt das *Gesprächsklima?*

4. Schritt — Aktives Zuhören lernen

Ein wesentliches Merkmal des guten Arztes ist eine *gute Zuhörtechnik*. Aktives Zuhören zählt zu den wichtigsten ärztlichen Fähigkeiten im Gespräch mit dem Patienten. Prüfen Sie zunächst, ob Sie generell ein guter Zuhörer sind. Machen Sie sich bewußt, daß Sie durch aufmerksames Zuhören oft mehr erfahren können als durch eine gute Fragetechnik.

Achten Sie auf Ihr Verhalten in Gesprächen: Neigen Sie dazu, dem Patienten ins Wort zu fallen oder Sätze abzuschneiden? Sind Sie in der Lage, mit *Gesprächspausen* richtig umzugehen? Setzen Sie gesprächsfördernde Pausen (Entscheidungspausen, kommunikative Pausen) genügend ein? Erkennen Sie die verschiedenen Ursachen gesprächshemmender Pausen (Blockierungen)? Sind Sie in der Lage, Gesprächspausen oder Schweigen auszuhalten?

Beachten Sie als nächsten Schritt, an welche *Voraussetzungen* aktives Zuhören gebunden ist, nämlich: Interesse an der Sache, die Bereitschaft zuzuhören, die Fähigkeit zuzuhören und die Fähigkeit, völlig präsent zu sein. Signalisieren Sie Ihrem Gesprächspartner unmißverständlich, daß Sie ihm wirklich und ganz auf ihn eingestellt zuhören (aufnahmebereite Zuwendung). Erst die Verflechtung von Sprechen und aktivem Zuhören bildet die Grundlage jedes erfolgreichen Gesprächs. *Unterbrechen* Sie den Gesprächspartner *niemals,* denn Unterbrechen ist als extremes Gegenteil des aktiven Zuhörens ein „Gesprächszerstörer" ersten Ranges. Macht aktives Zuhören Sie anfangs ungeduldig, weil Sie glauben, nicht genügend Zeit dafür zu haben, sollten Sie bedenken, daß die Erfahrung genau das Gegenteil belegt: *Aktives Zuhören spart Zeit, Nichtzuhören kostet Zeit.*

5. Schritt — Alle Botschaften einer Nachricht erkennen

Lösen Sie sich von der Vorstellung, daß eine Nachricht nur *eine* Botschaft enthält (Sachinhalt). Denken Sie daran, daß Sprechen mehr ist als ein Geschehen zwischen zwei EDV-Anlagen, weil jede Nachricht bis zu 4 Botschaften enthalten kann: 1. Sachinhalt (Information), 2. Selbstoffenbarung, 3. Beziehung (Kontakt), 4. Appell. Versuchen Sie, im nächsten Schritt die Aussagen Ihrer Patienten systematisch unter folgenden *4 Fragestellungen* zu analysieren:

1. Was ist der Sachinhalt der Nachricht?
2. Was sagt sie über meinen Gesprächspartner aus?
3. Was will mein Gesprächspartner mit dieser Nachricht über mich und unsere Beziehung zueinander aussagen?
4. Möchte er etwas erreichen und gegebenenfalls was?

Der häufigste Fehler besteht darin, daß nur die Botschaft „Sachinhalt" gehört wird und die eigentliche Botschaft „Beziehung" ungehört bleibt. Prüfen Sie daher, was die wirkliche *Hauptbotschaft* einer Nachricht ist. Entwickeln Sie ein Ohr dafür, ob die Nachricht neben den expliziten auch *implizite Botschaften* enthält. Vergessen Sie nicht, daß auch *Schweigen* als besondere Form des Nichtsprechens eine Nachricht darstellt, die alle Botschaften des gesprochenen Wortes enthalten kann. Prüfen Sie, ob nicht eines Ihrer Ohren überdimensioniert ist (häufig das Beziehungsohr), wobei Frauen eher die Tendenz haben, mit einem besonders geschärften Beziehungsohr zu hören, während Männer dazu neigen, Nachrichten nur mit dem Sachohr zu empfangen. Machen Sie sich immer klar, daß die bei Ihnen ankommende Nachricht Ihr „Machwerk" ist. Vergessen Sie nicht, daß parallel zur Kommunikation auf der Mitteilungsebene auch Kommunikation auf der Metaebene im Sinne einer impliziten *Metakommunikation* abläuft, das heißt, achten Sie auf den „So-ist-das-gemeint-Anteil" einer Nachricht.

6. Schritt — Fähigkeit zur Empathie

Empathie ist eine *Grundvoraussetzung* des verstehenden Gesprächs. Sie ist die Brücke, die aus der eigenen Wirklichkeit in die Wirklichkeit des Patienten führt und es ermöglicht, eine *gemeinsame Wirklichkeit* zu finden. Zunächst: Fürchten Sie sich nicht vor empathischem Verhalten! Sie gewinnen dadurch mindestens so viel, wie Sie geben müssen. Machen Sie sich klar, daß Empathie nicht verwechselt werden darf mit Sympathie, Gefühlsansteckung, Mitgefühl oder Identifikation. Machen Sie sich deutlich, was mit Empathie gemeint ist: „Empathie bedeutet, das Erleben eines anderen so vollständig und genau nachzuvollziehen, als ob es das eigene wäre, ohne jemals diesen ‚Als-ob-Status' zu verlassen". Geht der Als-ob-Status verloren, handelt es sich nicht mehr um Empathie, sondern um den Zustand der Identifikation.

Wenn Sie Schwierigkeiten haben, sich empathisch zu verhalten, sollten Sie sich daran erinnern, daß für die Berufswahl der meisten Ärzte gerade der Wunsch, sich mitfühlend zu verhalten, bestimmend war. Spätere Erfahrungen und Selbstschutzprozesse haben dieses oftmals verhindert.

Berücksichtigen Sie ferner die *zwei* wesentlichen *Hürden,* die der Fähigkeit zur Empathie entgegenstehen können: nämlich das Bedürfnis nach „emotionaler Neutralität" und ein dominantes Rollenverständnis. Ein gutes Kontrollkriterium dafür, ob Sie zur Empathie fähig sind, ist die „Echtheit" Ihres Gesprächs mit Ihren Patienten.

7. Schritt — Fragen lernen, zum Fragen anhalten

Nachdem Sie nun die Schwächen Ihrer Gesprächsführung genauer kennen, für einen möglichst optimalen Gesprächsrahmen gesorgt haben, imstande sind, aktiv zuzuhören, Nachrichten „vierohrig" zu empfangen und sich empathisch zu verhalten, müssen Sie sich Ihrer *Gesprächstechnik* zuwenden und die Kunst der Frage erlernen. Dazu ist es notwendig, nach *geschlossenen* und *offenen Fragen* zu differenzieren und sich die Vor- und Nachteile beider Frageformen deutlich zu machen. Geschlossene Fragen eignen sich besonders, um rasch gezielte Informationen zu gewinnen, weniger jedoch zur Gesprächseröffnung und -vertiefung. Offene (nichtstrukturierte) Fragen bilden die richtige Fragetechnik bei der Gesprächseröffnung und zur Vertiefung des Gesprächs. Halbstrukturierte Fragen (W-Fragen) eignen sich zur Verdeutlichung bestimmter Punkte.

Ihre Fragetechnik ist gut, wenn es Ihnen gelingt, den Patienten zu stimulieren, mit *eigenen* Worten zu schildern, was ihn bewegt oder belastet. Eine Hilfestellung können dosiert eingesetzte Sondierungs-, Katalog- und Reflexions-(Echo-)Fragen darstellen. *Verbannen Sie* systematisch *ungeeignete Fragetechniken* aus Ihrer Gesprächsführung. Dazu zählen Suggestiv-, Doppel- und Überfallfragen (unproduktive Fragen) und die ganze Reihe der verbotenen Fragen (Fang-, Neugier-, Wertungs-, Aggressions- und Floskelfragen). Je mehr es Ihnen gelingt, Ihre Fragetechnik zu verbessern, desto mehr werden Sie erkennen: Die *gute Frage* ist bereits ein *Teil der Therapie*. Aber auch wenn Ihre Fragetechnik optimal ist, sollten Sie sich der Tatsache bewußt bleiben, daß aktives Zuhören nicht selten mehr zutage fördert als noch so geschicktes Fragen.

Vergessen Sie schließlich nicht, das *Frageverhalten* Ihres *Patienten* zu durchleuchten: Warum fragt der Patient *wirklich* (Informationsbedürfnis? Wunsch nach Zuwendung? Hilferuf?)? Warum fragt er *gerade jetzt?* Handelt es sich um eine „Frage hinter der Frage"? Warum *wiederholt* der Patient eine Frage immer wieder? Und werden Sie hellhörig, wenn Ihr Patient *keine* Fragen stellt (Angst? Zeitdruck? Kommunikationsbarrieren? verschiedene Wirklichkeiten?).

8. Schritt — Führen Sie Ihre Gespräche als geschlossenes Ganzes

Viele Gespräche zwischen Arzt und Patient sind nur ein Torso: Es fehlt ein „konstruktiver Anfang", der Gesprächsverlauf wird nicht von einer durchgängigen Thematik bestimmt, es fehlt auch ein klarer Gesprächsabschluß. Gehen Sie systematisch vor. Berücksichtigen Sie zunächst, daß jedes Gespräch seine „Vorgeschichte" hat und in einer gegenseitigen Erwartungshaltung geführt wird. Bis auf Ausnahmen umfaßt jedes Gespräch folgende *Phasen:* Eröffnung — Adaptation — Thematisierung — Abschluß.

Die einzelnen Gesprächsphasen weisen unterschiedliche Schwierigkeitsgrade auf und bedürfen einer unterschiedlichen Gesprächstechnik. Die *schwierigste Phase* ist der Gesprächsanfang. Er ist häufig richtungsweisend für alle weiteren Gespräche. Denken Sie an die GOETHEsche Maxime: „Wer das erste Knopfloch verfehlt, kommt mit dem Zuknöpfen nicht zurande". Ermitteln Sie am Gesprächsanfang vor allem den inneren Standort Ihres Patienten. *Fangen Sie dort an, wo der Patient steht* und nicht, wo Sie selbst stehen. Holen Sie ihn von seinem Standort ab! Berücksichtigen Sie das „Trichterprinzip" der Gesprächsführung: offener Anfang und breite Entfaltung (offene Fragetechnik), dann fragetechnische Verengung des Antwortenspielraums, um schließlich zur thematischen Fokussierung zu kommen. Führen Sie Ihre Gespräche in der „zweipersonalen" Situation. Bedenken Sie, daß sich nur mit dem *gesprächsfähigen* und *gesprächsbereiten Patienten* und unter Gesprächsumständen, die nicht gegen das Gespräch gerichtet sind, ein erfolgreiches Gespräch führen läßt. Der Erfolg Ihres Gesprächs hängt weitgehend davon ab, ob es Ihnen gelingt, das Gespräch in der *optimalen Kombination* von *Fragen, Zuhören* und *Intervenieren* zu führen und gleichzeitig die verbalen und nonverbalen Mitteilungen Ihres Patienten richtig einzuordnen. Erkennen Sie, wenn *Ängste* Ihren Patienten bestimmen. Bedenken Sie, daß es leichter ist, eine Krankheit zu *diagnostizieren,* als sie zu *deuten.*

Vernachlässigen Sie in Ihrem Gespräch mit Ihren Patienten nicht jenen Gesprächsabschnitt, der bei anderen „professionellen" Gesprächen (beim Autokauf oder Gewähren eines Bankkredits) der wichtigste ist, nämlich der *Gesprächsabschluß.* Er hat mehrere Funktionen: Was wurde erreicht, aber auch was wurde *nicht* erreicht? Auf welchem Standort befindet sich der Gesprächspartner jetzt? Ist das Gespräch in einer gemeinsamen Wirklichkeit der Gesprächspartner abgelaufen? Die Gesprächsbilanz ist Voraussetzung für den *konstruktiven Plan,* das heißt Verordnungen, Ratschläge und Empfehlungen, Hinweise und Feststellungen, wie diese Anordnungen realisiert werden können, und schließlich, falls erforderlich, eine weitere Gesprächsterminierung. Das befriedigende Gespräch ist ein *formal, strukturell, inhaltlich und thematisch geschlossenes Gespräch.*

9. Schritt — Eine gemeinsame Wirklichkeit aufbauen

Der letzte Schritt auf dem Weg zum verstehenden Gespräch ist der schwierigste. Denn er erfordert ein grundlegendes *Umdenken* in zweierlei Hinsicht: Umdenken einmal, weil Sie lernen müssen, Ihre meist tiefverwurzelten Vorstellungen darüber, was Wirklichkeit ist, radikal zu ändern. Umdenken auch, weil sich auf der Grundlage dieses neuen *Wirklichkeitsbegriffs* der Zugang zum Patienten vollkommen ändert. Dieser letzte Schritt, nämlich aus einem neuen Wirklichkeitsverständnis heraus mit dem Patienten zu kommunizieren, ist der *alles entscheidende Schritt* zum verstehenden Gespräch. Gelingt er nicht, so ist dem Arzt der Brückenschlag in die Welt seines Patienten grundsätzlich versperrt.

Die *erste* Voraussetzung für das Gelingen dieses letzten Schrittes ist es, den Ballast einer altgewohnten Vorstellung abzuwerfen, nämlich den Glauben, es gäbe nur *eine* Wirklichkeit, ein Glaube, den WATZLAWICK „die gefährlichste aller Selbsttäuschungen" nennt. Erst wenn Sie verstanden haben, daß es *keine absolute Wirklichkeit,* sondern nur *subjektive Wirklichkeitsauffassungen* gibt, die völlig widersprüchlich sein können, werden Sie sich von der Annahme freimachen können, daß die eigene subjektive Wirklichkeit der „wirklichen" Wirklichkeit entspricht. Sie müssen sich mit der Tatsache vertraut machen, daß es Wirklichkeiten *verschiedener Ordnung* gibt. Die *Wirklichkeit 1. Ordnung* beruht auf dem Konsens der Wahrnehmung der Beteiligten und auf experimentellen, wiederholbaren und daher verifizierbaren Nachweisen. Die eigene, das heißt aber auch subjektive Wirklichkeit ist stets eine *Wirklichkeit 2. Ordnung.* Das heißt, es gibt von ein und derselben Sache sehr viele Wirklichkeiten 2. Ordnung, von denen jede für sich gesehen „wirklich" ist. Weil die Wirklichkeit 2. Ordnung genauso überzeugend „wirklich" ist wie die Wirklichkeit 1. Ordnung, ist die Gefahr sehr groß, daß wir diesen Unterschied völlig aus den Augen verlieren und uns überhaupt nicht bewußt sind, daß es *zwei* verschiedene Wirklichkeitsordnungen gibt. Wir werden einen Patienten überhaupt erst dann verstehen können, wenn wir bereit sind, einzuräumen, daß die Wirklichkeit seiner Krankheit höchstwahrscheinlich eine völlig andere Wirklichkeit als die unsere ist, und daß jede dieser subjektiven Wirklichkeiten, die des Arztes und die des Patienten, ebenso „wirklich" ist wie die andere.

Wenn Sie sich diese Erkenntnis zu eigen gemacht haben, haben Sie die entscheidende Hürde überhaupt genommen. Jetzt besteht nicht mehr die Gefahr, daß Sie sich in Ihrem Gespräch mit dem Patienten verhalten wie die zwei Spieler, die vor einem Brettspiel sitzen, aber unfähig sind, ein gemeinsames Spiel zu spielen, weil der eine nach den Regeln des Schachspiels und der andere nach den Backgammonregeln zu spielen versucht. Solange die beiden Spieler unfähig sind, einen gemeinsamen Code, gemeinsame Spielregeln zu verwenden, das heißt eine *gemeinsame Wirklichkeit* zu finden, wird eine Verständigung zwischen ihnen nicht möglich sein.

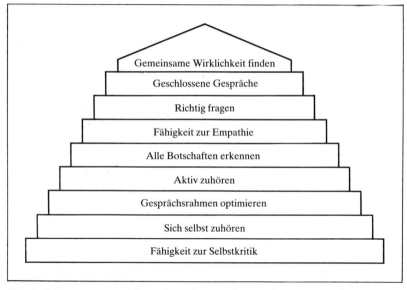

Die 9 Schritte zum erfolgreichen Gespräch zwischen Arzt und Patient

Nachdem Sie diese begriffliche Hürde genommen haben, wissen Sie, daß das Problem der Kommunikation nichts anderes ist als die Suche nach gemeinsamen Spielregeln oder gemeinsamen Codes. Solange jeder Outsider der Wirklichkeit des anderen bleibt, ist Kommunikation nicht möglich. *Kommunikation* ist die Verbindung von zwei individuellen Wirklichkeiten dadurch, daß es gelingt, eine *gemeinsame* Wirklichkeit aufzubauen.

Jetzt, da Sie akzeptiert haben, daß die Wirklichkeit Ihres Patienten und Ihre eigene Wirklichkeit verschieden sind, ist das nächste Wegstück vor dem Ziel klar: Sie müssen die *Wirklichkeit Ihres Patienten ergründen:* woher er kommt, wo er steht, was ihn bewegt, was er sich wünscht, dies alles aus der Sicht *seines* Erlebens. Der Schlüssel dazu ist, sich empathisch zu verhalten.

Das allerletzte Wegstück besteht darin, daß Sie, nachdem Sie die Wirklichkeit Ihres Patienten begriffen haben, mit ihm zusammen eine gemeinsame Wirklichkeit aufbauen. Diese *Identität der Wirklichkeiten von Arzt und Patient* eröffnet nunmehr die Möglichkeit, in einem gemeinsamen Bezugssystem zu kommunizieren und sich gegenseitig zu begreifen. Ist dies erreicht, haben Arzt und Patient in ihrem Gespräch die *höchstmögliche Stufe* erreicht.

Checkliste für das unbefriedigende Gespräch

1. Habe ich *aktiv* zugehört?
2. Habe ich dem Patienten *Empathie* entgegengebracht?
3. Waren die *Gesprächsumstände* (Ort, Zeit, Situation, Gesprächsklima) angemessen?
4. Habe ich das Gespräch unter *Zeitdruck* geführt?
5. Habe ich alle *Botschaften* des Sprechens berücksichtigt?
6. Habe ich die richtige *Fragetechnik* eingesetzt?
7. Habe ich dem Patienten Gelegenheit gegeben und ihn angeregt, *selbst zu fragen*?
8. War das Gespräch *richtig gegliedert* (Beginn, Zielsetzung, Ablauf, Abschluß)?
9. Habe ich *Gesprächspausen* eingehalten und richtig interpretiert?
10. Habe ich das *„erste Knopfloch"* im Gespräch verfehlt?
11. Habe ich *Gesprächsstörer* oder *Killerphrasen* eingesetzt?
12. Habe ich *Abweisungsstrategien* angewandt (Ablenken, Ausweichen, Bagatellisieren, Entmündigen)?
13. Habe ich den Patienten mit dem Gespräch *überfordert*?
14. Habe ich *Ängste* nicht erkannt oder Ängste induziert?
15. Waren die *Wirklichkeit* meines Patienten und meine Wirklichkeit *identisch*?

Glossar

Abwehrmechanismen: Verarbeitungsprozesse, die häufig unbewußt ablaufen, realitätsverzerrend sind und das Ziel haben, Bedrohung und Angst zumindest vorübergehend zu bewältigen (z. B. durch Verdrängung, Regression, Identifikation, Projektion, Kompensation, Rationalisierung oder Reaktionsbildung).

aktives Zuhören: aufnahmebereite Zuwendung.

Angst: ein Gefühl, durch etwas nicht konkret Identifizierbares bedroht zu sein. Es ist eine objektlose, intensive Furcht, ein Sich-ausgeliefert-Fühlen, das keine gezielten Gegenmaßnahmen zuläßt (DAHMER und DAHMER).

Appell: ein Aufruf, Anruf oder Mahnruf, etwas zu tun oder zu unterlassen (R. LAY); der Appell kann offen oder versteckt sein.

attending behaviour: aufnahmebereite Zuwendung; die Fähigkeit, jemandem die ungeteilte Aufmerksamkeit zuzuwenden bzw. ihm volle Beachtung zu schenken (s.a. aktives Zuhören).

Ausdruck: die körperliche Widerspiegelung von Gefühlen. Sichtbarwerden psychischer Zustände oder Vorgänge in körperlichen Erscheinungen, Verhaltensweisen, Handlungen und Handlungsresultaten (R. LAY). Formal lassen sich körperlicher, emotionaler und stimmlicher Ausdruck unterscheiden.

Bagatellisierung: ein unangemessenes Herunterspielen von Problemen.

Blockierung: eine emotional bedingte Gesprächspause.

Code: eine für eine bestimmte Gruppe von Menschen determinierte Weise, Vorstellungen sprachlich auszudrücken (R. LAY). Es können unterschieden werden: ein entwickeltes Sprechmuster (elaborated code = EC) und ein beschränktes Sprechmuster (restricted code = RC).

Compliance: die Bereitschaft, eine medizinische Empfehlung auszuführen.

Coping: Auseinandersetzungsprozeß, der zur Bewältigung eines Problems führt.

Distanzverlust: der Verlust der notwendigen Kontrolle der eigenen Reaktion auf Äußerungen des Gesprächspartners (DAHMER und DAHMER).

Einfühlung: das Gefühl des anderen selbst zu erleben und es ihm mitzuteilen, d.h. mit den Augen des anderen sehen, mit den Ohren des anderen hören, mit dem Herzen des anderen fühlen (DAHMER und DAHMER).

Empathie: das Erleben eines anderen so vollständig und genau nachvollziehen, als ob es das eigene wäre, ohne jemals diesen „Als-ob-Status" zu verlassen (BIERMANN/RATJEN).

Fragen: der verbalisierte Wunsch nach einer bestimmten Information; es lassen sich geschlossene (Entscheidungsfragen, strukturierte Fragen) und offene (nichtstrukturierte) Fragen unterscheiden.

Furcht: das Gefühl einer bestimmten, identifizierbaren Bedrohung, nicht (oder nicht ohne Aufwand) ausweichen zu können.

Gesprächspause: eine kurzfristige Gesprächsunterbrechung. Die freiwillig eingelegte Gesprächspause ist eine Entscheidungs- oder kommunikative Pause, die unfreiwillige Gesprächspause kommt durch Blockierungen oder Unterbrechungen zustande.

Identifikation: ein Abwehrmechanismus, mit dem man fremde, aber erwünschte Persönlichkeitsmerkmale oder Sachmerkmale sich selbst zuschreibt, um die Angst vor der eigenen Schwäche zu dämpfen (DAHMER und DAHMER).

Information: Beseitigung von Unwissen.

Interaktion: Gegenseitigkeit des Austauschs von Informationen, das Hin- und Herfließen von Gedanken und Gefühlen, Einstellungen und Meinungen zwischen Menschen (DAHMER und DAHMER).

Interpretationsfragen: Fragen, die Schlußfolgerungen enthalten, die aus den Aussagen des Gesprächspartners oder seinem Verhalten gezogen werden können.

Katalogfragen: Fragen, die eine Auswahl an Antworten anbieten.

Kommunikation: im weitesten Sinne ein Vorgang, bei dem Sender und Empfänger Nachrichten austauschen mit dem Ziel, sich zu verständigen. Kommunikation im engeren Sinne bedeutet den Austausch von Signalen zwischen Lebewesen, die der Bedeutungsvermittlung und Verständigung dienen. Zwischen Menschen bedeutet Kommunikation das Bemühen, soziale Kontakte aufzubauen, zu vertiefen oder zu erhalten (R. LAY).

Kompensation: ein Abwehrmechanismus, bei dem Ersatzziele angestrebt werden, um die Angst vor der Frustration zu vermeiden, daß die eigenen Ziele nicht erreicht werden können oder dürfen, weil sie nicht anerkannt werden (DAHMER und DAHMER).

Konflikt: Unvereinbarkeit von Motiven, Handlungstendenzen und Verhaltensweisen; Konflikte können intra- oder interpersonell entstehen.

Mitleid: mit anderen leiden, indem wir uns in die seelische oder körperliche Lage des anderen versetzen; nicht zu verwechseln mit Empathie, Einfühlung oder Sympathie.

Motivation: Menschen zu bestimmten Handlungen oder Verhaltensweisen durch Überzeugung bewegen.

Nonverbale Kommunikation: Mitteilung von Informationen mit Hilfe von Zeichen, Gesten, Haltungen, Ausdrucksbewegungen und Berührungen (DAHMER und DAHMER).

Problem: Spannung (Diskrepanzerlebnis) zwischen einem unerwünschten Ist-Zustand und einem erwünschten Soll-Zustand (DAHMER und DAHMER). Probleme sind unerwünschte Zustände, die man ändern will.

Projektion: ein Abwehrmechanismus, mit dem unerwünschte eigene Gefühle anderen zugeschrieben werden, um die eigene Angst vor diesen Gefühlen zu dämpfen (DAHMER und DAHMER).

Reflexionsfragen: Fragen, die einen Teil dessen, was der Gesprächspartner gesagt hat, wiederholen.

Regression: ein Abwehrmechanismus, bei dem komplexere Befriedigungsformen von einem, mehreren und unter Umständen allen Motiven einer Person durch primitivere Befriedigungsformen ersetzt werden. Regression ist der Rekurs einer Person auf ein primitiveres (früheres) Niveau der Motivationsentwicklung (W. TOMAN).

Resonanz: die Gesamtheit der Reaktionen eines Gesprächsführenden auf die Inhalte der Äußerungen seines Klienten (DAHMER und DAHMER).

Selbstdarstellung: ein aktiver Vorgang, durch den im Sprechen über die gesprochene Information hinaus etwas über den Sprecher selbst ausgesagt wird. Elemente der Selbstdarstellung sind der sprachliche Ausdruck (Phonetik), die sprachliche Gestaltung (Stil, Formulierung, Wortschatz) und der somatische Ausdruck (Mimik, Gestik).

Selbstwertgefühl: das Bewußtsein der eigenen Geltung; sie beruht auf der Anerkennung, Zuneigung und Bewunderung durch andere oder auf der Meinung, die man von seinem eigenen Wert hat (DAHMER und DAHMER).

Sondierungsfrage: gezielte Frage, um eine ganz spezifische Information zu gewinnen.

Sprache: Ausdruck und Darstellung von Gedanken, Gefühlen und Willensregungen durch sinnvolle Zeichen; je nach dem Sprachträger lassen sich Zeichensprache, Gebärdensprache, Lautsprache und Wortsprache unterscheiden.

Sympathie: die wertende Zustimmung zu den Gefühlen, Ideen und dem Geschmack des anderen (DAHMER und DAHMER).

verbale Kommunikation: Kommunikation in Form von Worten und Sätzen.

Verdrängung: der wichtigste Abwehrmechanismus; dabei werden vom Ich nicht zu bewältigende Motive, Affekte und Vorstellungen in einem überwiegend unbewußten Prozeß nicht ins Bewußtsein aufgenommen oder von ihm abgespalten (L. R. SCHMIDT).

Verständnis: die Fähigkeit, mit Hilfe des Denkens zu Begriffen und Schlußfolgerungen (Urteilen) zu kommen und rationale Einsicht in die Motive des Denkens und Handelns eines Klienten zu gewinnen.

Verstehen, projektives: Der Hörende projiziert seine Wünsche, Interessen, Bedürfnisse, Ängste und Befürchtungen in das Gehörte hinein.

Verstehen, selektives: Der Hörende hört nur das heraus, was in die eigene Vorstellungswelt paßt.

Vorurteil: emotional besetzte erkenntnisähnliche Inhalte (R. LAY).

Wort: einfachster sprachlicher Bedeutungsträger.

Literaturverzeichnis

A

ADAMS-RAY, J.: Medicinsk Bildtolk pa nio sprak. Berlings, Arlöv 1984
ADLER, R., W. HEMMELER: Praxis und Theorie der Anamnese. Gustav Fischer Verlag, Stuttgart — New York 1986
AMÈRY, J.: Über das Altern. Klett, Stuttgart 1971
ANSCHÜTZ, F.: Ärztliches Handeln. Wissenschaftliche Buchgesellschaft, Darmstadt 1987
ANSCHÜTZ, F.: Wertung von Schmerzen bei diagnostischen Maßnahmen in der inneren Medizin. In: Kommerell, B., et al. (Hrsg.): Fortschritte der inneren Medizin. Springer, Berlin — Heidelberg 1982
AULBERT, E., U. HILLEBRAND: Die Begleitung des Krebskranken. Im Druck

B

BALDAMUS, C. A.: Behandlung und Betreuung des chronisch nierenkranken Patienten. Medizinische Klinik 81 (1986): 470—474
BALINT, M.: Der Arzt, sein Patient und die Krankheit. Klett, Stuttgart 1957
BALLY, G.: Sigmund Freud, Entdecker des heilenden Gesprächs. Neue Zürcher Zeitung, 6. Mai 1956
BANG, R.: Das gezielte Gespräch. E. Reinhardt-Verlag, München 1968
BASAGLIA, F. O.: Gesundheit, Krankheit, das Elend der Medizin. S. Fischer, Frankfurt am Main 1985
BECKER, S.: Psychosoziale Aspekte bei AIDS. Hautarzt 38 (1987): 115—117
BELLAK, L., L. SMALL: Emergency Psychotherapy and Brief Psychotherapy. Grune and Stratton, New York — London 1965
BENJAMIN, A.: The Helping Interview. 2. Ed. Houghton Mifflin Co., Boston 1974
BETZ, W.: Verändert die Sprache die Welt? Edition Interfrom, Zürich 1977
BEYER, L.: Aspekte der Angst. Die psychosomatische Sprechstunde. Notabene Med (1981): 319—29/325—35

BIERMANN-RATJEN, E., J. ECKERT, H. J. SCHWARTZ: Gesprächspsychotherapie. Kohlhammer, Stuttgart — Berlin — Köln — Mainz 1979
BIRKENBIHL, M.: Chefbrevier zur Führungspraxis. Moderne Verlagsgesellschaft mbH Landsberg a. Lech 1982
BIRKENBIHL, V. F.: Signale des Körpers und was sie aussagen. München 1979
BLACHER, R. S., H. L. LEVIN: The Language Of The Heart. J Am Med Wom Assoc 236 (1976) 1699
BLIESENER, Th., K. KÖHLE: Die ärztliche Visite — Chance zum Gespräch. Westdeutscher Verlag, Opladen 1986
BOMMERT, H.: Grundlagen der Gesprächspsychotherapie. Kohlhammer, Stuttgart 1977
BRENT, A. B.: The Stress Of Playing God. N Engl J Med 3 (1981) 309:193
Buch der Psalmen. In deutscher Sprache von Carl Johann Perl. Styria, Graz — Wien 1947
BURNUM, J. F.: La maladie du petite papier. Is Writing A List Of Symptoms A Sign Of An Emotional Disorder? N Engl J Med 11 (1985) 313:690—691

C

COHEN, F., R. S. LAZARUS: Active Coping process, coping dispositions, and recovery from surgery. Psychosom Med 35 (1973): 375—389
COUSINS, N.: How Patients Appraise Physicians. N Engl J Med 28 (1985): 1422—1424
CULLBERG, J.: Krisen und Krisentherapie. Psychiatr Prax 5 (1978): 25—34
CYRAN, W.: Für das Gespräch gibt es keinen Ersatz. Die Welt 26. Juni 1986, S. 8

D

DAHMER, H., J. DAHMER: Gesprächsführung. Thieme, Stuttgart — New York 1982
DAHMER, J.: Anamnese und Befund. Thieme, Stuttgart — New York 1984

DE BEAUVOIR, S.: Das Alter. Rowohlt Taschenbuch-Verlag Reinbek 1977

DE BOOR, U., E. KÜNZLER: Die Psychosomatische Klinik und ihre Patienten. Huber/Klett, Bern/Stuttgart 1963

DELAY, J., P. PICHOT: Medizinische Psychologie. Thieme, Stuttgart 1966

DESCARTES, R.: Prinzipien der Philosophie. 1. Teil: Über die Prinzipien der menschlichen Erkenntnis.

Deutsche AIDS-Hilfe e.V.: Für Angehörige AIDS-kranker Menschen. 1. Auflage 3 (1987)

DÖRNER, K., U. PLOG: Irren ist menschlich oder Lehrbuch der Psychiatrie, Psychotherapie. Psychiatrie Verlag, Ruhburg – Loccum 1980

DUFF, R. S., A. B. HOLLINSHEAD: Sickness and Society. Harper & Row, New York 1968

E

EIBL-EIBESFELDT, I.: Der vorprogrammierte Mensch. dtv, München 1976

ELLIS, M. E., J. A. R. FRIEND: How Well Do Asthma Clinic Patients Understand Their Asthma? Br J Dis Chest 79 (1985) 43

ENDE, M.: Momo. Thielemanns, Stuttgart 1973

ENGELHARDT, K., A. WIRTH, L. KINDERMANN: Kranke im Krankenhaus. 2. Aufl., Enke Verlag, Stuttgart 1987

ENGELKE, E.: Sterbenskranke und die Kirche. Kaiser-Grünewald-Verlag, München 1980

F

FAST, J.: Körpersprache. Rowohlt Taschenbuch-Verlag, Reinbek 1979

FAUST, V., G. HOLE: Angst – eine häufige Klage unserer Zeit. Medica 2 (1981) 8:548–553

FEHLENBERG, D., C. SIMONS, K. KÖHLE: Die Krankenvisite – Probleme der traditionellen Stationsvisite und Veränderungen im Rahmen eines psychosomatischen Behandlungskonzepts. In: von Uexküll, Th.: Psychosomatische Medizin. Urban & Schwarzenberg, München – Wien – Baltimore 1986

FLATTEN, G., P. G. ALLHOFF: AIDS als Problem in der kassenärztlichen Versorgung. Deutscher Ärzte-Verlag, Köln 1987

FLÖHL, R.: Das Bild der Intensivmedizin in der Öffentlichkeit. In: Hannich, H.-J., et al. (Hrsg.): Psychosomatik der Intensivmedizin. Thieme, Stuttgart — New York 1983
FRANKL, V. E.: Der Mensch vor der Frage nach dem Sinn. Serie Piper, München — Zürich 1986
FREUD, S.: Gesammelte Werke. Band I—XVII, Imago, London
FRINGS, M. (Hrsg.): Dimensionen einer Krankheit — AIDS. Rowohlt, Reinbek 1986
FROELICH, R. E., F. M. BISHOP: Die Gesprächsführung des Arztes. Springer, Berlin — Heidelberg — New York 1973
FROMM, E.: Haben oder Sein. Deutsche Verlagsanstalt, Stuttgart 1976

G

GABRIEL, H. W.: Wie man Macht und Einfluß über andere gewinnt. Moderne Verlagsgesellschaft mbH, Landsberg a. Lech 1985
GAUS, E., K. KÖHLE: Psychische Anpassungs- und Abwehrprozesse bei lebensbedrohlich Erkrankten. In: von Uexküll Th.: Lehrbuch der psychosomatischen Medizin. Urban & Schwarzenberg, München — Wien — Baltimore 1979
GEISLER, L. S.: Larvierte Depression im internistischen Krankengut. In: Kielholz, P. (Hrsg.): Die larvierte Depression. Huber, Bern — Stuttgart — Wien 1973
GESSLER, U., R. PILGRIM: Der Intensivpatient und sein Arzt. Intensivmed 20 (1983): 87—89
GEYER, M.: Das ärztliche Gespräch. VEB-Verlag Volk und Gesundheit, Berlin 1985
GLASER, H.: Warum heißt das Bett nicht Bild? Hanser, München 1973
GOLL, H., G. SONNECK: Umgang mit Suizidgefährdeten. Gemeinden Psychiatr 5 (1980): 46—47
GOTTHARDT, J. M.: Die Bezeichnung „schwieriger" Patient aus der Sicht des Pflegepersonals. Inaugural-Dissertation, Freiburg im Breisgau 1977
GOTTHARDT, J. M.: Der Umgang mit „schwierigen" Patienten im pflegerischen Alltag. Medizinische Klinik (1984): 127—129
GREENSON, R. R.: That „Impossible Profession". In: Explorations in Psychoanalysis. Intern. University Press, New York, Chapt. 17 (1978): 269—288

GROVES, J. E.: Taking care of the hateful patient. N Engl J Med 7 (1978) 298: 883—887
GUYOTAT, J.: Praktischer Arzt und Patientenangst. Europa Medica 4 (1965): 26—30

H

HAAF, G.: Mediziner ohne Herz — verludert die medizinische Ethik? Die Zeit Nr. 12, 15. 3. 1985
HÄFNER, H.: Krisenintervention. Psychiatrische Praxis 1 (1974): 139—150
HALEY, J.: Gemeinsamer Nenner Interaktion. München 1978
HALL, E. T.: The Hidden Dimension. Garden City, N.Y. 1966
HANNICH, H.-J., M. WENDT, P. LAWIN: Psychosomatik in der Intensivmedizin. Thieme, Stuttgart — New York 1983
HARDINGHAUS, W., G. JUNGE-HÜLSING, G. WIEGAND: Mammakarzinom, Interdisziplinäre Diagnostik und Therapie. Hippokrates, Stuttgart 1984
HARTMANN, F.: Betreuung statt Behandlung chronisch Kranker. Medizinische Klinik 5 (1986): 187—191
HEINECKER, R.: Erfahrungen als Patient einer Intensivstation. Dtsch Med Wochenschr 105 (1980): 417—418
HENSEL, G.: Humanität auf der Intensivstation aus der Sicht des Patienten. Arzt und Krankenhaus (1984): 294—296
HERRMANN, J. M., E. GAUS: Die klinische Bedeutung der Compliance. Schweiz Med Wochenschr 111 (1981): 1998—2004
HERTL, M.: Liebe als Heilkraft — aus der Sicht des Arztes. Renovatio 39 (1983): 149—162
HEUSER-SCHREIBER, H.: Patientenführung im Krankenhaus. Aesopus-Verlag, Zug 1983
HIRCH, K.: Die Alten kommen — Überlegungen beim Älterwerden. Rowohlt Taschenbuch Verlag, Reinbek 1984
HÖCHLI, D., B. JÄGER-COLLET: Erfahrungen in der psychologischen und psychiatrischen Praxis. In: Jäger, H. (Hrsg.): AIDS. Die psychosoziale Betreuung von AIDS- und AIDS-Vorfeldpatienten. Thieme, Stuttgart — New York 1987
HÖRMANN, H.: Meinen und verstehen. Suhrkamp, Frankfurt am Main 1976
HOYER, S.: Vortrag in der Psychiatrischen Universitätsklinik. Düsseldorf, 2. 12. 1981

IJ

JÄGER, H. (Hrsg.): AIDS — Psychosoziale Betreuung von AIDS- und AIDS-Vorfeldpatienten. Thieme, Stuttgart — New York 1987
JANIS, I. L.: Psychological Stress. Psychoanalytic and Behavioral Studies of Surgical Patients. Academic Press, New York 1958

K

KÄNNICKE, A.: Als Seelsorger in einer Tumorklinik. In: Niederle, N., E. Aulbert (Hrsg.): Der Krebskranke und sein Umfeld. Thieme, Stuttgart — New York 1987
KATZ, Ch., F. MANN: Untersuchungen zur präoperativen Stufenaufklärung nach Weißauer — positive Wirkung auf Angstniveau und Wissensstand. Klinikarzt 15 (1986) 6:410—419
KIELHOLZ, P. (Hrsg.): Die larvierte Depression. Hans Huber, Bern — Stuttgart — Wien 1973
KIEV, A.: New directions for suicide prevention centers. Am J Psychiatry (1970) 127:87—88
KLAPP, B. F.: Zur Beziehung zwischen Intensivpatient und Therapeutenteam. In: Hannich, H.-J., et al. (Hrsg.): Psychosomatik der Intensivmedizin. Thieme, Stuttgart — New York 1983
KLAPP, B. F.: Intensivpatienten haben keine Angst vor medizinischer Technik. Periskop 15 (1985) 14:3
KLAPP, B. F.: Psychosoziale Intensivmedizin. Springer, Berlin — Heidelberg — New York — Tokio 1985
KOCH, U., Ch. SCHMELING: Betreuung von Schwer- und Todkranken. Urban & Schwarzenberg, München — Wien — Baltimore 1982
KÖHLE, K., H.-H. RASPE: Das Gespräch während der ärztlichen Visite. Empirische Untersuchungen. Urban & Schwarzenberg, München — Wien — Baltimore 1982
KÖHLE, K., C. SIMONS, H. URBAN: Zum Umgang mit unheilbar Kranken. In: v. Uexküll, Th.: Lehrbuch der psychosomatischen Medizin. Urban & Schwarzenberg, München — Wien — Baltimore 1979
KRÄMER, W.: Macht Medizin krank? Deutsches Ärzteblatt 37 (1985) 2610
KÜBLER-ROSS, E.: Interviews mit Sterbenden. Gütersloher Verlagshaus 1980
KÜBLER-ROSS, E.: Reif werden zum Tode. Gütersloher Verlagshaus 1984

KÜNG, H.: Ewiges Leben? Piper, München 1982
KUTSCHERA, F. v.: Sprachphilosophie. Wilhelm Fink-Verlag, München 1975

L

LANGER, I., F. SCHULZ VON THUN, R. TAUSCH: Sich verständlich ausdrücken. München 1981 (2. überarb. Auflage)
LAUSTER, P.: Menschenkenntnis. Econ, Düsseldorf — Wien 1985
LAY, R.: Dialektik für Manager. Rowohlt Taschenbuch-Verlag, Reinbek 1976
LAY, R.: Führen durch das Wort. Rowohlt Taschenbuch-Verlag, Reinbek 1981
LERSCH, Ph.: Gesicht und Seele. München — Basel 1971
LÜTH, P.: Tagebuch eines Landarztes. DVA, Stuttgart 1983

M

MANDEL, J. S.: The psychosocial challenges of AIDS and ARC. Focus I (1986)
MATHEWS, A., V. RIDGEWAY: Personality and surgical recovery: A review. Br J Clin Psychol 20 (1981): 243—260
MC CUE, D.: The Effects of Stress on Physicians and their Medical Practice. N Engl J Med (1982) 8: 458—463
MEERWEIN, F.: Einführung in die Psycho-Onkologie. Hans Huber, Bern — Stuttgart — Wien 1981
MEERWEIN, F.: Das ärztliche Gespräch. 3. Auflage, Hans Huber, Bern — Stuttgart — Toronto 1986
MEYER, J. E.: Todesangst und das Todesbewußtsein der Gegenwart. 2. Auflage, Springer, Berlin — Heidelberg — New York 1982
MACK, R. W., R. C. SNYDER: The analysis of social conflict — Towards an overview and synthesis. Journal of conflict research (1951) 1: 212—248
MÖHRING, R., A. v. VIETINGHOFF-SCHEEL: Wie Krebskranke und Ärzte mit der Diagnose umgehen. Prax Psychother Psychosom 26 (1981): 67—72
MOLCHO, S.: Körpersprache. Mosaik, München 1984
MÜLLER, F. G., M. THYWISSEN, W. BEHRENDT: Der Intensivpatient und seine Angehörigen. In: Hannich, H.-J., et al. (Hrsg.): Psychosomatik der Intensivmedizin. Thieme, Stuttgart — New York 1983

MÜLLER-THURAU, C. P.: Lexikon der Jugendsprache. Econ, Düsseldorf — Wien 1985

N

NIEDERLE, N., E. AULBERT: Der Krebskranke und sein Umfeld. Thieme, Stuttgart — New York 1987
NIRENBERG, J. S.: Verstehen und überzeugen. Moderne Verlagsgesellschaft mbH, Landsberg a. Lech 1985
Neues Testament: Nach der Übersetzung Martin Luthers. Württembergische Bibelanstalt, Stuttgart 1962
NORDMEYER, J., G. STEINMANN, F.-W. DENECKE, J.-P. NORDMEYER, M. v. KEREKJARTO: Verbale und nonverbale Kommunikation zwischen Problempatienten und Ärzten während der Visite. Medizinische Psychologie 8 (1982): 20—39

O

OPDERBECKE, H. W.: Humane Intensivtherapie — aus ärztlicher Sicht. Arzt und Krankenhaus (1984): 284—285
ORWELL, G.: 1984. Ullstein, Frankfurt/M — Berlin — Wien 1976

P

PAUL, G. L.: The Production of Blisters by Hypnotic Suggestion: Another Look. Psychosom Med 25 (1963) 233
PAUL, Th., V. PUDEL: Non-Compliance aus psychologischer Sicht. Diagnostik & Intensivtherapie 14 (1981): 613—618
PAUSER, G., H. BENZER, B. BUNZEL, Ch. GOLLNER, N. MUTZ und H. THOMA: Die psychologische Betreuung von Intensivpatienten — das Wiener Modell. In: Hannich, H.-J., et al. (Hrsg.): Psychosomatik der Intensivmedizin. Thieme, Stuttgart — New York 1983
PHILIPP, M.: Psychische und soziale Probleme des Suizids. Intensivmed 19 (1982): 169—172
PINKHAUS, I.: Erfahrungen als Patient in einer Intensivstation. In: Hannich, H.-J., et al. (Hrsg.): Psychosomatik der Intensivmedizin. Thieme, Stuttgart — New York 1983

PLOOG, D.: Stimme und Sprechen unter Kontrolle des Gehirns. In: Information und Kommunikation, naturwissenschaftliche, medizinische und technische Aspekte, Verhandlungen der Gesellschaft Deutscher Naturforscher und Ärzte. Wissenschaftliche Verlagsgesellschaft mbH, Stuttgart 1985
PÖLDINGER, W.: Erkennung und Beurteilung der Suizidalität. In: Reimers, C. (Hrsg.): Suizid. Springer, Berlin — Heidelberg — New York 1982

R

RADERMACHER, F.: Mein Herz stand still. Ein Arzt erlebt die Intensivmedizin. Persönliche Mitteilung (1986)
RASPE, H.-H.: Die Aufklärung des Krankenhauspatienten und das Problem des Hospitalismus. Dtsch Med Wochenschr (1978) 193:1998—2003
REILING, E.: Hoffnung hab ich sowieso. Reiling-Verlag Otto, Greven 1985
REIMERS, C. (Hrsg.): Suizid — Ergebnisse und Therapie. Springer, Berlin — Heidelberg — New York 1982
REINERS, L.: Stilkunst — ein Lehrbuch deutscher Prosa. Beck'sche Verlagsbuchhandlung, München 1943
RICHTER, H. E.: Der Gotteskomplex. Rowohlt, Reinbek 1979
Richtlinien zur Aufklärung der Krankenhauspatienten über vorgesehene ärztliche Maßnahmen. Mitteilungen des Berufsverbandes Deutscher Internisten (1987) 7:102—110, in: Internist
RICKMAN, J.: Selected Contributions to Psychoanalysis. Basic Books, New York 1957
RINGEL, E.: Selbstmordverhütung. Huber, Bern 1969
ROGERS, C. R.: Die klientenzentrierte Gesprächspsychotherapie. Fischer Taschenbuch-Verlag, Frankfurt am Main 1983
ROGERS, C. R.: Die nicht-direktive Beratung. Fischer Taschenbuch-Verlag, Frankfurt am Main 1985
RUHLEDER, R. H.: Rhetorik, Kinesik, Dialektik. Verlag wwt, Bad Harzburg 1986
RÜTTINGER, B.: Konflikt und Konfliktlösen. München 1977

S

SAKETT, D. L., R. B. HAYNES, D. W. TAYLOR: Compliance. Handbuch (übersetzt von A. Schrey). München — Wien 1982

SALM, A.: Der Umgang mit der Angst am Beispiel der Herzkatheteruntersuchung. In: Beckmann, D., et al.: Medizinische Psychologie. Springer, Berlin 1982

SANES, S.: A Physician Faces Cancer in Himself. State University of New York Press, Albany 1979

SARNOWSKI, U.: Ich möchte nur einmal sterben. Medical Tribune 20 (1985) 38: 2

SCHAEFER, H.: Medizinische Ethik. Verlag für Medizin Dr. Ewald Fischer, Heidelberg 1983

SCHAEFER, H.: Dein Glaube hat Dich gesund gemacht. Herder, Freiburg im Breisgau 1984

SCHEERER, H.: Erfolgreich führen durch Überzeugen. Wirtschaftsverlag Langen-Müller/Herbig, München 1985

SCHETTLER, G.: Innere Medizin. Thieme, Stuttgart — New York 1984

SCHLEYER, F.: Die Heilungen von Lourdes. Bouvier, Bonn 1949

SCHMIDT, L. R.: Psychologie in der Medizin. Thieme, Stuttgart — New York 1984

SCHÖMBS, W.: Kommunikation kontra Frustration. Deutsches Ärzteblatt 83 (1986) 1/2: 59—60

SCHOBERGER, R., M. KUNZE: Empfehlungen zur Compliance-Verbesserung — Health Beliefs und Compliance-Faktoren. Internist 25 (1984): 694—700

SCHULZ VON THUN, F.: Miteinander reden: Störungen und Klärungen. Rowohlt Taschenbuch-Verlag GmbH, Reinbek 1981

SEIBT, N.: Struktur und Dynamik von Gesprächen. Vom Beschreibungsmodell zur konkreten Analyse. Inaugural-Dissertation, München 1985

SEIDLER, G. H.: Z Psychosom Med 31 (1985): 61—80

SIEGRIST, J.: Arbeit und Interaktion im Krankenhaus. Enke, Stuttgart 1978

SONNECK, G.: Betreuungsmodelle für Suizidgefährdete. In: Reimers, C. (Hrsg.): Suizid. Springer, Berlin — Heidelberg — New York 1982

SPINTGE, R., R. DROH: Anxiolytische Musik in der Operationsvorbereitung. Musik und Medizin 2 (1981 b): 49—52

SPORKEN, P.: Arzt — Patient — Gespräche: Luxus oder Notwendigkeit? Dtsch Arzt 19 (1985): 15—16

STEIN, R.: Arzt und Sprache. Medical Tribune 20 (1985) 51: 18
STEINACKER, I., A. BÖRSIEG: Probleme der Kommunikation mit intubierten Patienten. In: Hannich, H.-J., et al. (Hrsg.): Psychosomatik der Intensivmedizin. Thieme, Stuttgart — New York 1983
STERNBERGER, D., G. STORZ, W. E. SUSKIND: Aus dem Wörterbuch des Unmenschen. Ullstein, Frankfurt/M — Berlin 1986
STRIAN, F.: Neuropsychologie der Angst. Dtsch Med Wochenschr 110 (1985): 889—895
STROH, W.: Krankenseelsorge und moderne Medizin. Med Welt 36 (1985): 1357—1362
SÜSKIND, P.: Die Taube. Diogenes, Zürich 1987
SYCH, M., J. GLAZUR, A. MACHETA: Bemerkungen zu den Problemen von Patienten, Angehörigen, Pflegenden und Ärzten auf der Intensivstation. In: Hannich, H.-J., et al. (Hrsg.): Psychosomatik der Intensivmedizin. Thieme, Stuttgart — New York 1983

T

TAUSCH, A.: Gespräche gegen die Angst. Rowohlt, Reinbek 1981
TAYLOR, M. L.: Mit Aphasikern leben. Ernst Reinhardt-Verlag, München — Basel 1981
TEMPEL, O.: Inhalt, Grenzen und Durchführung der ärztlichen Aufklärungspflicht unter Zugrundelegung der höchstrichterlichen Rechtsprechung. Neue Jurist Wschr 12 (1980) 609
THIELECKE, H.: Zerreißproben der modernen Medizin — der Arzt zwischen Technik und menschlicher Verantwortung. Frankfurter Allgemeine Zeitung, 6. August 1983, Nr. 180
THILE, G. (Hrsg.): Handlexikon der Medizin. Urban & Schwarzenberg, München — Wien — Baltimore 1980
THOMA, H., et al.: Organisation zur psychischen Betreuung Schwerstkranker Patienten durch Studenten. Wien Med Wochenschr 18 (1979) 508
TOMANN, W.: Tiefenpsychologie. Kohlhammer, Stuttgart 1978

U

UEXKÜLL, Th. v. (Hrsg.): Lehrbuch der Psychosomatischen Medizin. Urban & Schwarzenberg, München — Wien — Baltimore 1979
UNGER, S., O. BERTEL: (ohne Titel) Schweiz Med Wochenschr 115 (1985) 50:1814—1817

V

VESTER, F.: Neuland des Denkens, vom technokratischen zum kybernetischen Zeitalter. dtv, München 1984
VILAR, E.: Alt — Manifest gegen die Herrschaft der Jungen. Ullstein, Frankfurt/M — Berlin — Wien 1983

W

WATZLAWICK, P.: Wie wirklich ist die Wirklichkeit? Piper, München — Zürich 1978
WATZLAWICK, P.: Die Möglichkeit des Andersseins. Hans Huber, Bern — Stuttgart — Wien 1982
WEBER, E.: Die Rolle des Patienten bei der Arzneitherapie. Schweizer Rundschau für Medizin 70 (1981): 1893—1899
WEDLER, H. L.: Die Rolle des medizinischen Teams bei der Betreuung von Suizidpatienten. Dtsch Med Wochenschr 111 (1986): 342—344
WEDLER, H. L.: Fortbildungsveranstaltung „Psychotherapie in der ärztlichen Praxis". Bad Seegeberg 1987
WEDLER, H. L.: Der suizidale Patient im Krankenhaus. Intensivmed (1987) 24: 54—57
WEISBACH, Ch., M. EBER-GÖTZ, S. EHRESMANN: Zuhören und verstehen. Rowohlt, Reinbek 1979
WEISBACH, Ch., S. EHRESMANN: Reden und verstanden werden. Fischer Taschenbuch-Verlag, Frankfurt am Main 1985
WEIZSAECKER, V. VON: Körpergeschehen und Neurose. Stuttgart 1947
WEIZSAECKER, V. VON: Fälle und Probleme. Enke, Stuttgart 1951
WENDT, M.: Die Intensivbehandlung und ihre Belastungsfaktoren. In: Hannich, H.-J., et al. (Hrsg.): Psychosomatik der Intensivmedizin. Thieme, Stuttgart — New York 1983
WESTPHALE, C., K. KÖHLE: Gesprächssituation und Informationsaustausch während der Visite auf einer internistisch-psychosomatischen Krankenstation. In: Köhle, K., H.-H. Raspe (Hrsg.): Das Gespräch während der ärztlichen Visite. Urban & Schwarzenberg, München — Wien — Baltimore 1982
WHITE, K. L., J. L. GRANT, W. N. SHAMBERS: Angina Pectoris And Angina Innocens: Diagnosis And Management Of Chest Pain. Psychosom Med 17 (1955) 1028
WHORF, B. L.: Sprache — Denken — Wirklichkeit. Rowohlt Taschenbuch-Verlag, Reinbek 1984

WITTGENSTEIN, L.: Logisch-Philosophische Abhandlungen. Humanities Press, New York 1951

Z

ZENKER, W.: Mit Asthma leben lernen. Econ, Düsseldorf 1985
ZIELKE, W.: Sprechen ohne Worte. mvg-moderne Verlagsgesellschaft mbH, Landsberg a. Lech 1985
ZINK, C.-D.: Beipackzettel und Nebenwirkungen. Medical Tribune 20 (1985) 21a
(ohne Autor) Doppelblindstudie: Beten lassen hilft. Medical Tribune 21 (1986) 8
(ohne Autor) Erkennen Sie das Signal? Medical Tribune 20 (1985) 52:15
(ohne Autor) „Ihr Mann hat MS, Sie sollten sich scheiden lassen". Medical Tribune 20 (1985) 23:38
(ohne Autor) Kassen fordern Zeitvorgaben für die „sprechende Medizin". Ärztez 5 (1986) 90:1
(ohne Autor) Klinikseelsorge — Patienten verstärkt aus der Isolation herausführen. Ärztez 5 (1986) 9:7
(ohne Autor) Ärzte: Nur 18 Sekunden Zeit für den Patienten. Express, 21. 5. 1986, S. 5
(ohne Autor) Selbständigkeit und milder Streß erhalten die Kompetenzen im Alter. Ärztez 5 (1986) 107:6
(ohne Autor) 7000 Selbstmörder könnten noch leben. MT-Interview mit H. J. Bochnik. Medical Tribune 22 (1987) 8
(ohne Autor) So wünschen sich Patienten ihren Arzt. Medical Tribune 20 (1985) 43:49
(ohne Autor) St. Silicons Hospital: Doc In The Box: Computerdoktor für Patienten. Ärztez 5 (1986) 114:1
(ohne Autor) St. Silicium-Hospital: Hier spricht der Computer. Neue Ärztl (1986) 97:1
(ohne Autor) Suizid droht — Erkennen Sie das? Medical Tribune 21 (1986) 37
(ohne Autor) Tiere für die einsamen Menschen in den Altenheimen. Westdeutsche Allgemeine Zeitung Nr. 140, 20. Juni 1986
(ohne Autor) Warum alte Menschen Selbstmord begehen. Medical Tribune 21 (1986) 23
(ohne Autor) Wie folgsam sind Diabetiker? Medical Tribune 20 (1985) 36:40

SACHREGISTER

A

Abbau, intellektueller	225
Ablehnung	98
Abschätzung der Suizidalität	236
Abschluß	126
Abwehrformen, typische	145
Abwehrmechanismen	195
Adaptionsphase	125
aggressive Fragen	89
AIDS-Kranke	310
AIDS-Phobie	314
aktives Zuhören	42, 65
Alltagsangst	148
alte Menschen	212
alterstypische Barrieren	226
Anamnese	120
Anfang, konstruktiver	112
Angebot, emotionales	113
Angehörige	258
Angst	129, 146, 286, 298, 323
Angst, freiflottierende	148
Angst, neurotische	148
Angst, psychotische	148
Angstabwehr	145
Angst-Abwehr-Mechanismen	299
Ängste, phobische	148
Ängste erkennen und differenzieren	152
Ängste vermeiden	147
Angst und ihre Abwehr	298
Ansprachedistanz	35
Aphasiker	274
Apparatemedizin	249
Appell	59
Appellohr	68, 70
Arbeitsbündnis	285
Aspekte, gesprächstechnische	127
assoziative Reden	74
atypische Risiken	177
Aufklärungsgespräch	174
aufnahmebereite Zuwendung	43
Augen und Blick	137
Ausdruck	136
Ausdrucksbedeutung der Sitzhaltung	40
Auseinandersetzung	194
äußerer Standort	114
automatisierte Sprache	276

B

Barrieren, alterstypische	226
Behandlungsteam	254
Beistand	113
Bekenntnis	9
belastende Maßnahmen	209
beschränktes Sprechmuster	78
Beten	325
Beziehung	59
Beziehungsohr	68
Bild, sprachliches	75
bio-psycho-soziales Konzept	120
Blickkontakt, richtiger	118
Blockierung	97
Botschaften, explizite	64
Botschaften, implizite	64
Botschaften des Sprechens	59

C

chronisch Kranke	193
Code	55, 78
Compliance	161
compliancefördernde Maßnahmen	171
Coping	195

D

Dauerredner	128
Demotivation	163
Depression	237, 238, 291
Depression, larvierte	238
Depression, reaktive	292
Depression, vorbereitende	292
Deutung	131
Dialektik	158
Differenzierung der Angst	153
Dissonanztheorie, kognitive	163
Distanz	31
Distanz, gesellschaftlich-wirtschaftliche	35
Distanz, intime	34
Distanz, nahe intime	34
Distanz, öffentliche	35
Distanz, persönliche	34
Distanz, räumliche	31
Distanzzonen	32
Doppel- und Mehrfachfragen	87
Dynamik	124

E

EC	78
Echofragen	85
Einfachheit	73
Einfühlung	46
einleitende Worte	116
Einschränkungen, unbestimmte	107
Einwilligung, rechtswirksame	175
elaborated code	78

emotionales Angebot	113
Empathie	46
Empfang	116
Empfänger	59
Entscheidungsfragen	81
Entscheidungspausen	96
entwickeltes Sprechmuster	78
erfolgreiche Sprache	72
Ergänzungsfragen	84
Eröffnungsphase	125
Erstgespräch	240
Es-Sätze	106
ewiges Leben	329
explizite Botschaften	64

F

Fallgruben	227
Fangfragen	88
Feld, psychisches	123
feste Kontrolltermine	173
Finger	138
flankierende Maßnahmen	172
Floskelfragen	89
Fokussierung, thematische	128
Formen der Angst	147
Frage, gute	80
Frage nach dem Sinn	306
Fragen, aggressive	89
Fragen, geschlossene	81
Fragen, halbstrukturierte	84
Fragen, nichtstrukturierte	81
Fragen, offene	82
Fragen, sokratische	88
Fragen, sondierende	84
Fragen, strukturierte	81
Fragen, unproduktive	86
Fragen, verbotene	88
Fragen, wertende	89
Fragetechnik	90
Fragezettel	93
freiflottierende Angst	148
Furcht	146

G

gegensätzliche Übereinstimmung	109
Geriatrie	219
geschlossene Fragen	81
gesellschaftlich-wirtschaftliche Distanz	35
Gespräch, präoperatives	215
Gesprächsabbruch	104
Gesprächsabschluß	133
Gesprächsanfang	111
Gesprächsblockierungen	98
Gesprächsdistanz, optimale	37

Gesprächsklima	30
Gesprächsrahmen	23
Gesprächsstörer	107
Gesprächstechnik	23
gesprächstechnische Aspekte	127
Gesprächsunterbrechungen	97
Gott	319
große Visite	203
gute Frage	80

H

Haben-Orientiertheit	146
halbstrukturierte Fragen	84
Hände	138
Händedruck	115
Handlung, parasuizidale	234
Hauptbelastungsfaktoren auf der Intensivstation	249
Hauptbotschaft	64
Historie der Angst	145
Hoffnung	326

I

Idealpatient	188
Identifikation	46
Identifikation mit dem Aggressor	299
Identität der Wirklichkeiten	50
implizite Botschaften	64
implizite Informationen	207
Individualrevier	32
Induktion von Angst	144
Informationen, implizite	207
innerer Standort	114
intellektueller Abbau	225
Intensivmedizin	243
interpersonale Konflikte	183
Interpretationsfragen	85
Intervention	129
Interview, strukturiertes	122
intime Distanz	34
Isolierung	152

J

Ja-aber-Formulierungen	110
Jugendsprache	77

K

Katalogfragen	84
Killerphrasen	107
Kinesik	136
Klinikseelsorger	320
kognitive Dissonanztheorie	163
Kommunikation innerhalb des Behandlungsteams	257

359

Kommunikationsform, schriftliche	266
Kommunikationshindernisse	260
Kommunikationsstörer	106
Kommunikationsstörungen	16, 18
Kommunikationstafeln	266
Kommunikationswünsche	262
Kommunikationsziele	260
Komplikationsdichte	177
Kompromiß	187
Konflikt	183
Konfliktbegrenzung	187
Konflikte, interpersonale	183
Konfliktsituation	130
Konfrontationsfragen	85
konstruktiver Anfang	112
konstruktiver Plan	134
kontaktives Geschehen	97
kontraphobische Abwehr	300
Kontrolle der Compliance	173
Kontrolltermine, feste	173
Kooperation	161
körperlich begründbare Angstzustände	148
Körpersprache	135
Kranke, chronisch	193
Krankheitsangebot	122
Krisenintervention	240
Kunst der Frage	80

L

Lächeln	113
larvierte Depression	238
Leben nach dem Tod	329
Lebensgeschichte	222
Lebenskrisen	242
Leseübungen	278

M

Man-Aussagen	106
Manipulation	158
Masken der Angst	153
Maßnahmen, belastende	209
Maßnahmen, flankierende	172
Medizin, sprechende	13
Menschen, alte	212
Metakommunikation	66
milder Streß	229
Motivation	157
Multimorbidität	219, 222
Mund	137

N

Nachricht	59, 63
nahe intime Distanz	34
Neugierfragen	88
neurotische Angst	148
nichtstrukturierte Fragen	81
Nicht-wahrhaben-Wollen	289
Non-Compliance	161
Non-Compliance-bestimmende Faktoren	164
Notizen	119

O

offene Fragen	82
öffentliche Distanz	35
optimale Gesprächsdistanz	37

P

parasuizidale Handlung	234
Patienten, schwierige	188
Patienten, suizidale	231
Patientenbedürfnisse	200
Pause	96
Pausentechnik	101
personale Situation	122
persönliche Distanz	34
phallische Abwehr	300
phobische Ängste	148
Plan, konstruktiver	134
praktische Aspekte der Gesprächseröffnung	114
präoperatives Gespräch	215
präsuizidales Syndrom	236
Projektion	300
Proxemik	32
Pseudomultimorbidität	221
psychisches Feld	123
psychologisieren	69
psychotische Angst	148

Q

Quellen der Angst	143

R

Rationalisierung	299
Raumauffassung und -bedürfnis	36
Raumbedürfnisse, spezifische	32
räumliche Distanz	31
räumliche Situation	24
RC	78
reaktive Depression	292
rechtswirksame Einwilligung	175
Reden, assoziative	74
Redundanzen	75
Reflexionsfragen	85
Regression	195
Reifwerden zum Tode	288
restricted code	78

Revierbedrängung	32
Rezidivrisiko	231
richtige Sitzordnung	37
richtiger Blickkontakt	118
Risiken, atypische	177
Risiken, typische	177

S

Sachinhalt	59
Sachohr	68
schriftliche Kommunikationsform	266
Schweigen	63, 96, 129
schwierige Patienten	188
Selbstoffenbarung	59
Selbstoffenbarungsohr	68, 69
Selbstverantwortung	229
Selbstverbergung	106
Sender	59
Sequenzierungsprinzip	128
Setting	23
Sinn-Frage	306
Situation, personale	122
Situation, räumliche	24
Situation, zweipersonale	123
Sitzcode	37
Sitzen über Eck	39
Sitzen vis à vis	39
Sitzhaltungen	39
Sitzordnung	37
Sitzordnung, richtige	37
sokratische Fragen	88
sondierende Fragen	84
Sondierungsfragen	84
sozialer Tod	223, 284
Soziolekte	78
spezifische Raumbedürfnisse	32
Sprache, automatisierte	276
Sprache, erfolgreiche	72
Sprache, verständliche	72
sprachliches Bild	75
Sprachstil	77
Sprachtherapie	276
Sprachtraining	277
Sprachübungen	278
sprechende Medizin	13
Sprechmuster	78
Sprechmuster, beschränktes	78
Sprechmuster, entwickeltes	78
Standort, äußerer	114
Standort, innerer	114
Stellvertreterfragen	93
Sterbende	280
Sterbensängste	146
Stimuli	75
Strategien gegen die Angst	149
Streß, milder	229

strukturierte Fragen	81
strukturiertes Interview	122
Stufenaufklärung	217
Stunde der Wahrheit	294
Suggestivfragen	86
suizidale Patienten	231
Suizidankündigungen	70, 233
Suizidversuch	231
Suizidversucher	231
Suizidvollender	231
Sympathie	46
Syndrom, präsuizidales	236

T

Teambedürfnisse	201
Telefon	179
thematische Fokussierung	128
Tisch	39
Tod, sozialer	223, 284
Todesangst	299
Todesängste	146
Todkranke	280
Todsünden der Kommunikation	261
Trauer	288
Trauerprozeß	288
Trichtertechnik	127
typische Abwehrformen	145
typische Risiken	177

U

Übereinstimmung, gegensätzliche	109
Überfallfragen	87
Übertreibungen	107
unbestimmte Einschränkungen	107
unproduktive Fragen	86
unterbrechen	43, 101
Unterbrechung	99
Unterforderung	228

V

Verallgemeinerungen	107
verbotene Fragen	88
Verdrängung	195
verhandeln	291
Verkehrung ins Gegenteil	300
Verleugnung	195, 299
Verlustängste	143
Vermeidung	196, 299
Verobjektivierung	152
verständliche Sprache	72
Verständlichkeit	72
Verständlichmacher	73, 75
Verweigerung	289
Vigilanz	196
Visite, große	203
Visitengespräch	200

vorbereitende Depression	292	Worte, einleitende	116
Vorgeschichte des Gesprächs	125	Wunder	327
Vorstellung	116	wundersame Heilungen	328

W

Z

Wahrhaftigkeit	297	Zeitfaktor	24
Wahrheit	297	Zeitnot	25
Weltangst	145	Zeit sparen	29
wertende Fragen	89	Zorn	290
W-Fragen	84	Zuhören, aktives	42, 65
Wir-Aussagen	108	Zustimmung	292
Wirklichkeit 1. Ordnung	52	Zuwendung, aufnahmebereite	43
Wirklichkeit 2. Ordnung	52	zweipersonale Situation	123